ポイント 薬学計算

考え方から解き方まで

第3版

明治薬科大学名誉教授

坂 本 正 徳 著

東京 廣川書店 発行

第3版　序

　本書は，薬剤師国家試験に合格をめざす学生を対象にし，基礎薬学，医療薬学分野の計算を中心にした参考書として書かれたものである．

　過去に出題された薬剤師国家試験の中から思考力と応用力を試す問題を選び，式の誘導を通して論理的な考え方，解き方を中心に記述した．章末の総合問題には最近出題された良質問題を選び出題回を記載した．5，6年生は総合問題でまず復習し，理解できない場合は本文の各章に戻るのも一つの方法である．1～4年生は本文をしっかり理解してから総合問題に挑戦して下さい．

　最後に，本書出版の機会を与えて戴いた廣川書店社長廣川節男氏，常務廣川典子氏，ならびに辛抱強くご支援下さった編集室長野呂嘉昭氏，編集課長荻原弘子氏につつしんで謝意を表します．

2011年7月

坂本　正徳

化学・薬学を学ぶ諸君へ

　最近薬剤師国家試験を対象とした受験参考書が多く出版されるようになった．しかしこれらの本の中には，単なる知識，定義や公式の羅列に過ぎないものもある．

　著者の 20 年に渡る教育経験から，計算問題については式の導き方 (Why)，使い方 (How)，解き方 (What) を順序を追って系統的に詳しく説明しないと学生に十分，理解してもらえないことがわかった．

　著者は大学院で薬品化学を専攻したが，企業では製剤研究，そして大学に戻ってからは化学（一般教養），無機薬品製造化学，有機合成化学，医薬品化学などを学生に教える機会に恵まれた．また留学中は生化学の研究に従事した．そしてその折々に最善を尽くし勉強し，講義してきた．本書はその勉強ノートの集大成といえる．

　本書は高等学校卒業程度の学力をもったフレッシュマンが，何の抵抗もなく化学・薬学の計算の考え方，解き方をひとりでマスターできるよう配慮して書かれたものである．また 5，6 年生がこの書により勉強すれば，本書の構成と利用法に書かれている各教科目の予習・復習，薬剤師国家試験対策に貢献するものと確信している．

読者諸君は本書を通して Why─→How─→What に至る論理的は考え方，解き方を学び，自然科学を筋道をたてて，総合的に理解する力を養ってほしい．

　以上のような趣旨で本書は構成されているが，著者の能力不足のため不備，不足の点も多い．読者諸君の暖かい御批判，御助言を切にお願いする次第である．

　なお本書は「化学と薬学の教室」第79号（1983年4月）から第94号（1986年6月）にわたって16回連載され，読者に好評だった「薬学計算問題の解き方―高校からのはしわたし―」に練習問題を加え加筆訂正したものである．したがって順不同である点はお許し願いたい．その点は本書の構成と利用法，索引を十分利用し補って頂きたいと考えている．

　最後に本書の出版を推進された廣川書店社長廣川節男氏，企画・編集に当たられた野呂嘉昭，島田俊二，長谷川隆也の諸氏に厚く御礼申し上げる．

　　昭和61年7月

坂本　正徳

目　次

第 1 章　薬学の基礎　単位と濃度

1. 有効数字 ………………………………………… 1
2. 指　数 …………………………………………… 1
3. 対　数 …………………………………………… 2
4. 物質量 …………………………………………… 2
5. 溶液の濃度 ……………………………………… 3
6. 質量百万分率 ppm と質量 10 億分率 ppb ……… 5
   練習問題 ………………………………………… 6

第 2 章　有機反応速度論

1. 反応速度と濃度 ………………………………… 10
2. 反応速度と反応次数 …………………………… 11
3. 0 次反応 ………………………………………… 12
4. 一次反応 ………………………………………… 14
5. 一次反応 —— 薬学への応用 ………………… 16
6. 擬一次反応 ……………………………………… 19
7. 二次反応 ………………………………………… 19
8. 反応次数の決定法 ……………………………… 20
9. 固体薬品の溶解速度 …………………………… 21
10. 反応速度の温度依存性 ………………………… 22
    練習問題 ………………………………………… 24

第 3 章　機器による医薬品の分析

1. 吸光度測定法 …………………………………… 48
2. 赤外吸収スペクトル測定法 …………………… 56
3. 旋光度測定法 …………………………………… 58
4. 屈折率測定法 …………………………………… 61
   練習問題 ………………………………………… 62

第 4 章　溶液の性質 —— 浸透圧と等張化

1. はじめに ………………………………………… 68
2. 体液の浸透圧の調節 …………………………… 69
3. 溶液の性質 ……………………………………… 69
4. 等張化の計算法 ………………………………… 72
   練習問題 ………………………………………… 76

第 5 章　酸・塩基の基礎 —— pH と pK_a

1. 酸・塩基の定義 ………………………………… 90
2. 酸・塩基の強弱 ………………………………… 91

目 次

3. 水素イオン濃度（pH） …………………… 91
4. ミリグラム当量 mEq：Milliequivalent ……… 95
   練習問題 ……………………………………… 100

第6章 酸と塩基 —— その応用

1. 弱電解質のpHとpK_a ……………………… 110
2. 弱電解質の溶解度 ………………………… 116
3. 緩衝溶液 …………………………………… 119
4. 塩の水溶液の加水分解 …………………… 122
5. イオン強度 ………………………………… 124
   練習問題 ……………………………………… 126

第7章 油/水 分配係数と薬物の吸収

1. 分配の法則 ………………………………… 138
2. 油/水 分配係数と薬物の吸収 …………… 143
   練習問題 ……………………………………… 144

第8章 医薬品の定量法

1. はじめに …………………………………… 150
2. 酸塩基滴定法 ……………………………… 151
3. 重量分析法 ………………………………… 161
4. 非水滴定 …………………………………… 162

5. 沈殿滴定 …………………………………… 166
6. キレート滴定 ……………………………… 169
7. ジアゾ滴定 ………………………………… 171
   練習問題 ……………………………………… 172

第9章 薬物速度論 —— 生物薬剤学への招待

1. はじめに …………………………………… 194
2. コンパートメントモデル ………………… 194
3. 薬物の血中消失速度論 …………………… 195
4. 分布容積 …………………………………… 200
5. 全身クリアランス ………………………… 204
6. 腎クリアランス …………………………… 210
7. 初回通過効果 ……………………………… 212
   練習問題 ……………………………………… 214

総合演習 …………………………………………… 238
索引 ………………………………………………… 281

本書を執筆および増訂するにあたり、次の著書を参考にさせていただいた．各著者に対して，深甚に敬意と感謝の意を表する．

日本公定書協会（編）：第十六改正日本薬局方，廣川書店（2011）
日本薬学会（編）：衛生試験法注解，金原出版（1980）
百瀬勉：定量薬品分析（第三改稿版），廣川書店（1978）
田中敏郎，善正，大倉洋甫（編）：分析化学Ⅰ，南江堂（1982）
村田敏郎（編）：薬剤学，南江堂（1984）
一番ヶ瀬尚（編）：製剤学（改稿版），廣川書店（1982）
一番ヶ瀬尚，中野真汎，福田友昭，藤江忠雄，矢田登：薬剤学テキスト，廣川書店（1982）
有田隆一，瀬崎仁（編）：薬剤学，講談社サイエンティフィク（1980）
仲井由宣，花野学（編）：新製剤学，南山堂（1982）
不破龍登代，竹内英雄，金庭延慶，杉浦衛，松本光雄，山本孫兵衛：最新薬剤学（第四改稿版），廣川書店（1982）
岡野定輔（編）：新・薬剤学総論（改稿版），南江堂（1980）

第1章 薬学の基礎　単位と濃度

1. 有効数字

　一般に，測定値の加・減算では，測定値の末尾を四捨五入などで処理し，位取りの高いものに末尾を合わせて計算する．

$$23.7 + 2.53 ≒ 23.7 + 2.5 = 26.2$$

　一般に，多数の測定値の加・減算では，位取りの最も高いものより1桁多くとって計算し，最後に四捨五入して位取りの高いものに合わせる．

$$2.52 + 2.54 + 32.6 ≒ 37.66 ≒ 37.7$$

　一般に，測定値の乗・除算では有効数字の桁数の最も少ない数値より1桁多く計算し，答の桁数は，四捨五入により桁数の最も少ない数値に合わせる．

$$142 × 6.2 = 880.4 ≒ 880 = 8.8 × 10^2$$

2. 指　数

$$10^a × 10^b = 10^{a+b} \qquad 10^{-n} = \frac{1}{10^n}$$

$$10^a ÷ 10^b = 10^{a-b}$$

$$(10^a)^b = 10^{ab} \qquad \frac{a × 10^x}{b × 10^y} = \frac{a}{b} × 10^{x-y}$$

3. 対 数

$10^x = y$　x を y の常用対数といい $x = \log_{10} y$ と表す.
10 を底とした y の常用対数は $\log y$ として表すこととする.

$$\log_{10} 10 = 1 \qquad \log_{10}(a \times b) = \log_{10} a + \log_{10} b$$

$$\log_{10} 10^{-1} = -1 \qquad \log_{10}\left(\frac{a}{b}\right) = \log_{10} a - \log_{10} b$$

$$\log_{10} 1 = 0$$

この本では $\log_{10} a = \log a$ として表す.

例題 1　次の計算をせよ.
ただし, $\log 2 = 0.30$, $\log 3 = 0.48$ とする.
(1)　$\log 5$
(2)　$\log 6$
(3)　$\log 2 + \log 5$
(4)　$\log 3\sqrt{2}$

[解答]　(1) 0.7　(2) 0.78　(3) 1　(4) 0.63

[解説]

(1)　$\log 5 = \log \dfrac{10}{2} = \log 10 - \log 2 = 1 - 0.3 = 0.7$

(2)　$\log 6 = \log(2 \times 3) = \log 2 + \log 3 = 0.3 + 0.48 = 0.78$

(3)　$\log 2 + \log 5 = \log(2 \times 5)$
　　　　　　　　　　$= \log 10$
　　　　　　　　　　$= 1$

(4)　$\log 3\sqrt{2} = \log(\sqrt{2} \times 3) = \log\sqrt{2} + \log 3$
　　　　　　$= \log 2^{\frac{1}{2}} + \log 3$
　　　　　　$= \dfrac{1}{2}\log 2 + \log 3$
　　　　　　$= 0.15 + 0.48 = 0.63$

4. 物質量

アボガドロ定数 (6.02×10^{23}) 個の同一種類の粒子の集団を 1 モル（記号：mol）という. モルを単位として表した物質の量を物質量という. 1 mol あたりの粒子の数 6.02×10^{23}/mol を, アボガドロ定数（記号：N_A）という.

$$\text{物質量}[\text{mol}] = \frac{\text{単位粒子の数}}{\text{アボガドロ定数}[/\text{mol}]}$$

$$= \frac{\text{質量}[\text{g}]}{\text{モル質量}[\text{g/mol}]}$$

例題 2　次の物質の物質量を求めよ. ただし, アボガドロ数を 6.0×10^{23} とする.

1. 塩化物イオン 8.0×10^{23} 個を含む塩化バリウムの物質量 a
2. 水素原子 3.0×10^{23} 個を含むアンモニアの物質量 b
3. 水 90〔g〕の物質量は何モルか.
4. 標準状態において, メタンガス 4.0〔g〕の体積は何〔L〕か.

[解答] 1. $\dfrac{2}{3}$ [mol] 2. $\dfrac{1}{6}$ [mol]
3. 5.0 [mol] 4. 5.6 [L]

[解説] 1. $BaCl_2$ 1 [mol] あったとき，その中に Ba^{2+} が 1 [mol] と Cl^- が 2 [mol] 含まれるので $BaCl_2$ の物質量は塩化物イオンの物質量の $\dfrac{1}{2}$ になる．

$$a = \dfrac{8.0 \times 10^{23}}{6.0 \times 10^{23}} \times \dfrac{1}{2} = \dfrac{4}{6} \text{[mol]} = \dfrac{2}{3} \text{[mol]}$$

2. $b = \dfrac{3.0 \times 10^{23}}{6.0 \times 10^{23}} \times \dfrac{1}{3} = \dfrac{1}{6}$ [mol]

3. 物質量 $= \dfrac{90}{18} = 5.0$ [mol]

4. 物質量 $= \dfrac{4}{16} = 0.25$ [mol]

メタンの体積 $= 22.4$ [L/mol] $\times 0.25$ [mol] $= 5.6$ [L]

5. 溶液の濃度

溶液中に溶けている溶質の割合を濃度といい，いろいろな表し方がある．

5.1 質量パーセント濃度

溶液中に溶けている溶質の質量の割合をパーセント(百分率)で示した濃度を質量パーセント濃度といい，溶液 100 [g] 中の溶質の質量を表す．質量パーセント濃度を示す記号には，[w/w%] または [%] を用いる．

$$\text{質量パーセント濃度 [\%]} = \dfrac{\text{溶質の質量 [g]}}{\text{溶液の質量 [g]}} \times 100$$

$$= \dfrac{w}{w+W} \times 100$$

w：溶質の質量 [g]
W：溶媒の質量 [g]

例題3 18 mol/L の濃硫酸（密度 1.8 [g/cm³]）の質量パーセント濃度を求めよ．ただし，硫酸のモル質量は 98 [g/mol] である．

[解答] 98%

[解説] 質量パーセント濃度 [%] $= \dfrac{\text{溶質の質量 [g]}}{\text{溶液の質量 [g]}}$

$$= \dfrac{18 \times 98}{1.8 \times 1000} \times 100$$

$$= 98\%$$

5.2 モル濃度

溶液 1 [L] 中に溶けている溶質の量を物質量 [mol] で示した濃度をモル濃度という．モル濃度を示す単位の記号には [mol/L] を用いる．

$$\text{モル濃度 [mol/L]} = \dfrac{\text{溶質の物質量 [mol]}}{\text{溶液の体積 [L]}}$$

上式を変形すると次の関係がある．

モル濃度 [mol/L] × 溶液の体積 [L]
$= $ 溶質の物質量 [mol]

$$物質量〔mol〕 = \frac{物質の質量〔g〕}{モル質量〔g/mol〕}$$

例題 4 質量パーセント濃度が 37.0〔%〕の濃塩酸があり,その**密度**は 1.19〔g/cm³〕である.この濃塩酸のモル濃度を求めよ.ただし,塩化水素のモル質量は 36.5〔g/mol〕である.

[解答] 12.1〔mol/L〕

[解説] 水溶液 1 L 中には HCl は

$$1.19 × 1000 × \frac{37.0}{100} = 440.3 〔g〕$$

含まれる.

$$物質量〔mol〕 = \frac{質量〔g〕}{モル質量〔g/mol〕}$$
$$= \frac{440.3}{36.5} = 12.1 〔mol〕$$

5.3 質量モル濃度

溶媒 1 kg あたりの溶質の物質量〔mol〕で表した濃度を**質量モル濃度**といい,次式で表される.単位記号には,mol/kg を用いる.

$$質量モル濃度〔mol/kg〕 = \frac{溶質の物質量〔mol〕}{溶媒の質量〔kg〕}$$

質量モル濃度は,温度変化によって溶液の体積が変化しても変わらないので,温度変化を伴う浸透圧,沸点上昇度,氷点降下度の実験などで用いられる.

例題 5 質量パーセント濃度 50.0〔w/w%〕スクロース水溶液の密度は 1.23〔g/cm³〕である.この溶液のモル濃度と質量モル濃度を求めよ.ただしスクロース ($C_{12}H_{22}O_{11}$) の分子量は 342 とする.

[解答] モル濃度 1.80〔mol/L〕,質量モル濃度 2.93〔mol/kg〕

[解説] 溶液 1000〔mL〕中のスクロースの質量は

$$1.23 × 1000 × \frac{50}{100} = 615 〔g〕$$

そのモル質量は 342〔g/mol〕,したがって

$$\frac{615}{342} = 1.80 〔mol〕 \quad ∴ モル濃度は 1.80〔mol/L〕$$

となる.

$$質量モル濃度 = \frac{1.80 〔mol〕}{0.615 〔kg〕}$$
$$= 2.93 〔mol/kg〕$$

5.4 質量対容量百分率濃度

溶液 100〔mL〕に溶けている溶質の質量をパーセントで表したもので,単位記号には,〔w/v%〕または〔%〕を用いる.

質量対容量百分率濃度〔w/v%〕

$$= \frac{溶質の質量〔g〕}{溶液の容量〔mL〕} \times 100$$

例題 6　市販の濃アンモニア水の質量パーセント濃度は 28〔%〕，密度は 0.90〔g/cm³〕である．この水溶液のモル濃度と質量対容量百分率濃度を求めよ．ただしアンモニアの分子量は 17 である．

[解答]　モル濃度 15〔mol/L〕
　　　　質量対容量百分率濃度 = 25.2〔w/v%〕

[解説]　この溶液 1〔L〕中のアンモニアの質量は

$$0.90〔g/cm^3〕 \times 1000〔mL〕 \times \frac{28}{100} = 252〔g〕$$

その物質量は $\frac{252}{17} \fallingdotseq 15$〔mol〕

この量が 1〔L〕に溶けている．

この溶液 100〔mL〕中のアンモニアの質量 = 25.2g なので

$$質量対容量百分率濃度〔w/v\%〕 = \frac{25.2}{100} \times 100$$
$$= 25.2〔w/v\%〕$$

6. 質量百万分率 ppm と質量 10 億分率 ppb

微量成分の濃度を表すのに ppm と ppb が用いられる．ppm は parts per million すなわち 100 万分の 1(10^{-6})

という意味で，質量や体積の割合を示すときに用いられる．例えば，水中の汚染物質が 2 ppm の場合，1〔L〕中に 2〔mg〕の汚染物質が含まれる．

ppb は parts per billion すなわち 10 億分の 1(10^{-9}) という意味である．

例題 7　単位及び濃度に関する記述の正誤について，正しい組合せはどれか．

a. 国際単位系 (SI) は，基本単位と誘導（組立）単位で構成されている．
b. エネルギー，仕事，熱量の SI 誘導（組立）単位は，J (N·m) である．
c. 1 ppm は，1〔g〕中に 1×10^{-4}〔g〕の成分が含まれていることを表している．
d. 日本薬局方では，溶液の濃度を (1 → 10)，(1 → 100) で示したものは，固形の薬品は 1〔g〕，液状の薬品は 1〔mL〕を溶媒に溶かして全量をそれぞれ 10〔mL〕，100〔mL〕とする割合を示す．

	a	b	c	d
1	正	誤	正	誤
2	誤	誤	正	正
3	誤	正	誤	正
4	正	誤	誤	誤
5	正	正	誤	正

薬剤師国試（94 回）

[解答]　5

[解説]　a, b, d（日局 16 通則 22）は正しい．
c 誤．1 ppm は，1〔g〕中に 1×10^{-6}〔g〕の成分が含まれている．

練習問題

1.1 6.00 mol/L 水酸化ナトリウム水溶液の質量パーセント濃度を求めよ．ただし，この水溶液の密度は 1.22 〔g/cm³〕，水酸化ナトリウムの式量は 40 とする．

1.2 密度が 1.18 〔g/cm³〕の 25% 硫酸水溶液のモル濃度を求めよ．ただし，H_2SO_4 の分子量を 98 とする．

1.3 質量パーセント濃度が 20% の水酸化ナトリウム水溶液の密度は 1.2 〔g/cm³〕である．この水溶液のモル濃度を求めよ．ただし，NaOH の式量は 40 とする．

解　答

1.1　水溶液 1〔L〕中には NaOH は
$$40 \times 6.00 = 240 〔g〕$$
含まれる．溶液 1〔L〕の質量は $1.22 \times 1000 = 1220 〔g〕$

$$質量パーセント濃度 = \frac{240}{1220} \times 100$$
$$\fallingdotseq 19.7 〔w/w\%〕$$

　解　答　19.7〔w/w%〕

1.2　この水溶液 1〔L〕に含まれる H_2SO_4 の質量は
$$1.18 \times 1000 \times \frac{25}{100} = 295 〔g〕$$
したがって，そのモル濃度は
$$\frac{295 〔g/L〕}{98 〔g/mol〕} \fallingdotseq 3.0 〔mol/L〕$$

　解　答　3.0〔mol/L〕

1.3　この水溶液 1〔L〕に含まれる NaOH の質量は
$$1.2 \times 1000 \times \frac{20}{100} = 240 〔g〕$$
したがって，そのモル濃度は
$$\frac{240 〔g/L〕}{40 〔g/mol〕} = 6.0 〔mol/L〕$$

　解　答　6.0〔mol/L〕

練習問題

1.4 質量パーセント濃度が 17.5 〔w/w%〕の希硫酸の密度は 1.20 〔g/cm^3〕である．この希硫酸のモル濃度と質量モル濃度を求めよ．ただし，硫酸の分子量は 98 である．

1.4 溶液 1000 〔mL〕中に含まれる硫酸の質量は

$$1.20 \times 1000 \times \frac{17.5}{100} = 210 \text{ 〔g〕}$$

$$\text{モル濃度} = \frac{210}{98} \fallingdotseq 2.14 \text{ 〔mol/L〕}$$

$$\text{質量モル濃度} = \frac{2.14}{1200 - 210} \times 1000$$
$$\fallingdotseq 2.16 \text{ 〔mol/kg〕}$$

〔解 答〕 2.14 〔mol/L〕
2.16 〔mol/kg〕

第2章 有機反応速度論

1. 反応速度と濃度

　反応温度, 触媒の有無, 光の量, そのほかの条件が一定のとき, 化学反応の速さ, すなわち**反応速度** reaction rate は反応物質の濃度の積に比例し, 濃度の関数として表される. 反応速度は単位時間あたり, 反応物質の濃度がどれほど減少するかを測定し, 反応物質の変化する割合を（反応物質の濃度の減少）/（単位時間）で表す. たとえば反応物質 A がある時刻 t_1 に濃度 $[A]_1$ であったものが, 時刻 t_2 に濃度 $[A]_2$ になったとすると, その間の時間の変化は $t_2 - t_1$ で濃度変化は $-([A]_2 - [A]_1)$ である. したがって単位時間あたりの濃度変化, すなわち反応速度 v は次のように定義される.

$$v = -\frac{[A]_2 - [A]_1}{t_2 - t_1} \tag{1}$$

　しかし反応速度はしだいに変わるものである. 式（1）は t_1 なる時刻から t_2 なる時刻になるまでの平均の速度であって t_1 なる時刻における速度ではない. そこで高校時代に学んだ数学の知識を使ってもう少し近似してみよう.

　いま A という物質が分解し P に変化する反応を考えてみることにする.

$$A \longrightarrow P \tag{2}$$

反応の初まり（$t = 0$）では A の濃度を C_0 〔mol/L〕とする. 温度, そのほかの条件を一定とし, 反応開始後 t 時間たったときの A の濃度を C 〔mol/L〕とする. いま t 時間後から極めてわずかの時間 Δt 時間経過する間に濃度は ΔC 減少したとする. 濃度は減少しているので $-\Delta C$ と表される

ので $-\Delta C/\Delta t$ を求めると，式（1）より近似の高い値が得られる．しかし Δt がどんな短い時間であっても，等速でないので，時刻 t における反応速度をより正確に表そうとすれば，Δt を限りなく0に近づけたときの極限値を用いなければならない．すなわち，t 時間後の速さ v は

$$v = \lim_{\Delta t \to 0}\left(-\frac{\Delta C}{\Delta t}\right) = -\frac{dC}{dt} = kC \qquad (3)$$

で示される．この式で $-\Delta C$，$-dC$ のようにマイナス符号を用いたのは時間がたつにつれ濃度が減少する反応なので，反応速度 v を正の量にするためである．また k は**反応速度定数** reaction rate constant と呼ばれ，温度が一定であれば濃度に関係なく，その反応に固有の定数である．式（3）はあとで詳しく触れる一次反応の速度式である．いまこの式を用いて反応速度の一般的な表し方を説明する．**濃度の時間的変化によって反応速度を表す**が，長い時間についての平均速度と短時間の平均速度は一般に等速ではないので値が異なる．式（3）より反応速度 v は反応速度定数 k と濃度 C との積（$v = kC$）で表される．k は温度一定ならば一定なので，反応速度 v は濃度によって決まり，濃度 C は時間とともに変化するので反応速度も刻々変化する．

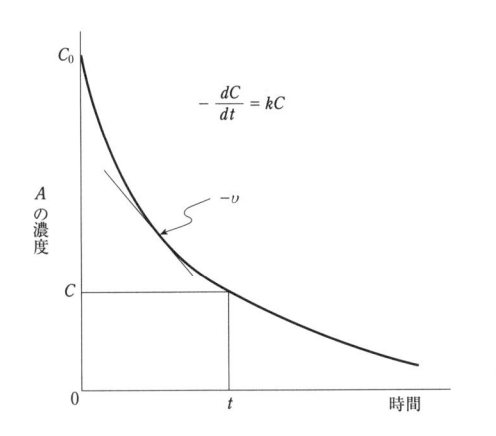

　ある濃度における反応速度 v はその時刻および濃度における瞬間的な速さであり，式（3）のように微分記号を用いて表現することはすでに述べた．これは左図におけるなめらかな濃度-時間曲線上のその濃度に対応する点における曲線の接線の勾配（傾き）の値に符号を変えたものに等しい．すなわち**反応速度 v はその濃度における微分係数の値に符号を変えたものと定義される**．

2. 反応速度と反応次数

　反応物質，A, B, C ……を反応させ，反応生成物 P が得られたときの反応速度 v は次のように表される．

$$v = k[A]^\alpha \cdot [B]^\beta \cdot [C]^\gamma \cdots \qquad (4)$$
$$\alpha + \beta + \gamma \cdots = n$$

ここで，[ ] は濃度を表す．式（4）を**速度式** rate equation，α, β, γ ……は A, B, C に関する**次数**で，$\alpha + \beta + \gamma \cdots = n$ とし n の値を**反応次数** order of reaction と呼んでいる．式（4）において $n = 0$ の場合を **0 次反応** zero order reaction, $n = 1$ の場合を**一次反応** first order reaction, $n = 2$ の場合を**二次反応** second order reaction という．また反応物質 A と B との反応に

おいて A の濃度変化に対して B の濃度変化が無視できるときは見かけ上の A の濃度 $[A]$ のみに比例するので一次反応になる。これを**擬一次反応** pseudo first order reaction という。一般に速度式が濃度の n 次式で表される反応を **n 次反応**という。

3. 0次反応

反応速度が反応物質の濃度によらず一定で，単位時間での変化量が一定の反応を **0次反応**という。

$$A \longrightarrow P$$

初濃度 $(t=0)$ C_0 　　0

t 時間後の濃度 C 　　x $(C = C_0 - x)$

いま反応物質 A の初濃度を C_0 [mol/L] とし，反応開始後 t 時間たったときの A の濃度を C [mol/L]，生成物 P が x [mol/L] 生じたとすると，A の分解速度（減少速度）または P の生成速度は式（5）で表される。

$$v = -\frac{d[A]}{dt} = \frac{d[P]}{dt} = -\frac{dC}{dt} = \frac{dx}{dt} = k^*$$
(5)

$$\frac{dx}{dt} = k$$
(5′)

式（5′）を積分すると

$$x = kt + I \quad (I \text{ は積分定数})$$

---

* k の単位は式（7）から $\dfrac{濃度}{時間}$ で表される。

$t = 0$ で $x = 0$ なので $I = 0$ となり，したがって

$$x = kt \tag{6}$$

$$v = k = \frac{x}{t} \tag{7}$$

で 0 次反応の反応速度式は表される。

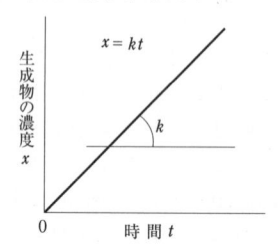

すなわち **0 次反応の反応速度 v は濃度と無関係に一定で，濃度と時間は直線関係を示す**。

また式（5）から

$$-\frac{dC}{dt} = k$$

この式を積分すると，

$$C = -kt + I \quad (I \text{ は積分定数})$$

$t = 0$ で $C = C_0$（初濃度）なので

$$C = -kt + C_0 \tag{8}$$

で表される。

もちろん $C_0 - C = x$ なので式（6）と式（8）とは同一式であるが生成速度で見るか分解速度で見るかにより式が異なってきたのである。反応物質が分解または反応して，初濃度の 1/2 に減少するまでの時間を**半減期** half-life $(t_{1/2})$ と呼んでいる。0 次反応では式（8）に

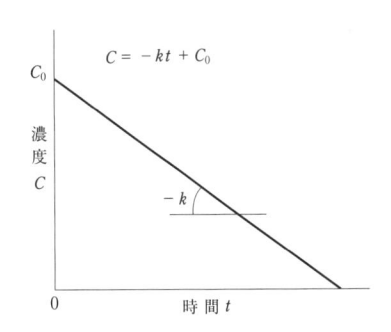

$C \to C_0/2$, $t \to t_{1/2}$ を代入すると
$$\frac{C_0}{2} = -kt_{1/2} + C_0 \quad \therefore \quad t_{1/2} = \frac{C_0}{2k} \quad (9)$$
が得られる．すなわち**半減期**（$t_{1/2}$）**は初濃度 C_0 に比例する**．

0次反応で進行するものは触媒表面で起こるような特定の反応に見られるにすぎないが，しかし見かけ上 0 次反応に従う例は薬剤学の分野でいろいろ認められている．たとえば水溶液中一次反応で分解する医薬品（アスピリン，ペニシリンなど）の粉末を水に懸濁させた懸濁剤の分解反応に見られる．懸濁粒子から溶出した分子は反応し分解するが，分解反応により溶解している分子が減少すると，すぐに懸濁粒子からの溶出が起こり溶解量が補充され，一定濃度に保たれるので，反応に関与する量はいつも一定となり見かけ上 0 次反応となる．

$$A_{(固)} \rightleftarrows A_{(溶)} \xrightarrow{k} P \qquad -\frac{d[A]}{dt} = k$$

例題8 反応速度に関する次の問に答えよ．

時間を t，濃度を C で表すとき 0 次反応の速度定数の単位を表すものはどれか．

1. $\dfrac{1}{t}$ 2. $\dfrac{t}{c}$ 3. $\dfrac{c}{t}$ 4. $\dfrac{1}{t^2}$ 5. $\dfrac{1}{t \cdot c}$

［解答］ 3

［解説］ 速度定数 k は $k =$ 濃度／時間 の単位を表す．

例題9 ある薬物の水溶液での安定性を検討して次の結果を得た．

初濃度〔mg/mL〕	半減期〔hr〕
40	10
60	15
80	20

この薬物の分解反応の速度定数〔$mg \cdot mL^{-1} \cdot hr^{-1}$〕として正しい値は次のどれか．

1. 0.5 2. 1.0 3. 1.5 4. 2.0 5. 2.5

［解答］ 4

［解説］ データを分析すると，（1）半減期は初濃度に比例し，濃度が濃くなると半減期は長くなる，（2）速度定数の単位は〔$mg \cdot mL^{-1} \cdot hr^{-1}$〕＝濃度／時間である．したがってこの薬物の分解反応は 0 次反応で進行してい

る．ゆえに式（9）を変形して求めると

$$k = \frac{C_0}{2 \times t_{1/2}} = \frac{40 \text{[mg/mL]}}{2 \times 10 \text{[hr]}} = \frac{60 \text{[mg/mL]}}{2 \times 15 \text{[hr]}}$$

$$= \frac{80 \text{[mg/mL]}}{2 \times 20 \text{[hr]}} = 2 \text{[mg} \cdot \text{mL}^{-1} \cdot \text{hr}^{-1}]$$

となる．

4. 一次反応

一般に医薬品の経時変化（分解）や薬物の血中消失速度などは一次反応に従う場合が多い．薬剤師国家試験によく出題されているので詳しく勉強することにしよう．一次反応は1つの物質の濃度に比例するので，一次反応の**微分型速度式**は下式で表される．

いま反応物質の初濃度を C_0 [mol/L] とし，反応開始後 t 時間たったときの A の濃度を C [mol/L] とすると

$$v = -\frac{d[A]}{dt} = -\frac{dC}{dt} = kC$$

上式は微分方程式なのでこれを積分すると，

$$-\frac{dC}{dt} = kC \quad \therefore \quad -\int \frac{dC}{C} = k \int dt$$

$$-\log_e C = kt + I \quad (I \text{は積分定数}) \quad (10)$$

しかるに $t = 0$ のとき $C = C_0$（初濃度）より，式（10）に代入すると，$-\log_e C_0 = I$ となるから，これを式（10）に代入して

$$-\log_e C = kt - \log_e C_0$$

両辺に －1 を掛け移項すると

$$\therefore \quad \log_e C = -kt + \log_e C_0 \quad (11)$$

$$\log_e \frac{C_0}{C} = kt \quad (12)$$

となる．

次に式（11）を移項して式（13）として次の方法で変形すると式（14）へ導くことができる．

$$\log_e \frac{C}{C_0} = -kt \quad (13)$$

$\log_e x = y$ とおくと $x = e^y$ となることを使って

$$\frac{C}{C_0} = e^{-kt} \quad \therefore \quad C = C_0 e^{-kt} \quad (14)$$

式（14）から一次反応において，反応物質の濃度 C は時間 t がたつにつれて指数関数的に減少することがわかる．したがって濃度 C がだんだん小さくなると反応速度は遅くなる（下図参照）．

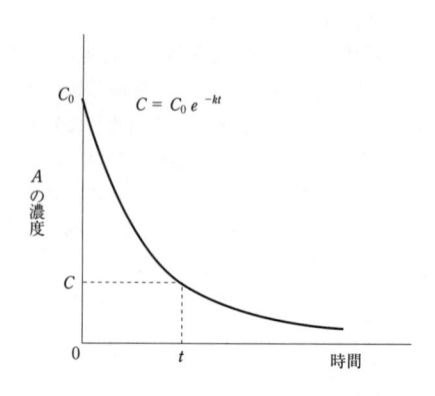

式 (11) を常用対数に直すと，$\log_e C = 2.303 \log C^*$ より
$$2.303 \log C = -kt + 2.303 \log C_0$$
両辺を 2.303 で割ると
$$\log C = -\frac{kt}{2.303} + \log C_0 \qquad (15)$$
$$\log C - \log C_0 = \log \frac{C}{C_0} = -\frac{kt}{2.303} \qquad (16)$$
両辺に -1 を掛け移項すると式 (17) となる．
$$k = \frac{2.303}{t} \log \frac{C_0}{C} = \frac{2.303}{t} (\log C_0 - \log C) \qquad (17)$$
単位：t を秒で表せば，k は $\sec^{-1}$ になる．

また次の型式もよく用いられる．反応物質 A の初濃度を a とし，反応開始後 t 時間たったとき A の濃度が $a - x$ となり，生成物 P が x 生じたとすると次式が成立する．
$$-\frac{d(a-x)}{dt} = k(a-x)$$
積分すると，
$$-\log_e(a-x) = kt + I \quad (I \text{ は積分定数})$$
$t = 0$ で $x = 0$ なので，$I = -\log_e a$

---

* e を底とした x の自然対数を $\log_e x$ または $\ln x$ で表す．10 を底とした x の常用対数 $\log x$ との関係は次のようになる．
$$\log_e x = \ln x = 2.303 \log x$$
また $\log_e x = y$ とおくと $x = e^y$ となり，したがって，
$$\log_e x = y = \frac{\log x}{\log e} = \frac{\log x}{\log 2.718} = \frac{\log x}{0.4343}$$
$$= 2.303 \log x$$
となる．したがって
$$\log_e C = 2.303 \log C \quad \text{となる．}$$

これより $\log(a - x) = -\dfrac{k}{2.303} t + \log a$
$$\frac{kt}{2.303} = \log \frac{a}{a-x}$$
$$\therefore \ k = \frac{2.303}{t} \log \frac{a}{a-x} \qquad (18)$$

反応の速さを示すために反応速度定数 k が用いられるが，これに代わる数値として半減期 ($t_{1/2}$) がしばしば用いられることは先に触れた．半減期は反応速度を直接的に判断できる数値として大変便利な表現方法である．

ここで一次反応の半減期を求めてみよう．$C_0 = 1$，$C = 1/2$ をどの式に代入しても求められるが，いま式 (12) に代入してみよう．
$$\log_e \frac{C_0}{C} = kt \qquad (12)$$
$C_0/C = 2$ であるから
$$\log_e 2 = kt_{1/2}$$
半減期 ($t_{1/2}$) は，$\log_e 2 = 0.693$ なので
$$t_{1/2} = \frac{\log_e 2}{k} = \frac{\ln 2}{k} = \frac{0.693}{k} \qquad (19)$$
となる．すなわち**一次反応の半減期 $t_{1/2}$ は 0 次反応と異なり，初濃度 C_0 に無関係に一定である**．これは一次反応の特徴であり，一次反応以外では初濃度 C_0 が変わると半減期 $t_{1/2}$ は変化する．

5. 一次反応 ── 薬学への応用

一般に製剤中の薬物の分解や薬物の体内移行は一次反応に従う場合が多く，製剤の安定性や投与後の薬物の血中消失速度を測定することによる投与計画の設計に薬物速度論を利用することは不可欠で大切な分野である．

5.1 製剤（薬品）の安定性への応用

まず過去に出題された国家試験問題に挑戦してみよう．医薬品の分解速度，半減期についてたずねる問題が毎年出題されているが，その内容は前節をしっかり理解しておけば何ら恐れることはない．

例題10 ある医薬品（A）が特定の条件下で一次反応に従って分解するとき，この条件における A の半減期が231時間であったとすると，30%が分解する時間として，最も近い数値はどれか．ただし，初期の分解量は0とし，$\ln 2 = 0.693$，$\ln 0.7 = -0.357$ とする．
1. 69 2. 81 3. 119 4. 139 5. 162

解答 3

解説 $\ln C = \log_e C$ なので式（11）より

$$\ln C = -kt + \ln C_0 \quad \therefore \quad \ln \frac{C}{C_0} = -kt \quad (13')$$

15頁の式（19）を変形して

$$k = \frac{\ln 2}{t_{1/2}} = \frac{0.693}{t_{1/2}} \quad (20)$$

$t_{1/2} = 231$ 〔hr〕であるから，これを式（20）に代入して

$$k = \frac{0.693}{231} = 3 \times 10^{-3} \, [\text{hr}^{-1}]$$

30%分解する時間を $t_{3/10}$ とすると式（13'）より

$$\ln \frac{70}{100} = -kt_{3/10}$$

$$\therefore \ln 0.7 = -3 \times 10^{-3} \, t_{3/10}$$

$$t_{3/10} = \frac{0.357}{3 \times 10^{-3}} = 119 \, [\text{hr}]$$

となる．

例題11 ある薬品が一次反応で分解し，その分解反応の速度定数が $k = 2 \times 10^{-3}$ 〔day^{-1}〕のとき，この薬品の含量が現在より10%だけ低下するのに要する日数に最も近いものは次のどれか．ただし，$\log_e 0.9 = -0.106$ とする．
1. 10日 2. 25日 3. 35日 4. 40日
5. 55日

解答 5

解説 10%だけ低下するので $C_0 = 100$，$C = 90$ を式（13'）に代入する．ただし $k = 2 \times 10^{-3}$ 〔day^{-1}〕とする．

$$\ln \frac{90}{100} = \log_e \frac{90}{100} = -2 \times 10^{-3} \times t_{9/10}$$

$$\therefore\ t_{9/10} = \frac{0.106}{2 \times 10^{-3}} = 53\ \text{[day]}$$

例題 12 ある薬品が一次反応に従って分解する．その半減期が 500 日であるとすると，この薬品の残存量が 95% まで低下する日数は何日か．ただし，温度条件は同一とし，$\log_e 2 = 0.693$，$\log_e 100 = 4.605$，$\log_e 95 = 4.553$ とする．

[解 答] 38 日

[解 説] 半減期は 500 日なので，分解反応速度定数 k は式 (20) に $t_{1/2} = 500$ を代入して求められる．

$$k = \frac{\log_e 2}{t_{1/2}} = \frac{0.693}{500} = 1.386 \times 10^{-3}\ \text{[day}^{-1}\text{]}$$

この値を式 (11) に代入する

$$\log_e C = -kt + \log_e C_0 \qquad (11)$$

$$\log_e 95 = -kt + \log_e 100$$

$$\log_e \frac{95}{100} = -kt_{95/100}$$

$$4.553 - 4.605 = -kt_{95/100}$$

$$-0.052 = -1.386 \times 10^{-3} \cdot t_{95/100}$$

$$\therefore\ t_{95/100} = \frac{0.052}{1.386 \times 10^{-3}} \fallingdotseq 38\ \text{[day]}$$

例題 13 ある薬品が一次反応で分解し，その 20℃における半減期は 200 日である．この薬品の濃度が 20℃で現在の値の 25% にまで低下する日数を求めよ．次にこの分解反応の速度定数を求めよ．ただし $\log_e 2 = 0.693$ とする．

[解 答] 400 日，3.465×10^{-3} [day^{-1}]

[解 説] 半減期が 200 日なので，初めの 200 日で 50%，次の 200 日で 25%，さらに次の 200 日で 12.5% 残存する．したがって 200 日 + 200 日 = 400 日．式 (20) より

$$k = \frac{\log_e 2}{t_{1/2}} = \frac{0.693}{t_{1/2}} = \frac{0.693}{200\ \text{[day]}} \qquad (20)$$

$$= 3.465 \times 10^{-3}\ \text{[day}^{-1}\text{]}$$

5.2 薬物動力学 pharmacokinetics への応用

生体内に投与された薬物は吸収，分布，代謝，排泄によって体内から消失していく．しかし薬物が静脈内に急速に注入されると，全身に瞬間的に分布し，薬物の**血中消失速度定数** k は代謝速度定数と腎および胆汁での排泄速度定数の和で表すことができる（**1-compartment model**）．また薬物の血中から消失する速度は，そのとき血中に存在する薬物の濃度に比例するので一次反応により説明できる．すなわち式 (11) より

$$\log_e C = -kt + \log_e C_0 \qquad (11)$$

ただし C_0：時間 $t = 0$ の血中濃度
　　　　C：時間 t の血中濃度
　　　　k：薬物の血中消失速度定数

また**生物学的半減期** $t_{1/2}$ は

$$t_{1/2} = \frac{\log_e 2}{k} = \frac{0.693}{k} \qquad (19)$$

として表される．

第2章　有機反応速度論

例題 14 1-コンパートメントモデルでその生体内挙動が解析できる薬物がある．この薬物を静脈内注射したときの薬物の体内からの消失は，代謝，腎排泄，胆汁排泄によることがわかっている．代謝速度定数 = 0.17 $[hr^{-1}]$，腎排泄速度定数 = 0.10 $[hr^{-1}]$，胆汁排泄速度定数 = 0.50 $[hr^{-1}]$ とするとき，この薬物の生物学的半減期を求めよ．ただし，消失速度定数を k とするとき，生物学的半減期 $t_{1/2}$ は，$t_{1/2} = \dfrac{0.693}{k}$ で表される．

[解答] 54 [min]

[解説] 1-コンパートメントモデルに従うならば分布が瞬間的なので，薬物の血中消失速度定数 k は次のように表すことができる．

k = 代謝速度定数 + 腎排泄速度定数 + 胆汁排泄速度定数
 = 0.17 + 0.10 + 0.50
 = 0.77 $[hr^{-1}]$

∴ $t_{1/2} = \dfrac{0.693}{k} = \dfrac{0.693}{0.77 [hr^{-1}]} = 0.9 [hr] = 54 [min]$

例題 15 ある薬物が静脈内に急速に注入されるとき，その生体内移行が一次反応で表されるものとする．この薬物の生物学的半減期を求めよ．ただし $k = 0.462 [hr^{-1}]$，$\log_e 2 = 0.693$ とする．

[解答] 1.5 時間

[解説] 17 頁の式 (19) より

生物学的半減期 $t_{1/2} = \dfrac{\log_e 2}{k} = \dfrac{0.693}{0.462} = 1.5 [hr]$

例題 16 薬物 A を投与し，一定時間後に A の血中濃度を測定して 75 $[\mu g/mL]$ の値を得た．その 4 時間後に再度血中 A 濃度を測定したところ 43 $[\mu g/mL]$ であった．この患者における A の生物学的半減期を求めよ．ただし，血中濃度は一次速度式に従って減衰し，また，最初の血中濃度を測定した時点で，吸収は完了しているものとする．$\log_e 75 = 4.317$，$\log_e 43 = 3.761$，$\log_e 2 = 0.693$.

[解答] 5 時間

[解説] 14 頁の式 (11) に $C = 43$，$C_0 = 75$，$t = 4$ を代入して解けばよい．

$\log_e C = -kt + \log_e C_0$ 　　　　(11)

$\log_e 43 = -4k + \log_e 75$

∴ $k = 0.139$

$t_{1/2} = \dfrac{\log_e 2}{k} = \dfrac{0.693}{0.139} \fallingdotseq 5 [hr]$

6. 擬一次反応

本質的には一次反応ではないが，見かけ上一次反応をとるものを擬一次反応という．たとえばエステルの加水分解反応は酸性では，下式のように表される．

$$-\frac{dC}{dt} = kC[\text{H}^+]$$

しかし緩衝溶液中でpHを一定にすると，$[\text{H}^+]$ は一定なので $k[\text{H}^+] = k'$ とおいて

$$-\frac{dC}{dt} = k'C$$

となり見かけ上一次反応になる．

7. 二次反応

二次反応では次の2つの場合が考えられる．

7.1 $2A \longrightarrow P$ の場合

いま A の初濃度を a [mol/L]，反応開始後 t 時間経過したとき A の濃度が $(a-x)$ [mol/L]，生成物 P が x [mol/L] 生じたとすると下式が成立する．

$$\frac{dx}{dt} = k(a-x)^2$$

この式を変形して積分すると

$$\int \frac{dx}{(a-x)^2} = k\int dt$$

$$\frac{1}{a-x} = kt + I \quad (I は積分定数)$$

$t=0$ のとき $x=0$ なので $I=1/a$ となる．これを前の式に代入して

$$kt = \frac{1}{a-x} - \frac{1}{a} \tag{21}$$

$$\therefore k = \frac{x}{a(a-x)t} \tag{21'}$$

が得られる．二次反応速度定数 k の単位は [L·mol^{-1}·sec^{-1}] である．半減期を求めるには，式 (21) に $a-x=a/2$，すなわち $x=a/2$ を代入すると

$$t_{1/2} = \frac{1}{ka} \tag{22}$$

となり，**二次反応においてこの場合には半減期 $t_{1/2}$ は初濃度 a に反比例する**．

いま A の初濃度を C_0 [mol/L]，反応開始後 t 秒間経過したとき A の濃度が C [mol/L] になったとすると，上式 (21) は

$$kt = \frac{1}{C} - \frac{1}{C_0}$$

$$\therefore \frac{1}{C} = kt + \frac{1}{C_0} \tag{21''}$$

となる．また半減期は式 (22) より

$$t_{1/2} = \frac{1}{kC_0} \tag{22'}$$

となる．

7.2 $A + B \longrightarrow P$ の場合

反応物質 A および B の初濃度を a, b とし，反応開始後 t 秒間たったときの濃度がそれぞれ $(a-x), (b-x)$

となり，生成物 P が x 生じたとすると

$$\frac{dx}{dt} = k(a-x)(b-x)$$

となる．これを積分すれば反応速度定数 k は

$$k = \frac{1}{(a-b)t} \log_e \frac{b(a-x)}{a(b-x)}$$

$$= \frac{2.303}{(a-b)t} \log \frac{b(a-x)}{a(b-x)} \quad (23)$$

が得られる．二次反応速度定数 k は一次反応と異なり，濃度を表すのに用いた単位により変化する．

8. 反応次数の決定法

8.1 直接法（代入法）

反応次数を求める一番簡単な方法は，反応開始後，時間とともに変化した物質の量から残存量を測定し，これをいろいろな次数の反応速度式に代入し，実験のバラツキの範囲内で，k の値が一定値となれば，反応は用いた速度式の次数と考えられる．まず次の例題を解いてみよう．

例題 17 過酸化水素のカタラーゼによる分解で，次の実験結果を得た．これが一次反応であることを証明し，速度定数 k を求めよ．

時間〔分〕	0	7.5	15	30
残存 H_2O_2〔mL〕	92.2	66.9	49.4	24.6

[解答] 式 (17)：$k = \frac{2.303}{t} \log \frac{C_0}{C}$ に代入する．

7.5 分後　$k = \frac{2.303}{7.5} \log \frac{92.2}{66.9} = 0.04278 \,[\text{min}^{-1}]$

15 分後　$k = \frac{2.303}{15} \log \frac{92.2}{49.4} = 0.04161 \,[\text{min}^{-1}]$

30 分後　$k = \frac{2.303}{30} \log \frac{92.2}{24.6} = 0.04405 \,[\text{min}^{-1}]$

以上一次反応式で計算した各時間の k の値がほぼ一定なので反応は一次で，k の平均値は $0.04281\,[\text{min}^{-1}]$ である．

8.2 グラフ法

各時間 t における濃度（残存量）C を求め，時間 t を x 軸にとり，y 軸に 0 次反応では濃度 C，一次反応では $\log_e C$ をとり，実験データを積分型速度式に代入し，どの組み合わせが直線に乗るかによって次数を求める．直線の勾配から k の値を求めることができる．たとえば一次反応では濃度 C を自然対数にしてプロットすると，$-k$ の傾きをもった直線となり，k の値を求めることができる．

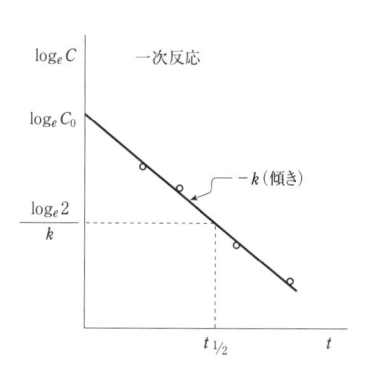

9. 固体薬品の溶解速度

　固体薬品を投与したとき，消化管で吸収されるためには，まず体液で溶解しなければならない．また速やかに溶解するか否かが吸収——薬効発現の速さを支配している．固体薬品の溶解は，固体に接した固体表面近くの飽和溶液（飽和層，濃度 C_s）から拡散層と呼ばれる濃度勾配（$C_s - C/\delta$）を通って次第に薄くなり，均一な溶液（濃度 C）となると考える（次図）．

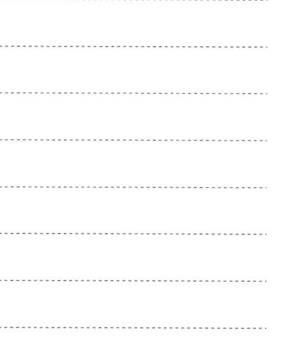

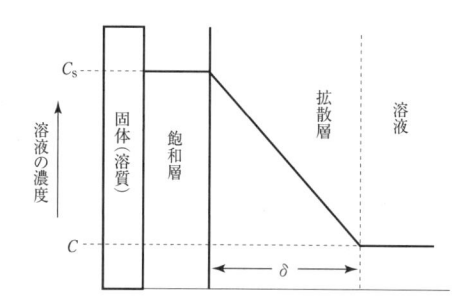

　いま溶けつつある固体の表面積 S が一定のとき，固体薬品の溶解速度 dC/dt は時間 t における溶液の濃度 C，その溶媒に対する溶解度を C_s，溶解速度数を k とすると次式で表される．

$$\frac{dC}{dt} = kS(C_s - C) \tag{24}$$

この式は **Noyes-Whitney 式**と呼ばれる．
　式（24）を積分すると

$$\ln \frac{C_s}{C_s - C} = kSt \tag{25}$$

が得られる．式（25）を縦軸に $\ln \dfrac{C_s}{C_s - C}$，横軸に t をとると直線関係が得られ，直線の勾配（傾き）より kS を求め，S で除して k を求めることができる．
　ここで最近国家試験に出題された **Noyes-Whitney 式**の**意味**する記述をまとめてみよう．
　1. k は温度，粘度および撹拌条件に依存する．
　2. 時間とともに粒子は溶けていくので S は減少す

る．このことは溶解速度は次第に減少するように働く．
3. 固体薬品を粉砕して小粒子とすると，比表面積が増大し溶解速度は速くなる．固体溶質は圧縮打錠か溶融固化の手段で成形し錠剤または円盤にすると S を一定にすることができる．
4. 時間とともに C は増加するので $(C_s - C)$ は減少する．このことは溶解速度が次第に減少するように働く．
5. $C_s \gg C$ のときは溶解速度は S だけの関数となるが，S は時間とともに粒子が溶けていくので減少する．
6. 固体薬品の溶解度は，固相と液相とが共存している平衡状態における溶液濃度であるが，共存する固相の量とは無関係である．

例題 18 溶解が次の溶解速度式に従って起こるものとする．いま固体の表面積 S が一定のとき，溶液の濃度 C が溶解度 C_s の半分に達する時間（半減期）は次のどれか．ただし，初期濃度はゼロとする．

$$\frac{dC}{dt} = kS(C_s - C)$$

ここで，k は溶解速度定数である．

1. $kS \ln 2$ 2. $kSC_s \ln 2$ 3. $\dfrac{S}{k} \ln 2$
4. $\dfrac{\ln 2}{kS}$ 5. $\dfrac{kSC_s}{\ln 2}$

[解答] 4

[解説] 式 (25) に $C_s = 1$，$C = 1/2$ を代入すると $t_{1/2}$ は

$$\ln \frac{1}{1 - 1/2} = kSt_{1/2} \quad \text{から} \quad \ln 2 = kSt_{1/2}$$

$$\therefore \quad t_{1/2} = \frac{\ln 2}{kS}$$

10. 反応速度の温度依存性

反応速度と温度との関係については次の **Arrhenius 式** がよく知られている．

$$\frac{d \ln k}{dt} = \frac{E_a}{RT^2} \tag{26}$$

式 (26) を積分して

$$\ln k = -\frac{E_a}{RT} + \ln A \tag{27}$$

常用対数に直して

$$\log k = -\frac{E_a}{2.303 R} \cdot \frac{1}{T} + \log A \tag{28}$$

指数関数で表すと

$$k = A e^{-E_a/RT} \tag{29}$$

となる．ここで E_a は活性化エネルギー，A は頻度因子，k は反応速度定数，T は絶対温度，R は気体定数である．いくつかの温度における k を測定し，式 (28) により $\log k$ を $1/T$ に対してプロットして直線関係が得られると，その勾配より E_a が，切片より A が求められる．R はエネ

ルギーの単位を用いる．その値は
$$R = 8.31 \times 10^7 \,[\mathrm{erg/mol \cdot K}] = 8.31 \,[\mathrm{J/mol \cdot K}]$$
$$= 1.987 \,(\fallingdotseq 2)\,[\mathrm{cal/mol \cdot K}]$$
エネルギーの単位としてカロリーを用いると活性化エネルギー E_a も〔cal/mol〕が用いられる．

ここで **Arrhenius 式の意味**する記述をまとめてみよう．

1. 頻度因子 A は E_a なるエネルギーをもつ分子のうち実際に反応を行うものの割合であり，$A = PZ$ で表される．P (probability factor) は衝突する分子の中で反応に都合のよい配向をもつ分子の近づく割合，Z は単位濃度あたり分子間に起こる衝突の頻度を表す．すなわち反応は活性複合体の数に比例するがその比例定数が A である．

2. A と T の値が一定であるとき，E_a の値が小さいと反応は速い．触媒が存在していても反応熱は変わらないが，速度が大きくなるのは E_a の値が小さくなるためである．

3. 高温，短期間での実験から A および E を求めれば，ある保存温度下でのその薬品の安定予測をすることが可能である．

最後に計算による E_a の求め方について触れておこう．温度 T_1 のときの速度定数を k_1，T_2 のとき k_2 とし，これらの値を式 (28) に代入すると，
$$\log k_1 = -\frac{E_a}{2.303\,R} \cdot \frac{1}{T_1} + \log A$$
$$\log k_2 = -\frac{E_a}{2.303\,R} \cdot \frac{1}{T_2} + \log A$$

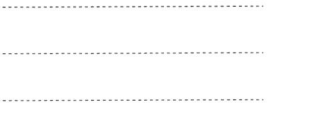

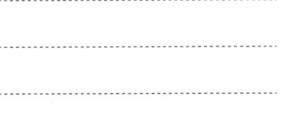

辺々引いて
$$\log k_1 - \log k_2 = \log \frac{k_1}{k_2}$$
$$= -\frac{E_a}{2.303\,R}\left(\frac{1}{T_1} - \frac{1}{T_2}\right) \quad (30)$$

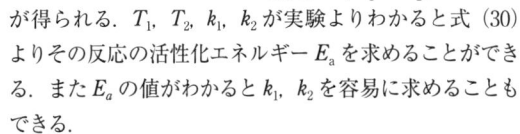

が得られる．T_1, T_2, k_1, k_2 が実験よりわかると式 (30) よりその反応の活性化エネルギー E_a を求めることができる．また E_a の値がわかると k_1, k_2 を容易に求めることもできる．

4. 一般に溶液中の薬品の加水分解速度は温度を 10℃上げると 2〜3 倍に増加する．

練習問題

2.1 コルチゾン酢酸エステルはアルカリ性で不安定であって，見かけ上一次反応に従って加水分解する．コルチゾン酢酸エステルの半減期を1時間40分とすると，反応開始後3時間20分ではコルチゾン酢酸エステルの残存率（%）はいくらになるか．

2.2 アスピリン水溶液25℃，pH 2.5における分解一次速度定数は 2.0×10^{-3}〔hr^{-1}〕である．この条件において，アスピリンの含量が90%以上保たれる期間は何時間か．ただし，$\log_e 90 = 4.5$，$\log_e 100 = 4.6$ とする．

2.3 希塩酸を触媒として，多量の水の存在下で酢酸エチルを加水分解したところ，30分後に25%が加水分解した．75%加水分解するに要する時間はいくらか．ただし $\log_e 0.75 = -0.288$，$\log_e 0.25 = -1.387$ とする．

練習問題・解答

2.1 $t_{1/2} = 100$ 分（1 時間 40 分）であるから，3 時間 20 分すなわち 200 分後は，まず 100 分後で 50% 残存し，次の 100 分で 50% の 1/2 すなわち 25% 残存する．

[解答] 25%

2.2 式 (11) に $k = 2.0 \times 10^{-3}$ 〔hr^{-1}〕，$\log_e C = \log_e 90$，$\log_e C_0 = \log_e 100$ を代入して求める．

$$\log_e C = -kt + \log_e C_0 \qquad (11)$$
$$\log_e 90 = -2.0 \times 10^{-3} t + \log_e 100$$
$$4.5 = -2.0 \times 10^{-3} t + 4.6$$
$$\therefore \quad t = 50 \text{〔hr〕}$$

[解答] 50 時間

2.3 この加水分解反応は擬一次反応であるから，一次反応の式をそのまま用いることができる．式 (14′) に $t = 30$〔min〕，$C/C_0 = 0.75$ を代入し，常法により変形してまず加水分解定数 k を求める．

$$\frac{C}{C_0} = e^{-kt} \qquad (14')$$
$$0.75 = e^{-30k}$$

$x = e^y \rightarrow \log_e x = y$ となるので

$$\log_e 0.75 = -30k \quad \therefore \quad k = -\frac{-0.288}{-30 \text{〔min〕}} = 9.6 \times 10^{-3} \text{〔min}^{-1}\text{〕}$$

75% 分解に要する時間は，式 (14) に $C/C_0 = 0.25$，$k = 9.6 \times 10^{-3}$〔min^{-1}〕を代入し，t を求める．

$$0.25 = e^{-9.6 \times 10^{-3} t}$$
$$\log_e 0.25 = -9.6 \times 10^{-3} t \quad \therefore \quad t = \frac{-1.387}{-9.6 \times 10^{-3}} = 144 \text{〔min〕}$$

[解答] 144 分

練習問題

2.4 一次反応で分解する薬物の注射剤がある．一定温度で2年にわたって最初の含量の90％以上を保つためには，その薬物の半減期（年）は次のどの年数以上でなければならないか．ただし，$\log 2 = 0.30$，$\log 3 = 0.48$ とする．

  1. 5 2. 10 3. 15 4. 20 5. 25

<u>ヒント</u>：例題11

2.4 2年後に90%まで低下するとすると，式（11）に各値を代入した下式が成立する．

$$\log_e 90 = -2k + \log_e 100$$

$\log_e C = 2.303 \log C$ を用いて常用対数に直すと，

$$2.303 \log 90 = -2k + 2.303 \log 100$$

となる．上式の反応速度定数 k をまず求める．

$$2.303 \log (3^2 \times 10) = -2k + 2.303 \log 10^2$$
$$2k = 2.303 \log 10^2 - 2.303 \log (3^2 \times 10)$$
$$2k = 2.303 \times 2 \times 1 - 2.303 \times (2 \times 0.48 + 1)$$
$$\therefore \quad k = 0.046$$
$$\log_e 2 = 2.303 \log 2$$
$$= 2.303 \times 0.30$$
$$= 0.6909$$

これらの値を17頁の式（19）に代入して半減期を求める．

$$t_{1/2} = \frac{\log_e 2}{k} = \frac{0.6909}{0.046} = 15 \text{ 年}$$

練習問題

2.5 ある物質の分解反応は二次反応である．初濃度 0.1 [mol/L] のとき，30 分で 20% が分解した．

問 1　この反応の速度定数 k を求めよ．
問 2　半減期 $t_{1/2}$ を求めよ．
問 3　初濃度が 0.02 [mol/L] のとき 30% 分解するのに要する時間を求めよ．

2.5 $2A \longrightarrow P$ のように変化する二次反応である．

問1　下式を用いて k を求める．

$$k = \frac{x}{a(a-x)t} \qquad (21'')$$

$$= \frac{0.02}{0.1(0.1-0.02) \times 30 \times 60 \,[\text{s}]} = 1.39 \times 10^{-3} \,[\text{L} \cdot \text{mol}^{-1} \cdot \text{s}^{-1}]$$

[解答]　$1.39 \times 10^{-3} \,[\text{L} \cdot \text{mol}^{-1} \cdot \text{s}^{-1}]$

問2　式 (22) に $A = 0.1 \,[\text{mol/L}]$，$k = 1.39 \times 10^{-3} \,[\text{L} \cdot \text{mol}^{-1} \cdot \text{s}^{-1}]$ を代入して $t_{1/2}$ を求める．

$$t_{1/2} = \frac{1}{ka} \qquad (22)$$

$$= \frac{0.02}{1.39 \times 10^{-3} \times 0.1} = 7.194 \times 10^3 \,[\text{s}]$$

[解答]　$7.194 \times 10^3 \,[\text{s}]$

問3　式 (21'') を変形した式に代入して，t を求める．

$$k = \frac{x}{a(a-x)t} \qquad (21'')$$

$$\therefore \; t = \frac{x}{a(a-x)k}$$

$$= \frac{0.02 \times 0.3}{0.02 \times (0.02 - 0.02 \times 0.3) \times 1.39 \times 10^{-3}}$$

$$= 1.5416 \times 10^4 \,[\text{s}]$$

[解答]　$1.5416 \times 10^4 \,[\text{s}]$

解答

練習問題

2.6 次の図は Noyes-Whitney の式による溶解速度の機構を示す拡散モデルである．図中の ☐ に入れるべき記号として正しいものはどれか．

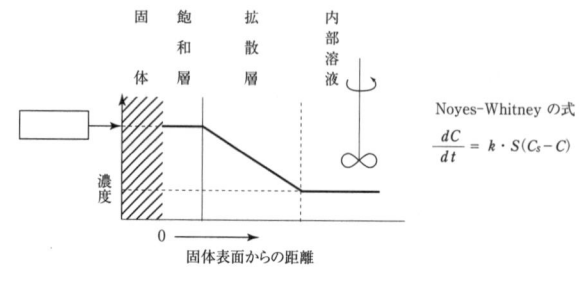

固体／飽和層／拡散層／内部溶液

Noyes-Whitney の式
$$\frac{dC}{dt} = k \cdot S(C_s - C)$$

縦軸：濃度　横軸：固体表面からの距離

1. C_s　　2. S　　3. k　　4. C　　5. $C_s - C$

2.7 固体薬品の溶解速度を表す次の式に関する記述のうち誤っているものはどれか．

$$\frac{dC}{dt} = kS(C_s - C)$$

ただし，時間 t における濃度を C，固体薬品の表面積を S，その溶媒に対する溶解度を C_s，みかけの溶解速度定数を k とする．

1. 固体薬品を粉砕して小粒子にすると，比表面積が増大し溶解速度も大となる．
2. k は温度，粘度及び攪拌条件に依存するが，溶解液の容積には依存しない．
3. 時間と共に C が増大すると，溶解速度は小となる．
4. 同一医薬品の種々の塩を比較するとき，溶解度がより大きい塩は他の条件が等しければ，より大きい溶解速度を示す．
5. この式は溶解過程が拡散律速であるとして導かれたものである．

ヒント ⇨ p.21

2.6 解答　1

2.7 Noyes-Whitney の式 (24)

$$\frac{dC}{dt} = kS(C_s - C) \qquad (24)$$

より，固体薬品を粉砕して小粒子にすると表面積 S は大きくなり，したがって単位重量当たりの表面積，すなわち比表面積も大きくなる．そうすると式 (24) より溶解速度 dC/dt も大きくなる．……1　正しい

　固体薬品を溶解させる場合，前問のように固体表面の近くの飽和溶液からなる飽和層，その外側の拡散しつつある部分の拡散層と攪拌され $C_s = C$ の部分の内部溶液を考える．

　溶解速度は濃度勾配 $(C_s - C)/\delta$ に比例するので，時間と共に C が増加し，C_s に近づいてくると濃度勾配は小さくなる．したがって溶解速度は小さくなる．$C_s = C$ のときは溶解速度は 0 となる．……3　正しい

　式 (24) は拡散層での溶質の拡散速度が溶解を律速するとして導かれた式であり，式 (24) から Noyes-Nernst-Whitney の式 (31) が導かれる．

$$\frac{dC}{dt} = \frac{D \cdot S}{\delta \cdot V} \cdot (C_s - C) \qquad (31)$$

　D：拡散係数　　V：液体の容積　　δ：拡散層の厚さ

式 (24) と式 (31) から　$k = \dfrac{D}{\delta \cdot V}$

となる．したがって k は V に反比例している．……5　正しい

2　誤り

　なお攪拌条件を強くすると，δ の厚さが小さくなり，溶解速度は速くなる．同一医薬品の種々の塩を比較するとき，溶解度 C_s の大きい塩は $C_s - C$ も大きくなり，溶解速度も大きくなる．……4　正しい

解答　2

練習問題

2.8 下図は，ある薬品の安定性実験の結果である．この薬品の反応速度定数 k と半減期 $t_{1/2}$ を求めよ．ただし，下図において a はこの薬品の濃度 $[\mathrm{mol \cdot L^{-1}}]$ であり，初濃度は 0.1 $[\mathrm{mol \cdot L^{-1}}]$ である．

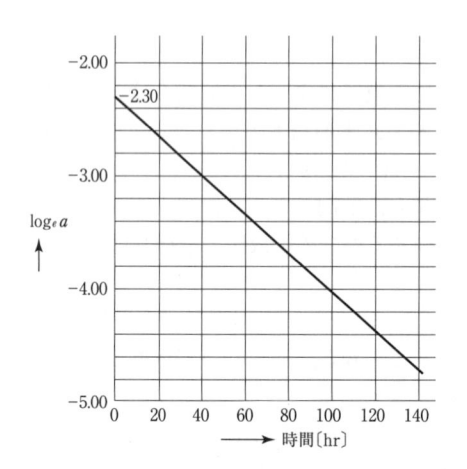

2.9 一次反応に従って分解する薬物 A を安定させるため，$(1:1)$ のモル比で A と複合体を形成する添加物 B を加えたところ，A の 40% が複合体を形成した．
　このときの A の分解速度定数 $[\mathrm{hr^{-1}}]$ を求めよ．
　ただし，複合体を形成していない A のみが存在するときの加水分解定数を 0.01 $[\mathrm{hr^{-1}}]$ とし，B 及び複合体は共に分解しないものとする．

2.8 14頁の式（11）を変形すると

$$k = \frac{\log_e C_0 - \log_e C}{t}$$

となる．グラフ上から読み取りやすい2つの時間を選び，その値を上式に代入して k を求める．

t	$\log_e a$
40	-3.00
100	-4.00

$$\therefore \quad k = \frac{-3.00 - (-4.00)}{100 - 40} \fallingdotseq 0.017 \ [\text{hr}^{-1}]$$

$$t_{1/2} = \frac{0.693}{k} = \frac{0.693}{0.017} \fallingdotseq 41 \ [\text{hr}]$$

[解答]　$k = 0.017 \ [\text{hr}^{-1}]$
　　　　$t_{1/2} = 41 \ [\text{hr}]$

2.9 A の40％は複合体を形成し分解しないので，残りの60％が分解する．複合体形成時の A のみかけの分解速度定数を k' とすると

$$k' = k \times \frac{60}{100}$$
$$= 0.01 \ [\text{hr}^{-1}] \times 0.60$$
$$= 0.006 \ [\text{hr}^{-1}]$$

[解答]　$0.006 \ [\text{hr}^{-1}]$

練習問題

2.10 中性以上でもっぱら水酸イオン（OH⁻）の触媒作用を受け加水分解される医薬品がある．この医薬品の pH 7.7 での加水分解定数は 0.05〔min⁻¹〕であった．この温度における水のイオン積を $K_w = 10^{-14}$ とすれば，この医薬品の水酸イオン触媒による触媒定数〔L・mol⁻¹・min⁻¹〕はいくらか．ただし，log 2 = 0.3 とする．

2.11 反応速度定数 k と絶対温度 T との間には次式のような関係が一般に成立するとされている．この式に関する次の記述の正誤について，正しいものはどれか．

$$k = Ae^{-\frac{Ea}{RT}}$$

ただし，A は頻度因子，E_a は活性化エネルギー，R は気体定数を示す．
a. この関係は一次反応のときのみ成立する．
b. 二つの薬品を比較するとき，高温で安定性のより大きな薬品は低温でも安定性はより大であるといえる．
c. $\log k$ を $1/T$ に対して目盛ると直線が得られる．
d. 高温，短期間での実験から A 及び E_a を求めれば，ある保存温度下でのその薬品の安定性を予測することが可能である．

2.10 OH^-の触媒定数をk_{OH^-}とすると$k = k_{OH^-}(OH^-)$で表される.
両辺の対数をとると,
$$\log k = \log k_{OH^-} + \log (OH^-) \quad (a)$$
ここで$k = 0.05$ [min^{-1}]
$$[OH^-] = \frac{K_w}{[H^+]} = \frac{10^{-14}}{10^{-7.7}} = 10^{-6.3}$$
$$\log (OH^-) = -6.3 \log 10 = -6.3$$
式 (a) を移項し,各値を代入して$\log k_{OH^-}$を求める.
$$\begin{aligned}\log k_{OH^-} &= \log k - \log (OH^-) \\ &= \log 0.05 + 6.3 \\ &= \log (5 \times 10^{-2}) + 6.3 \\ &= \log 5 - 2 + 6.3 \\ &= \log \frac{10}{2} + 4.3 \\ &= 1 - \log 2 + 4.3 \\ &= 1 - 0.3 + 4.3 \\ &= 5\end{aligned}$$
∴ $k_{OH^-} = 1 \times 10^5$

[解答] 1×10^5

2.11 本文参照 (p.22〜23)

[解答] c, d

練習問題

2.12 3種類の薬物（A, B, C：初濃度はいずれも同じ）の分解速度がみかけ上0次（A），一次（B），二次（C）反応のいずれかに従い，しかも，いずれの半減期も2時間であるとき，次の記述の正誤について，正しい組合せはどれか．

a. 反応開始1時間後の分解率の大小の順は A＜B＜C である．
b. 4時間後には A の残存量はゼロとなる．
c. 8時間後には B の残存量は最初の 1/16 となる．
d. それぞれの反応の速度定数の次元は，
   A 〔concn.・time^{-1}〕，B 〔time^{-1}〕，
   C 〔concn.$^{-1}$・time^{-1}〕である．

	a	b	c	d
1	正	正	正	正
2	正	誤	正	正
3	誤	正	誤	正
4	誤	正	正	誤
5	正	誤	誤	誤

練習問題・解答

2.12 各反応の時間の推移を表およびグラフで表すと次のようになる．各自，本文の式 (18)，式 (21) を用いて計算して確かめてみよう．

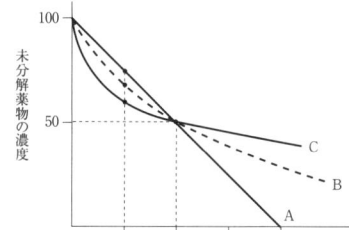

0 次反応　$-\dfrac{dC}{dt} = k$,　$t_{1/2} = \dfrac{C_0}{2k}$　　　　(9)

一次反応　$-\dfrac{dC}{dt} = kC$,　$t_{1/2} = \dfrac{0.693}{k}$　　　(19)

二次反応　$-\dfrac{dC}{dt} = kC^2$,　$t_{1/2} = \dfrac{1}{kC_0}$　　　(22′)

未分解薬物濃度

	$t = 0$	1 時間	2 時間	4 時間	8 時間
A（0 次）	1	0.75	1/2	0	
B（一次）	1	0.71	1/2	1/4	1/16
C（二次）	1	0.67	1/2	1/3	1/5
		(a, 正)	(b, 正)		(c, 正)

d. 半減期の式 (9), (19), (22′) からすべて正しいことがわかる．

解答　1

練習問題

2.13 1-コンパートメントモデルで体内挙動を説明できる薬物をヒトに速やかに1回静注したときのデータを次に示した．腎排泄速度定数〔min^{-1}〕に最も近い値はどれか．

投与量〔mg〕	100
AUC 〔$\mu g \cdot mL^{-1} \cdot min$〕	90
一次消失速度定数〔min^{-1}〕	0.2
未代謝物の尿中総排泄量〔mg〕	75
代謝物の尿中総排泄量	25
（未代謝物相当量に換算：〔mg〕	

1. 0.075　　2. 0.10　　3. 0.15　　4. 0.50　　5. 0.75

<u>ヒント</u>　例題14

2.13 薬物 100〔mg〕を静注したところ，腎経由で 75〔mg〕，残りの 25〔mg〕は腎以外を経由して代謝されたと考える．一次消失速度定数 (k) は腎排泄速度定数 (k_r) と腎以外の経路による消失速度定数 (k_{nr}) の和で与えられる．

ただし $\quad k = k_r + k_{nr}$

$$k_r = \frac{未代謝物の総排泄量}{静注量} \times k$$

したがって $\quad k_{nr} = \dfrac{代謝物の尿中排泄量}{静注量} \times k$

$$k_r = \frac{75〔mg〕}{100〔mg〕} \times 0.2〔min^{-1}〕 = 0.15〔min^{-1}〕$$

解答 3

練習問題

2.14 固体薬品 A の溶解度に対する溶解補助剤 B の効果が図に示すような直線になった．B の添加濃度の増加に伴う A の溶解度の増加分を可溶性複合体の生成によるものとして複合体の安定度定数（K）を次式により求めた．適当な数値〔$L \cdot mol^{-1}$〕はどれか．

$$K = \frac{[A-B]}{[A][B]}$$

ただし，[A]，[B]，[A－B] は A，B 及び複合体の濃度〔$mol \cdot L^{-1}$〕である．

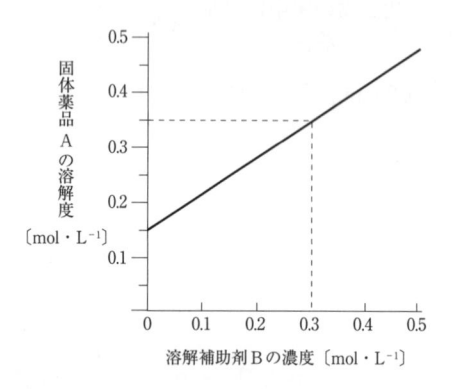

縦軸：固体薬品 A の溶解度〔$mol \cdot L^{-1}$〕
横軸：溶解補助剤 B の濃度〔$mol \cdot L^{-1}$〕

1. 4.3　　2. 13.3　　3. 40.5　　4. 67.0　　5. 134

2.14 図より $[A] = 0.15 \,[\mathrm{mol/L}]$, $[A-B] = 0.2 \,[\mathrm{mol/L}]$ がすぐわからなくても

$$A \text{ の総濃度 } [A] + [A-B] = 0.35 \,[\mathrm{mol/L}]$$
$$B \text{ の総濃度 } [B] + [A-B] = 0.3 \,[\mathrm{mol/L}]$$

はわかる．$[A]$ は B を加える前の濃度であるので，

A の濃度 $[A] = 0.15 \,[\mathrm{mol/L}]$ となる．上式から

$$\begin{aligned}
[A-B] &= 0.35 - [A] \\
&= 0.35 - 0.15 \\
&= 0.2 \,[\mathrm{mol/L}] \\
[B] &= 0.3 - [A-B] \\
&= 0.3 - 0.2 \\
&= 0.1 \,[\mathrm{mol/L}]
\end{aligned}$$

となる．したがって

$$K = \frac{[A-B]}{[A][B]} = \frac{0.20}{0.15 \times 0.1} = 13.3 \,[\mathrm{L/mol}]$$

解答 2

練習問題

2.15 一定過剰量のパラアミノ安息香酸（PABA）を水に入れ，これにカフェインを加えて一定温度で平衡にするまで振とうし，PABAの溶解度を測定して，図のような結果を得た．PABAの溶解度はカフェインを添加すると直線的に増加するが，B点に達すると，もはやPABAの溶解度は増加しない．さらにカフェインを添加すると，C点からはむしろPABAの溶解度は低下した．ここで，A点のPABA濃度は 4.58×10^{-2} [mol/L] で，B点のPABA濃度は 5.50×10^{-2} [mol/L]，カフェイン濃度は 1.26×10^{-2} [mol/L] でC点のカフェイン濃度は 3.06×10^{-2} [mol/L] であった．この結果から，PABAとカフェインが1:1で複合体を形成するとして，その安定度定数 $[(mol/L)^{-1}]$ に最も近い値は次のどれか．

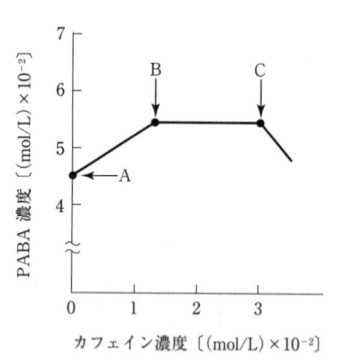

1. 11   2. 16   3. 59   4. 67   5. 95

2.15 A 点の溶解度（4.58×10^{-2} 〔mol/L〕）は PABA の溶解度［PABA］に相当する．カフェイン添加により PABA とカフェインの 1：1 複合体が形成されるので溶解度は増加する．安定度定数 K は

$$\text{PABA} + \text{カフェイン} \rightleftarrows \text{複合体}$$

$$K = \frac{[\text{複合体}]}{[\text{PABA}] \cdot [\text{カフェイン}]}$$

で表される．カフェインの添加により，複合体が形成され PABA の溶解度は増加してくるが，B 点で飽和になる．

以後カフェインを添加してもその分の複合体は沈殿するだけで複合体の溶解度は増加しない．したがって B 点では

［PABA］ = 4.58×10^{-2} 〔mol/L〕
［複合体］ = $(5.50 - 4.58) \times 10^{-2}$ 〔mol/L〕 …A 点から PABA の溶解度増加分
         = 0.92×10^{-2} 〔mol/L〕
［カフェイン］ = $(1.26 - 0.92) \times 10^{-2}$ 〔mol/L〕 …カフェイン全量から複合体分を差
             = 0.34×10^{-2} 〔mol/L〕   し引く．

となる．これらの値を上式に代入し，K を求める．

$$K = \frac{(0.92 \times 10^{-2})}{(4.58 \times 10^{-2}) \times (0.34 \times 10^{-2})} \fallingdotseq 59 \, 〔(\text{mol/L})^{-1}〕$$

〔解答〕 3

類似例　安息香酸ナトリウムカフェイン（アンナカ）局：カフェインを安息香酸ナトリウムとの易溶性塩にし，中枢興奮薬，鎮痛薬として注射剤の形で用いられている．

練習問題

2.16 擬一次反応で加水分解する薬物AとBの等モルを含む水溶液がある．A，Bの加水分解反応の活性化エネルギーはそれぞれ26，12〔kcal/mol〕であり，加熱滅菌の温度条件（121℃）では，両者の分解速度は等しかった．これについて，次の記述のうち，正しいものはどれか．

1. 25℃では，Bの方がAより速やかに分解する．
2. 25℃でも，AとBは同じ速度で分解する．
3. 水のイオン積は温度により変化せず，121℃でも，25℃と同じ値である．
4. 50℃では，Aの方がBより半減期が小である．
5. 頻度因子の値が不明であり，これだけでは，AとBの分解速度を比較するとき，25℃ではどちらが速いかを論ずることはできない．

2.16 22頁の式 (27) より

$$\ln k = -\frac{E_a}{RT} + \ln A \qquad (27)$$

ここで E_a は活性化エネルギー，A は頻度因子，k は反応速度定数である．縦軸に $\ln k$，横軸に $1/T$ をとり，プロットすると $-E_a/R$ は直線の勾配となり，E_a の大きい A は直線の傾きが大きくなる．

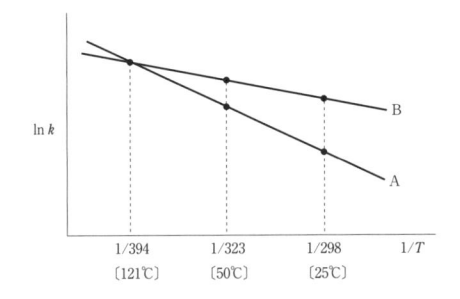

1. 上のグラフからもわかるように，25℃ では B の方が A より速やかに分解する．正しい．
2. 誤り．
3. 水のイオン積は温度により変化する．水の電離は吸熱反応なので温度が高いほど水のイオン積 (K_w) は大きくなる．誤り．
4. 50℃ では薬物 B の分解反応は上図より k は大きいので $t_{1/2}$ は短くなる．誤り．
5. 頻度因子の値が不明でも薬物 A，B の分解速度は比較できる．誤り．

[解答] 1

練習問題

2.17 ある薬物の水溶液中における分解の一次速度定数を求めたところ，0.05 $[hr^{-1}]$ であった．また，同一条件下において測定したこの薬物の溶解度は 1 $[w/v\%]$ であり，その溶解速度は分解速度に比べて十分に速かった．
次の問に答えよ．ただし，$\ln 2 = 0.69$ とする．

(1) この薬物が完全に溶解した 0.5 $[w/v\%]$ 水溶液の半減期に最も近いものは次のどれか．
  1. 8時間 2. 10時間 3. 12時間 4. 14時間 5. 20時間

(2) 水溶液 5 $[mL]$ 中にこの薬物 480 $[mg]$ を含む懸濁液を調製したとき，半減期に最も近いものは次のどれか．
  1. 2日 2. 3日 3. 4日 4. 8日 5. 40日

2.17 (1)　17 頁の式 (19) を用いて解く

$$t_{1/2} = \frac{\ln 2}{k} = \frac{0.69}{0.05 \,[\mathrm{hr}^{-1}]} = 13.8 \text{ 時間}$$

(2) この薬物は $\dfrac{0.48\,[\mathrm{g}]}{5\,[\mathrm{mL}]} \times 100 = 9.6\,[\mathrm{w/v\%}]$ であり，$1\,[\mathrm{w/v\%}]$ しか溶解しないので，半減期になっても懸濁液である．

まず懸濁液における 0 次反応の半減期を求める．この場合 0 次反応の速度定数 (k_{obs}) は次式で与えられる．

$$k_{obs} = [\text{この薬物の溶解度}] \times k$$
$$= 1\,[\mathrm{w/v\%}] \times 0.05\,[\mathrm{hr}^{-1}]$$
$$= 0.05\,[\mathrm{w/v\%} \cdot \mathrm{hr}^{-1}]$$

13 頁の式（9）を用いて半減期を求める．

$$0 \text{ 次反応の半減期 } (t_{1/2}) = \frac{C_0}{2k} = \frac{9.6\,[\mathrm{w/v\%}]}{2 \times 0.05\,[\mathrm{w/v\%}\cdot\mathrm{hr}^{-1}]} = 96 \text{ 時間} = 4 \text{ 日}$$

[解答]　(1) 4，(2) 3

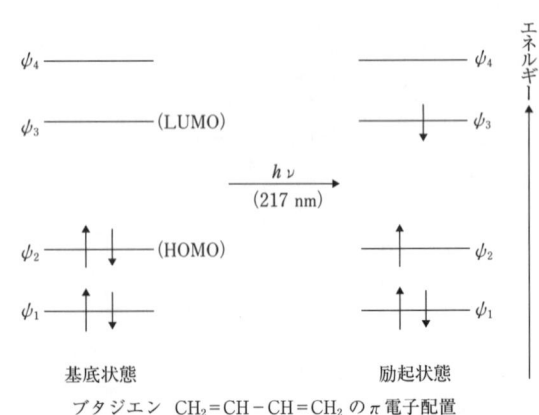

第3章 機器による医薬品の分析

1. 吸光度測定法

光が分子に当たると，その光エネルギー（$E = h\nu$）は分子が吸収できるエネルギーと一致するとはじめて吸収される．紫外（200〜400 nm）および可視領域（400〜750 nm）における分子の吸収は，**基底状態** ground state にある π 電子が**励起状態** excited state へ**遷移** transition することによって起こる．例えば1,3-ブタジエンにおける 217 nm の吸収は次の図に示すように基底状態における**最高被占軌道**（highest occupied molecular orbital, HOMO）から**最低空軌道**（lowest unoccupied molecular orbital, LUMO）へ π 電子が遷移して起こることはよく知られている．また2個の二重結合をもつ，1,3-ブタジエンは 217 nm のエネルギーを吸収して電子1個が HOMO から LUMO へ遷移する．このように結合性 π 軌道から反

ブタジエン $CH_2=CH-CH=CH_2$ の π 電子配置

結合性π軌道への遷移を **π→π*遷移** という。またカルボニル基をもつ化合物で酸素の非共有電子対がC=O二重結合の反結合性π軌道へ遷移することを **$n→π^*$遷移** という。

　吸収スペクトル（吸収曲線）は分子の構造に特有で，共役二重結合が新しく増えると，吸収帯は長波長側へ移動する。このように長波長側への移動を **深色シフト** bathochromic shift または赤色シフト red sift という。それに対し，短波長側への移動を **浅色シフト** hypsochromic shift または青色シフト blue shift という。また吸収の強さは物質の濃度に比例するので，通例，極大波長における一定濃度の溶液の吸光度を測定することによって，医薬品の定量分析を行うことができる。この方法を **吸光度測定法** という。極大吸収の波長は λ_{max} の記号で示されるが，波長 λ は1回の振動において何cm進行するかを意味する。吸光度測定法では単位として普通ナノメートル (nm) を用いる。

$$1\,\text{nm} = 10\,\text{Å} = 1\times 10^{-7}\,\text{cm}$$
$$1\,\mu\text{m} = 1\times 10^{-6}\,\text{m},\ 1\,\text{pm} = 1\times 10^{-12}\,\text{m}$$

また波長と吸収する光エネルギーとの間には

$$E = h\nu = \frac{hc}{\lambda}$$

h：Planck の定数
c：光の速度
ν：振動数（1秒間の波の数，Hz）

の関係がある。のちに学ぶ赤外吸収スペクトル測定には波数 cm^{-1}（カイザーと読む）が用いられる。波数とは1cmのなかに含まれる波の数をいい，単位は cm^{-1} で表されるので波長との関係は次のようになる。

$$波数 \text{〔cm}^{-1}\text{〕} = \frac{10000}{波長\text{〔}\mu\text{m〕}}$$

1.1　吸収強度の表現法

　単色光がある物質の溶液を通過するとき，セルから出てくる光（透過光）の強さ (I) のセルに入る前の光（入射光）の強さ (I_0) に対する比率を **透過度** (t) といい，これを百分率で表したものを **透過率** (T) で表す。

透過度 (transmittance)
$$t = \frac{I}{I_0} \tag{1}$$

透過率 (transmission coefficient)
$$T = \frac{I}{I_0} \times 100 = 100\,t \tag{2}$$

しかし物質の濃度が高くなると $I_0 \gg I$ となり，透過度 t は著しく小さな値になるので定量に不便になる。そこで透過度 t の逆数の常用対数である **吸光度 A** がよく用いられる。

吸光度 (absorbance)
$$A = \log\frac{1}{t} = \log\frac{I_0}{I} \tag{3}$$

また吸光度 A は溶液の濃度 C および層長 l に比例する。この関係を **Lambert-Beer の法則** といい，式 (4), (5) で示される。

$$A = K\cdot C\cdot l \quad (K\text{は定数}) \tag{4}$$

$$K = \frac{A}{C \cdot l} \tag{5}$$

ここで高校時代に学んだ濃度の表現法を整理してみよう.

(1) **質量パーセント濃度**：溶液中に含まれている溶質の質量をパーセント〔%〕で表した濃度で, 溶液100 g中の溶質の質量〔g〕を表す. 単位記号には,〔w/w%〕または〔%〕を用いる.

$$質量パーセント濃度〔\mathrm{w/w\%}〕 = \frac{溶質の質量〔\mathrm{g}〕}{溶液の質量〔\mathrm{g}〕} \times 100$$

$$= \frac{溶質の質量〔\mathrm{g}〕}{溶液の質量〔\mathrm{g}〕+溶媒の質量〔\mathrm{g}〕} \times 100$$

(2) **モル濃度**：溶液1L中の溶質の量を物質量〔mol〕で表した濃度で, 単位記号には,〔mol/L〕を用いる.

$$モル濃度〔\mathrm{mol/L}〕 = \frac{溶質の物質量〔\mathrm{mol}〕}{溶液の体積〔\mathrm{L}〕}$$

(3) **質量モル濃度**：溶媒1〔kg〕あたりの溶質の物質量〔mol〕で表した濃度を**質量モル濃度**といい, 次式で表される. 単位記号には,〔mol/kg〕を用いる.

$$質量モル濃度〔\mathrm{mol/kg}〕 = \frac{溶質の物質量〔\mathrm{mol}〕}{溶媒の質量〔\mathrm{kg}〕}$$

浸透圧, 沸点上昇, 氷点降下度などに用いる.

(4) **質量対容量百分率濃度**：溶液100〔mL〕に溶けている溶質の質量をパーセントで表したもので, 単位記号には,〔w/v%〕または〔%〕を用いる.

$$質量対容量百分率濃度〔\mathrm{w/v\%}〕 = \frac{溶質の質量〔\mathrm{g}〕}{溶液の容量〔\mathrm{mL}〕} \times 100$$

セル層長lを1〔cm〕, 溶液の濃度Cを1〔w/v%〕溶液に換算したときの吸光度を**比吸光度** $E_{1\mathrm{cm}}^{1\%}$, 層長lを1〔cm〕, 濃度Cを1〔mol/L〕の溶液に換算したときの吸光度を**モル吸光係数** ε という. 吸収の極大波長におけるモル吸光係数は特に$\varepsilon_{\max}$で表される.

Lambert-Beerの法則を表す基本式(5)において, 溶液の濃度としてC〔w/v%〕を用いると, 定数Kは$E_{1\mathrm{cm}}^{1\%}$となり, 式(5)は式(6)に置き換えることができる. 式(6)において, この場合層長lは1〔cm〕のセルを用いているので式(6)は式(7)に簡略化される.

$$K = \frac{A}{C \times l} \tag{5}$$

$$E_{1\mathrm{cm}}^{1\%} = \frac{A}{C〔\mathrm{w/v\%}〕\times l} \quad (l = 1\,\mathrm{cm}) \tag{6}$$

$$E_{1\mathrm{cm}}^{1\%} = \frac{A}{C〔\mathrm{w/v\%}〕\times 1} = \frac{A}{C〔\mathrm{w/v\%}〕} \tag{7}$$

次に溶液の濃度としてC〔mol/L〕を用いると, 定数Kはモル吸光係数εとなるので式(5)は式(8)にも置き換えることができる.

$$\varepsilon = \frac{A}{C〔\mathrm{mol/L}〕\times l} \tag{8}$$

この場合もセルの層長lは通常に1〔cm〕のセルが用いられるので, 式(8)は式(9)に簡略化される.

$$\varepsilon = \frac{A}{C〔\mathrm{mol/L}〕\times 1} = \frac{A}{C〔\mathrm{mol/L}〕} \tag{9}$$

式(6)および式(8)を用いた計算問題は薬剤師国家試験に毎年出題されているので, 少し練習してみよう.

例題 19 日本薬局方トコフェロール（分子量 430.71）には示性値として吸光度 $E_{1cm}^{1\%}$（292nm）：71.0～76.0（10 mg，エタノール(99.5)，200 mL）と記載されている．これについて次の問に答えよ．

問 1　この条件で測定した吸光度の範囲を求めよ．
問 2　トコフェロールの 292 nm におけるモル吸光係数 ε の範囲を求めよ．

[解答]　問 1　0.355～0.380
　　　　問 2　3.06×10^3～3.276×10^3

[解説]　この場合，0.01 g のトコフェロールにエタノールを加えて溶かし 200 mL としているので質量対容量百分率濃度は

$$C(\text{w/v\%}) = \frac{0.01}{200} \times 100 = 0.005 \text{ (w/v\%)}$$

となる．また 200 mL 中に 0.01 g 含むので，試料液 1000 mL には $0.01 \text{ g} \times 5 = 0.05$ g 含むことになる．したがってモル濃度は

$$C(\text{mol/L}) = \frac{\text{溶液 1 L 中に含まれる溶質の質量 (g)}}{\text{分子量}}$$

$$= \frac{0.05}{430.71} = 1.16 \times 10^{-4} \text{ (mol/L)}$$

問 1　$E_{1cm}^{1\%} = \dfrac{A}{C(\text{w/v\%}) \times l}$

　　　　$\Rightarrow A = E_{1cm}^{1\%} \times C(\text{w/v\%}) \times l$　　　(10)

式 (10) に，$E_{1cm}^{1\%} = 71.0$～76.0，$C = 0.005$，$l = 1$ を代入すると

$A = (71.0 \sim 76.0) \times 0.005 \times 1 = 0.355 \sim 0.380$

問 2　式 (8) に $A = 0.355$～0.380，$C(\text{mol/L}) = 1.16 \times 10^{-4}$，$l = 1$ を代入する

$$\varepsilon = \frac{A}{C(\text{mol/L}) \times l} = \frac{0.355 \sim 0.380}{1.16 \times 10^{-4} \times 1}$$

$$= 3.06 \times 10^3 \sim 3.276 \times 10^3$$

例題 20　ジアゼパム 2 mg に硫酸の無水エタノール溶液（3→1000）200 mL を加えて溶かした液の吸光度を波長 285 nm，層長 1 cm で測定したとき，0.44 であった．この条件におけるジアゼパムの $E_{1cm}^{1\%}$ は次のどれか．

1. 110　　2. 220　　3. 440　　4. 880　　5. 1760

[解答]　3
[解説]

$$C(\text{w/v\%}) = \frac{0.002 \text{ g}}{200} \times 100 = 0.001 \text{ (w/v\%)}$$

$$E_{1cm}^{1\%} = \frac{A}{C(\text{w/v\%}) \times l} = \frac{0.44}{0.001 \times 1} = 440$$

1.2　比吸光度 $E_{1cm}^{1\%}$ とモル吸光係数 ε との関係について

この関係をたずねる問題は国家試験にもよく出題されているのでよく理解しておきたい．

式 (6) より

$$A = E_{1cm}^{1\%} \times C(\text{w/v\%}) \times l \qquad (10)$$

式 (8) より

$$A = \varepsilon \times C \,[\mathrm{mol/L}] \times l \qquad (11)$$

となり両式は，A に関して等しい（式 (10)＝式 (11)）ので A を消去すると（l は両辺にあるので消去される）

$$E_{1cm}^{1\%} \times C\,[\mathrm{w/v\%}] = \varepsilon \times C\,[\mathrm{mol/L}]$$

となり，上式から

$$\therefore \quad \varepsilon = E_{1cm}^{1\%} \times \frac{C\,[\mathrm{w/v\%}]}{C\,[\mathrm{mol/L}]} \qquad (12)$$

$$\therefore \quad E_{1cm}^{1\%} = \varepsilon \times \frac{C\,[\mathrm{mol/L}]}{C\,[\mathrm{w/v\%}]} \qquad (13)$$

が誘導される．

$C\,[\mathrm{w/v\%}]$ を 10 倍すると溶液 1 L 中に含まれる物質の g 数を表すのでモル濃度はこの値を分子量（M）で割れば得られる．

$$C\,[\mathrm{mol/L}] = \frac{C\,[\mathrm{w/v\%}] \times 10}{M}$$

したがって

$$\therefore \quad \frac{C\,[\mathrm{w/v\%}]}{C\,[\mathrm{mol/L}]} = \frac{M}{10}, \quad \frac{C\,[\mathrm{mol/L}]}{C\,[\mathrm{w/v\%}]} = \frac{10}{M}$$

となる．

これらの値をそれぞれ式 (12) および (13) に代入すると式 (14)，(15) が導かれる．

$$\varepsilon = E_{1cm}^{1\%} \times \frac{M}{10} \qquad (14)$$

$$E_{1cm}^{1\%} = \varepsilon \times \frac{10}{M} \qquad (15)$$

例題 21 分子量 250.00 である医薬品の波長 352 nm における $E_{1cm}^{1\%}$ (352 nm) の値は 5.5 であるとき，この医薬品のモル吸光係数（ε）の値はいくらか．

[解答] 137.5

[解説] 式 (14) に $E_{1cm}^{1\%} = 5.5$，$M = 250.00$ を代入しモル吸光係数 ε を求める．

$$\varepsilon = E_{1cm}^{1\%} \times \frac{M}{10} = 5.5 \times \frac{250.00}{10} = 137.5$$

例題 22 分子量 360.45 である日本薬局方医薬品の波長 242 nm におけるモル吸光係数 ε が，1.49×10^4 であるとき，この医薬品の $E_{1cm}^{1\%}$ (242 nm) の値は次のどれか．
1. 537　　2. 413　　3. 53.7　　4. 41.3　　5. 5.37

[解答] 2

[解説] 式 (15) に $\varepsilon = 1.49 \times 10^4$，$M = 360.45$ を代入する．

$$E_{1cm}^{1\%} = \varepsilon \times \frac{10}{M} = 1.49 \times 10^4 \times \frac{10}{360.45} = 413.34$$

1.3 比吸光度を用いる絶対吸収法

あらかじめ純品について $E_{1cm}^{1\%}$（E 値）が判明している場合，その E 値を利用して定量する方法を**絶対吸収法**という．純物質の比吸光度 $E_{1cm}^{1\%}$ が既知である物質については，層長 1 cm のセルを用いて測定した試料溶液の吸光度 A から，式（4）を用いて溶液の濃度 c〔w/v%〕，すなわち試料溶液 100 mL 中に含まれている純物質の量〔g〕を求めることができるので定量に利用される．

局方医薬品の純物質の量は mg で表される．g → mg 換算と希釈率を含む換算係数の求め方は薬剤師国試による出題されているので，具体例で学習していこう．

例題 23 日本薬局方ヒドロコルチゾン酪酸エステルの定量法に関する次の記述の □ の中に入れるべき数値はどれか．ただし，ヒドロコルチゾン酪酸エステルの比吸光度（$E_{1cm}^{1\%}$）は 375 である．

「本品を乾燥し，その約 50 mg を精密に量り，エタノール（99.5）に溶かし，正確に 100 mL とする．この液 2 mL を正確に量り，エタノール（99.5）を加えて正確に 50 mL とする．この液につき，紫外可視吸光度測定法により試験を行い，波長 241 nm 付近の吸収極大の波長における吸光度 A を測定する．」

ヒドロコルチゾン酪酸エステル（$C_{25}H_{36}O_6$）の量（mg）

$$= \frac{A}{375} \times \boxed{}$$

1. 2500　2. 5000　3. 10000　4. 25000　5. 50000

解答 4

解説 ヒドロコルチゾン酪酸エステルは副腎皮質ホルモン作用薬である．試料約 0.05 g 中に含まれる純物質の量を x mg とする．吸光度を測定した試料溶液は純物質 x mg をエタノールで 100 mL とし，さらに希釈（2 mL → 50 mL）したのであるから測定液 100 mL 中には $\left(x \times \dfrac{2}{50}\right)$ mg 含まれている．式（4）に代入するには c〔w/v%〕は試料溶液 100 mL 中に含まれている純物質の量の g 単位で表した数値に換算しなければならない．そこで $\left(x \times \dfrac{2}{50}\right)$ mg を g 単位に換算するには 1000 で割れば $\left(\dfrac{1}{1000}\text{を掛ける}\right)$ よい．

$$E_{1cm}^{1\%} = \frac{A}{C\text{〔w/v%〕} \times l} \quad (4)$$

$$= \frac{A}{\left(x \times \dfrac{2}{50} \times \dfrac{1}{1000} \times 1\right)} = \frac{A \times 25000}{x}$$

$E_{1cm}^{1\%} = 375$ なのでこれを上式に代入して，移項する．

$$x\text{〔mg〕} = \frac{A}{375} \times 25000$$

例題 24 試料 0.0510 g を量り，水を加えて溶かし，正確に 100 mL とする．この液 10 mL を正確に量り，水を加えて 100 mL とし，この液につき層長 10 mm で波長 320 nm における吸光度を測定したところ，0.65 であった．また，この物質の標準品の 320 nm における $E_{1cm}^{1\%}$ は 130 であった．本医薬品中の純物質の含量〔w/w%〕は次のどれに最も近いか．

1. 90.0%   2. 92.0%   3. 94.0%
4. 96.0%   5. 98.0%

[解答] 5

[解説] 本例題は例題 23 と同じ方法で希釈しているのですぐに式 (16) が導かれる．

$$E_{1cm}^{1\%} = \frac{A \times 10000}{x \text{〔mg〕}}$$

∴ 純物質の量 x〔mg〕$= \dfrac{A}{E_{1cm}^{1\%}} \times 10000$〔mg〕 (16)

式 (16) に $A = 0.65$，$E_{1cm}^{1\%} = 130$ を代入して

$$x \text{〔mg〕} = \frac{0.65}{130} \times 10000 = 50.0 \text{〔mg〕}$$

試料 0.0510〔g〕= 51.0〔mg〕をとったので

$$\frac{50.0}{51.0} \times 100 = 98.04 \text{〔w/w\%〕}$$

このように可視および紫外領域における医薬品の吸収極大波長 (nm) と吸光度を測定することにより，医薬品の純度を正確に求めることができる．しかし，ここで注意したいことは，医薬品を溶かす溶媒は測定したい波長の光を吸収するものであってはならない．また溶媒が異なると極大吸収の波長も移動するのでいつも同じ溶媒を用いなければならないことである．

1.4 装置及び操作法

測定装置として分光光度計を用いる．光源としては可視部の測定にはタングステンランプまたはハロゲンタングステンランプを用い，紫外部の測定には重水素放電管を用いる．紫外部の吸収測定には石英製，可視部の吸収測定にはガラス製または石英製のセルを用い，別に規定するもののほか，層長は 1 cm とする．

例題 25 ある医薬品の吸光度の測定による定量法の一部を次に示す．

本品を乾燥し，その約 0.01 g を精密に量り，メタノールを加えて溶かし正確に 100 mL とする．この液 5 mL を正確に量り，メタノールを加えて正確に 50 mL とする．この液につき，波長 239 nm 付近における吸収の極大波長で吸光度 A を測定する．

この吸光度の測定について正しい記述は次のどれか．

1. 層長 1 cm の石英製のセルを用い，メタノールを対照液として測定する．光源にはタングステンランプを用いる．
2. 層長 1 cm のガラス製のセルを用い，メタノールを対照液として測定する．光源には水素放電管を用いる．

3. 層長1cmの石英製のセルを用い，メタノールを対照液として測定する．光源には重水素放電管を用いる．
4. 層長1cmのガラス製のセルを用い，水を対照液として測定する．光源にはタングステンランプを用いる．
5. 層長1cmのガラス製のセルを用い，水を対照液として測定する．光源にはナトリウムランプを用いる．

[解 答] 3

[解 説] 波長200〜400 nmの範囲を紫外ultraviolet領域，400 nm（紫色の光）〜750 nm（赤色の光）の範囲を可視領域と呼んでいる．本例題は波長239 nm付近（紫外領域）における吸収の極大波長を測定しているのでガラス製のセル（320〜2000 nmまで測定可能）は使用できない．石英製のセル（180〜4000 nmまで測定可能）を用い，光源としてタングステンランプは使用できないので重水素放電管を用いる．対照液は医薬品を溶かした溶媒と同じ溶媒（メタノール）を用いなければならない．

例題26 紫外可視吸光度測定法に関する記述のうち，正しいものの組合せはどれか．
a. 紫外部測定には重水素放電管が，可視部測定にはキセノンランプが光源として用いられる．
b. 吸収スペクトルの縦軸（吸光度）は電子遷移が起こる確率，横軸（波長）は，その遷移が起こるエネルギーの大きさを示す．
c. 吸収スペクトルが幅広い吸収帯となるのは，分子の電子エネルギー変化に加え，振動エネルギーと回転エネルギーの変化も反映されるからである．
d. 光路長を1cm，濃度を1 vol%の溶液に換算したときの吸光度を比吸光度という．
1. (a, b)　　2. (a, c)　　3. (a, d)
4. (b, c)　　5. (b, d)　　6. (c, d)

薬剤師国試（92回）

[解 答] 4

[解 説] a（×）紫外部測定には重水素放電管が，可視部測定にはタングステンランプまたはハロゲンタングステンランプが用いられる．
b（○）
c（○）
d（×）比吸光度は光路長（層長）1cm，濃度1〔w/v%〕の溶液に換算したときの吸光度である．

2. 赤外吸収スペクトル測定法

光はすべて一定の速さ（真空中の光速度，$C = 3 \times 10^8$ m sec^{-1}）で進行しているが，波長（または振動数）が異なることにより，波長の短いものから，ガンマ線，X線，紫外線，可視光線，赤外線などに分けられる．分子は紫外線，可視光線を吸収すると，結合または非結合軌道にあった電子が空の反結合性軌道へ遷移する．すなわち紫外および可視領域の吸収は電子の励起に起因する．それに対し，分子は可視光線より波長の長い（エネルギーの小さい）赤外線を吸収すると，少量のエネルギーしか必要としない分子内各結合のいろいろな伸縮振動や変角振動に影響を与える．すなわち伸縮振動や変角振動と同じ振動数の赤外線が分子にあたると，分子振動による双極子能率が変化する分子*のみその光のエネルギーを吸収して，分子の振動の振幅が大きくなる．赤外吸収スペクトルは分子に赤外線を照射しておいて，各波長（または波数）における光エネルギーの吸収の度合を連続的に測定することによって得られる．

---

* H_2，O_2，N_2 など対称2原子分子は極性がないので赤外線を吸収しない．

例題27 次の原理を応用した日本薬局方の一般試験法はどれか．
「特定の光エネルギーの吸収が分子内特定原子核間の運動を激しくする．」
1. 赤外吸収スペクトル測定法　　2. 原子吸光光度法
3. 旋光度測定法　　　　　　　　4. 屈折率測定法
5. 紫外吸収スペクトル測定法

[解答] 1

[解説] 分子内特定原子核間の運動とは分子における2種類の基本的な振動である伸縮振動と変角振動を指している．

赤外吸収スペクトル測定法における吸収の位置は波数〔$\bar{\nu}$, cm^{-1}〕または波長〔μm〕で表される．最新の装置は波数尺度で等間隔に目盛られているので，もっぱらこの単位〔cm^{-1}〕で吸収位置を表している．波長は micron (μ) をやめ，最近では micrometer 〔μm, 1μm $= 1 \times 10^{-4}$ cm〕で記述されるようになった．波数は1 cmの中に含まれる波の数を表し，単位は cm^{-1}（カイザーと読む）で示す．

したがって波数は波長と逆数関係にあるので波数と波長との関係は次のようになる．

$$\text{波数}〔\text{cm}^{-1}〕 = \frac{10000}{\text{波長}〔\mu\text{m}〕} \qquad (17)$$

通常赤外 (infrared) 領域というのは波長 2.5 μm～15 μm の範囲をさしているので波数を式 (17) を用いて計算

すると,

波長〔μm〕	波数〔cm^{-1}〕= 10000/波長〔μm〕
2.5 μm	波数〔cm^{-1}〕= $\frac{10000}{2.5}$ = 4000 cm^{-1}
15 μm	波数〔cm^{-1}〕= $\frac{10000}{15}$ = 667 cm^{-1}

となり,したがって赤外領域を波数で表すと 4000〜667 cm^{-1} の範囲となる.

例題 28 ヒドロコルチゾン酢酸エステルの赤外吸収スペクトルを臭化カリウム錠剤法で測定したところ,カルボニル基の吸収が 6.143 μm に現れた.この吸収帯の位置を示す波数〔cm^{-1}〕は次のどれか.
1. 3420 2. 1743 3. 1720 4. 1628 5. 1376

[解 答] 4
[解 説] 式 (17) に波長〔μm〕= 6.143 を代入して波数〔cm^{-1}〕を求める.

$$波数〔cm^{-1}〕= \frac{10000}{6.143} = 1627.87 〔cm^{-1}〕$$

測定する試料の調製法として臭化カリウム錠剤法(固体試料 1〜2 mg に赤外用臭化カリウム 100〜200 mg を加えて製錠し,測定)のほか溶液法(試料溶液を液体用固定セルに注入し,測定),ペースト法(固体試料を流動パラフィンとよく練り合わせ,2 枚の窓板の間にはさみ,測定),液膜法(液体試料を直接 2 枚の窓板の間にはさみ,

測定)気体試料測定法などがある.

例題 29 赤外吸収スペクトル測定法に関する次の記述のうち,正しいものの組合せはどれか.
a. 赤外吸収スペクトル測定に使用される赤外線は,通常,波長 0.4 μm から 1.0 μm までのものである.
b. 波数と波長の関係は,波数〔cm^{-1}〕= 10000/波長〔μm〕である.
c. 赤外吸収スペクトル測定法では,気体試料の測定ができない.
d. 溶液法で測定する場合,用いる溶媒は赤外領域に吸収が少なく,かつ,セルの窓板を侵さないものでなければならない.そのために二硫化炭素,四塩化炭素が用いられる.

1. (a, b) 2. (a, c) 3. (a, d)
4. (b, c) 5. (b, d)

[解 答] 5
[解 説] a. 赤外吸収スペクトル測定に使用される赤外線は通常,波長 2.5 μm〜15 μm (2500 nm〜15000 nm) までのものである.
c. 気体試料の測定もできる.

3. 旋光度測定法

　旋光度は，光学活性の物質またはその溶液が偏光面を回転する角度で，旋光計によって測定する．薬品またはその溶液には，偏光面を右または左に回転させる性質をもつものがあるが偏光面を進行方向に向きあって右に回転するものを右旋性，左に回転するものを左旋性といい，それぞれ，記号＋または－をつけて示す．たとえば＋20°は右に20°，－20°は左に20°回転することを意味する．旋光性の程度は比旋光度$[\alpha]_x^t$で表され，tは測定温度，xは特定の単色光の波長はたは名称（普通ナトリウムのD線を用いるのでDで表す）を意味している．

　比旋光度$[\alpha]_x^t$は次の式で表される．

$$[\alpha]_x^t = \frac{100 \cdot \alpha}{l \cdot c} \quad (18)$$

ただし　t：測定時の温度
　　　　x：用いたスペクトルの特定の単色光の波長または名称
　　　　α：偏光面を回転した角度（旋光度）
　　　　l：測定に用いた測定管の長さ（mm）
　　　　c：溶液 1 mL 中に存在する薬品の g 数

　旋光度の測定は，通例，光線xとしてナトリウムのD線を用い，温度は20℃，層長100 mm†の測定管で行う．

---

† 吸光度測定法では l は cm 単位（通例，1 cm）を用いるが，**旋光度測定法では l は mm 単位**（通例，100 mm）を用いるのでその相違に注意せよ！

式（18）の$[\alpha]_x^t$を$[\alpha]_D^{20}$で表すと式（18）は

$$[\alpha]_D^{20} = \frac{100 \cdot \alpha}{l \cdot c} \quad (19)$$

となる．移項して旋光度αを求めると，式（20）で示される．

$$\alpha = \frac{[\alpha]_D^{20} \cdot l \cdot c}{100} \quad (20)$$

　医薬品各条で，たとえば$[\alpha]_D^{20}$：－33.0〜－36.0°（乾燥後，1 g，水，20 mL，100 mm）とは，本品を乾燥減量の項に規定する条件で乾燥し，その約 1 g を精密に量り，水を加えて溶かし，正確に 20 mL とし，この液につき，層長 100 mm で測定するとき，$[\alpha]_D^{20}$が－33.0〜－36.0°であることを示す．

例題30　比旋光度$[\alpha]_D^{20}$：＋50〜＋52°（乾燥後，0.5 g，水，25 mL，200 mm）と規定されている日本薬局方医薬品につき，乾燥後，その 0.5000 g を量り，規定の条件で測定するとき，その測定値は　　　の範囲でなければならない．

1. 0.200〜0.208　　2. 1.00〜1.04　　3. 2.00〜2.08
4. 10.00〜10.40　　5. 20.00〜20.80

解答　3

解説　本問では 0.5 g を水 25 mL に溶解しているので，濃度 $c = 0.5\,g/25 = 0.02$，200 mm の測定管で測定しているので $l = 200$，これらの値を式（20）に代入し，測定値を求める．

$$[\alpha]_D^{20} = +50° : \frac{50 \times 200 \times 0.02}{100} = +2.00$$

$$[\alpha]_D^{20} = +52° : \frac{52 \times 200 \times 0.02}{100} = +2.08$$

答　+2.00 〜 +2.08

例題 31　減圧下，60℃で4時間乾燥したコレステロール 0.2 g をジオキサンに溶かして 10 mL とした液の旋光度を層長 100 mm で測定したところ，−0.72°であった．比旋光度は次のどれか．
1. +3.6°　2. +36°　3. −3.6°　4. −36°　5. +72°

[解　答]　4

[解　説]　日本薬局方では c は溶液 1 mL 中に存在する薬品の g 数で表すので本問では $c = 0.2/10 = 0.02$ になる．式 (19) に代入し，比旋光度を求める．

$$[\alpha]_D^{20} = \frac{100 \cdot \alpha}{l \cdot c} = \frac{100 \times (-0.72)}{100 \times 0.02} = -36°$$

旋光度測定法は局方ではエピネフリン注射液，ブドウ糖注射液，果糖注射液などの定量法に，また硫酸アトロピン（ラセミ体）中のヒヨスチアミン（光学活性体）の検出などに用いられている．

例題 32　日本薬局方アトロピン硫酸塩水和物に混在するヒヨスチアミンを試験する方法として，最も適切なものは次のどれか．
1. 赤外吸収スペクトル測定法　2. 吸光度測定法
3. 旋光度測定法　　　　　　　4. 薄層クロマトグラフ法
5. ガスクロマトグラフ法

[解　答]　3

例題 33　次の記述は日本薬局方ブドウ糖注射液の定量法である．

本品のブドウ糖（$C_6H_{12}O_6$）約 4 g に対応する容量を正確に量り，アンモニア試液 0.2 mL 及び水を加えて正確に 100 mL とし，よく振り混ぜて 30 分間放置した後，20 ± 1℃ で，層長 100 mm で旋光度 α_D を測定する．

ブドウ糖（$C_6H_{12}O_6$）の量（mg）= $\alpha_D \times 1895.4$

問1　アンモニア試液を加える理由を記せ．
問2　ブドウ糖の比旋光度 $[\alpha]_D^{20}$ を求めよ．

[解　答]　問1　アンモニア試液により変旋光が促進され，変旋光を平衡状態にさせ，安定した旋光度が得られるので加えている．

問2　+52.8°

[解　説]　問2　式 (19) において，c は溶液中に 1 mL に存在する薬品の g 数を表すが，本問では 100 mL 中に

$\alpha_D \times 1895.4$ mg 含まれているので

$$\alpha \times 1895.4 \text{mg} = \frac{[\alpha] \times 1895.4}{1000} [\text{g}]$$

となり，この値を 100 mL で割る．すなわち 1/100 を掛けると c を求めることができる．

$$c = \frac{\alpha \times 1895.4}{1000} \times \frac{1}{100}$$

したがって前の c の値，$l = 100$ を式 (19) に代入すると

$$[\alpha]_D^{20} = \frac{100 \cdot \alpha}{l \cdot c} = \frac{100 \cdot \alpha}{100 \times \frac{\alpha \times 1895.4}{1000} \times \frac{1}{100}}$$

$$\fallingdotseq +52.8°$$

例題 34 ブドウ糖を 105℃ で 6 時間乾燥し，その 10 g を精密に量り，アンモニア試液 0.2 mL および精製水を加えて溶かし，正確に 100 mL とし，この液を 100 mm の測定管に入れ，ナトリウム D 線を光源とし，温度 20℃ で旋光度を測定したところ，偏光面を右に 5.3° だけ回した．ブドウ糖の比旋光度 $[\alpha]_D^{20}$ はいくらか．

解答 $[\alpha]_D^{20} = +53°$

解説 式 (19) において $c = 10/100 = 0.1$，$\alpha_D = 5.3$，$l = 200$ を代入する　　$[\alpha]_D^{20} = \frac{100 \times 5.3}{100 \times 0.1} = +53°$

例題 35 物質の旋光性に関する次の記述の正誤について，正しい組合せはどれか．

a. 化合物の比旋光度を算出するとき，必ずしも分子量がわかっている必要はない．
b. 旋光度は，赤外線の波長領域で通常測定される．
c. 物質が旋光性を持つためには，分子の中に少なくとも 1 個の不斉原子がなければならない．
d. 旋光性は左右円偏光に対する屈折率の差に起因する．

	a	b	c	d
1	正	正	正	正
2	誤	誤	正	誤
3	正	正	正	誤
4	正	誤	誤	正
5	誤	正	誤	正

薬剤師国試 (91 回)

解答 4

解説 a. 正．比旋光度の式 (19) には分子量のパラメーターは入らない．
b. 誤．通常ナトリウム D 線で測定される．
c. 誤．不斉原子がなくとも光学活性化合物がある．
d. 正．

4. 屈折率測定法

光は一様な媒質中では直進するが，2つの媒質の境界面では，一部は反射し，残りは屈折を起こすのが観察される．その場合入射角 i と反射角 i' は等しい（反射の法則）が，入射角 i と屈折角 r とは異なる．しかし光が，第1の媒質から第2の媒質に入るとき，入射角 i と屈折角 r との間には次の関係が成りたつ．

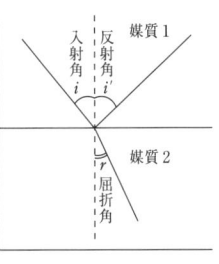

$$\frac{\sin i}{\sin r} = \frac{\lambda_1}{\lambda_2} = \frac{v_1}{v_2} = n \tag{25}$$

すなわち，入射角と屈折角の sin（正弦）の比は一定で，その値は両媒質内の波の波長の比，波の速さの比に等しい（屈折の法則）．この一定値 n を屈折率または相対屈折率という．薬局方における屈折率測定法は，試料の空気に対する屈折率を測定する方法である．屈折率は分子の化学構造と大いに関係があり，温度により変化する．そこで通例，温度は 20℃，光線はナトリウムスペクトルのD線を用い，n_D^{20} で表す．

屈折率の測定には，通例，アッベ屈折計を用い，医薬品各条に規定する温度の ±0.2℃ の範囲内で行う．

例題 36 次の記述は日本薬局方の屈折率測定法に関するものである．□ の中に適当な字句を入れ完成せよ．
a. 屈折率は □1 に対する値で示し，通例，温度は 20℃，光線は □2 の □3 線を用い，n_D^{20} で表す．
b. 屈折率の測定には，通例，□4 屈折計を用いる．
c. 光が等方性の第1の媒質から第2の媒質に入るとき，入射角 i の正弦と屈折角 r の正弦との比は，入射角によらずに，この二つの媒質間では一定で，これを第2の媒質の第1の媒質に対する屈折率または □5 といい，n で表す．

$$n = \frac{\sin i}{\sin r}$$

解答 1. 空気　2. ナトリウムスペクトル
　　　　3. D　4. アッベ　5. 相対屈折率

練習問題

3.1 日本薬局方のある医薬品について，乾燥後，5.000 mg を量り，水を加えて溶かし，正確に 1000 mL とし，層長 1 cm，波長 354 nm で吸光度を測定したとき，その値は 0.527 ～ 0.565 の範囲に入り，規格に適合した．この医薬品の比吸光度 $E_{1cm}^{1\%}$ (354 nm) の規格値は次のどれか．

 1. 1054 ～ 1130 2. 741 ～ 798 3. 527 ～ 565
 4. 214 ～ 233   5. 105 ～ 113

<u>ヒント</u>：例題 20

3.2 ある日本薬局方医薬品には示性値として比吸光度 $E_{1cm}^{1\%}$ (292 nm)：71.0 ～ 76.0 (0.01 g, エタノール (99.5)，200 mL) と記載されている．
　この条件で測定した吸光度の範囲は次のどれか．

 1. 0.156 ～ 0.162 2. 1.560 ～ 1.620 3. 0.036 ～ 0.038
 4. 0.355 ～ 0.380 5. 0.78 ～ 0.81

<u>ヒント</u>：例題 19

3.3 ある医薬品の示性値として，旋光度 $[\alpha]_D^{20}$：-113 ～ $-116°$ (乾燥後，0.25 g, 水，25 mL, 200 mm) と規定されている．乾燥後の試料 0.250 g を量り，旋光度測定法の規定に従って操作を行うとき，試料が示性値に適となるためには，実際の測定値（偏光面を回転する角度）は次のどの範囲でなければならないか．

 1. -22.6 ～ $-23.2°$ 2. -11.3 ～ $-11.6°$ 3. -2.26 ～ $-2.32°$
 4. -1.13 ～ $-1.16°$ 5. -0.57 ～ $-0.58°$

<u>ヒント</u>：例題 29

練 習 問 題・解 答

3.1 式 (6) を用いて解く．ただし，

$$濃度\ C\,[\text{w/v\%}] = \frac{5 \times 10^{-3}}{1000} \times 100 = 5 \times 10^{-4}$$

$$E_{1\,\text{cm}}^{1\%} = \frac{A}{C\,[\text{w/v\%}] \times l} = \frac{0.527}{5 \times 10^{-4} \times 1} \qquad E_{1\,\text{cm}}^{1\%} = 1054$$
$$= 1054$$

$$E_{1\,\text{cm}}^{1\%} = \frac{A}{C\,[\text{w/v\%}] \times l} = \frac{0.565}{5 \times 10^{-4} \times 1} \qquad E_{1\,\text{cm}}^{1\%} = 1130$$
$$= 1130$$

〔解 答〕 1

3.2 （例題 19 参照）

$$A = \frac{0.01}{200} \times 100 \times 1 \times 71 = 0.355$$

$$A = \frac{0.01}{200} \times 100 \times 1 \times 76 = 0.380$$

〔解 答〕 4

3.3 式 (19) に値を入れて解く．

$$[\alpha]_D^{20} = \frac{100 \cdot \alpha}{l \cdot c} \text{ より} \qquad -113 = \frac{100 \times [\alpha]}{200 \times \dfrac{0.25}{25}} \qquad \alpha_D = -2.26°$$

$$-116 = \frac{100 \times \alpha}{200 \times \dfrac{0.25}{25}} \qquad \alpha_D = -2.32°$$

〔解 答〕 3 ($\alpha_D = -2.26 \sim -2.32°$)

練習問題

3.4 示性値の吸光度の項に（乾燥後，0.03 g，0.1 mol/L 塩酸試液，100 mL）と規定のある日本薬局方医薬品について，その医薬品各条の乾燥減量の項と同じ条件で乾燥した後，その 0.0300 g につき，規定のとおり吸光度測定法により測定したところ，その吸光度は 0.700 であった．この医薬品の $E_{1\,cm}^{1\%}$ 値はどれか．

  1. 21.0   2. 23.3   3. 42.8   4. 210   5. 233   6. 428

<u>ヒント</u> 例題 19～22

3.5 日本薬局方テストステロンエナント酸エステルの定量法に関する次の記述の □ の中に入れるべき数値はどれか．

 ただし，テストステロンエナント酸エステルの比吸光度（$E_{1\,cm}^{1\%}$）は 426 である．

 「本品を乾燥し，その約 0.1 g を精密に量り，エタノールに溶かし，正確に 100 mL とする．この液 10 mL を正確に量り，エタノールを加えて正確に 100 mL とする．更にこの液 10 mL を正確に量り，エタノールを加えて正確に 100 mL とする．この液につき，吸光度測定法により試験を行い，241 nm 付近の吸収極大の波長における吸光度 A を測定する．

  テストステロンエナント酸エステル（$C_{26}H_{40}O_3$）の量（mg）

$$= \frac{A}{426} = \times \boxed{}$$

  1. 1000   2. 2000   3. 5000   4. 10000
  5. 20000   6. 50000   7. 100000   8. 200000

<u>ヒント</u> 例題 23

練習問題・解答

3.4 式 (6) に各値を代入して求める.

$$E_{1cm}^{1\%} = \frac{A}{C[\mathrm{w/v\%}] \times l} \quad (6)$$

$$= \frac{0.700}{\left(\frac{0.03}{100} \times 100\right) \times 1} = 23.3$$

[解答] 2

3.5 試料 0.1 g 中に含まれる純物質の量を x mg とする.吸光度を測定した試料溶液は純物質 x mg に水を加えて 100 mL とし,さらに 100 倍希釈(10 mL → 100 mL 更に 10 mL → 100 mL)したのであるから測定液 100 mL 中には $\left(x \times \frac{1}{100}\right)$ mg 含まれている.式 (6) に代入するには 100 mL 中の g 数に換算しなければならない.$\left(x \times \frac{1}{100}\right)$ mg を g に換算するには 1000 で割ればよい.

$$E_{1cm}^{1\%} = \frac{A}{C[\mathrm{w/v\%}] \times l} \quad (6)$$

$$= \frac{A}{\left(x \times \frac{1}{100} \times \frac{1}{1000}\right) \times 1} = \frac{A \times 100000}{x}$$

$E_{1cm}^{1\%} = 426$ なのでこの値を代入し,移項する.

$$x\,\mathrm{mg} = \frac{A}{426} \times 100000$$

[解答] 7

65

練習問題

3.6 日本薬局方赤外吸収スペクトル測定法において，スペクトル図の縦軸には通常透過率等間隔目盛りが用いられている．いま，ある吸収帯の透過率が20％であったとき，これを吸光度に直すと次のどれか．ただし，$\log 2 = 0.30$ とする．

1. 0.40　　2. 0.50　　3. 0.60　　4. 0.70
5. 0.80

<u>ヒント</u> 49頁

3.7 示性値の項に（乾燥後，1 g，水，20 mL，100 mm）と規定されている日本薬局方医薬品について，その医薬品各条の乾燥減量の項の条件で乾燥した後，1.00 g をとり，これについて一般試験法旋光度測定法の規定のとおりに測定したところ，旋光度 α は $-1.76°$ であった．この医薬品の比旋光度 $[\alpha]_D^{20}$ はどれか．

1. $-0.88°$　　2. $-1.76°$　　3. $-3.52°$
4. $-8.80°$　　5. $-17.6°$　　6. $-35.2°$

<u>ヒント</u> 例題 30 〜 33

3.6 透過率（T）20%なので透過度 t は，式（2）から求められる．

$$T = 100\, t \cdots\cdots (2) \qquad \therefore\ t = \frac{T}{100} = \frac{20}{100} = 0.2$$

この値を式（3）に代入して求める．

$$A = \log \frac{1}{t} \qquad\qquad\qquad (3)$$

$$= \log \frac{1}{0.2} = \log \frac{1}{\frac{2}{10}} = 1 - \log 2 = 0.7$$

[解答] 4

3.7 58頁の式（18）に各値を代入して求める．

$$[\alpha]_\mathrm{D}^{20} = \frac{100 \cdot \alpha}{l \cdot c} = \frac{100 \times (-1.76°)}{100 \times 1/20} = -35.2°$$

[解答] 6

解　答

第4章
溶液の性質
——浸透圧と等張化

1. はじめに

　濃い溶液とうすい溶液が接していると,溶質は濃い溶液からうすい溶液のほうへ拡散し,やがて全体が均一な溶液になってしまう.これはショ糖などの結晶を純水中に溶かした場合も同様で,ショ糖分子が水中に拡散して,やがて一様の濃さの溶液になる.ところが大きな溶質の分子を通過させないが,小さな溶質分子は通過させる膜,すなわち**半透膜** semipermeable membrane をへだてて濃い溶液とうすい溶液を放置すると,うすい溶液の溶媒粒子は半透膜を通って濃い溶液に浸透していく現象がみられる.この現象を**浸透** osmosis という.このように溶液は半透膜をへだてた場合でも,均一な溶液になろうとする作用が現れ,濃度差を減らす方向に溶媒が移動する.

　いま図 (a) のように,半透膜をへだてて純溶媒と,この溶媒に溶質を溶かした溶液を入れておくと純溶媒の粒子は半透膜を通って溶液の中に浸透していくので,純溶媒の液面は下がって溶液の液面はしだいに上がってくるが半透膜の両面に対する圧力が等しくなったところで溶

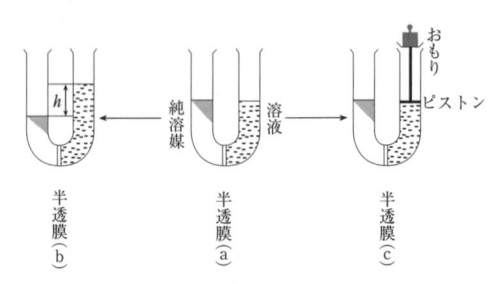

液面の上昇は停止する（図（b））．これを同じ高さに保っておくには，溶液面に図（c）のように余分の圧力を加えなければならない．したがってあらかじめ溶液側に適当な圧力を加えておくと，純溶媒の浸透を防ぐことができる．この圧力を，溶液の**浸透圧** osmotic pressure という．

浸透圧の大きさは，両方の液面の高さの差（h）と，溶液の密度から計算できる．

2. 体液の浸透圧の調節

ヒトの赤血球を蒸留水中に入れると，細胞は吸水して体積を増し，やがて破れて溶血を起こす．反対に細胞の内部より濃い溶液にひたすと水は細胞から外液へ移動して細胞の体積は小さくなる．動物体内では，細胞の含水量が，それと接する血液や体液によって一定に保たれている．したがって体外にとりだした細胞が正常な機能を維持するためには体液と浸透圧の等しい液，すなわち**等張液** isotonic solution にひたさなければならない．もし注射液，点眼液，点鼻液（血管，粘膜組織に適用するもの）の浸透圧が体液の浸透圧と異なり，体液より低い**低張液** hypotonic solution や体液より高い**高張液** hypertonic solution であると，しばしば疼痛，刺激を与える原因となり望ましくない．ヒトの涙液は血清と等張で，0.9〔w/v%〕の塩化ナトリウム溶液と等しい浸透圧を示す．等張な塩化ナトリウム溶液は生理食塩水とよばれ，その濃度は動物の種類によって異なる．

眼の涙液は0.6〜1.5〔w/v%〕の塩化ナトリウム溶液の浸透圧に耐えるから点眼液を無理に等張にする必要はないが，注射液は点眼液と異なり厳密に等張にする必要がある．

3. 溶液の性質

溶液の凝固点

溶液の凝固点[*1]は，一般に純溶媒の凝固点より低い．この現象を**凝固点降下**という．**希薄溶液の凝固点降下の大きさは，溶質の種類に無関係で，一定量の溶媒中の溶質の分子数に比例する**[*2]．非電解質の場合，溶液の質量モル濃度[*3]に比例するので1〔kg〕の水にブドウ糖0.1〔mol〕を溶かした溶液でも，ショ糖0.1〔mol〕を溶かした溶液でも共に凝固点は−0.186℃である．

溶質が電解質の場合，溶質は一部または全部電離してイオンになり溶質の粒子数は増えるので，凝固点降下は電離していない溶質の分子数とイオンの量〔mol〕の和に比例する．たとえば1〔kg〕の水の塩化ナトリウム0.1〔mol〕

[*1] 溶液を冷やしていったとき，溶媒が凝固し始める温度をいう．

[*2] この性質を**溶液の束一性**という．凝固点降下のほか沸点上昇，浸透圧の変化も溶質分子のモル数に比例して物理定数が変化する．

[*3] 溶媒1〔kg〕に溶けている溶質の物質量〔mol〕モル数で表したもので〔mol/kg〕の単位を用いる（第1章5頁参照）．

を溶かした場合，もし Na$^+$ と Cl$^-$ に完全に電離している
と，それぞれが 0.1 〔mol〕含むことになるのでは凝固点
は -0.372℃ になる．すなわち凝固点降下度は非電解質溶
液の 2 倍になる．

純溶媒の凝固点を t〔℃〕，溶液の凝固点を $(t-\Delta t)$〔℃〕
とするとき，Δt を **凝固点降下度**[*4] という．凝固点降下度
Δt は溶液の濃度にのみ関係するので，いま濃度として質
量モル濃度 c〔mol/kg〕を用いると式（1）で示される．

$$\Delta t = K_f c \qquad (1)$$

このとき比例定数 K_f を **モル凝固点降下** といい，質量モ
ル濃度が 1〔mol/kg〕のときの凝固点降下を表す量[*5] で
ある．水のモル凝固点降下 K_f は 1.86〔K〕[*6] である．

---

*4　日本薬局方（浸透圧測定法）では凝固点降下度の代わ
りに氷点降下度 ΔT が用いられる．両者はほとんど同じ
意味であると理解して差しつかえない．$\Delta T = K \cdot m$．た
だし K：氷点降下定数（溶媒が水の場合 1.86），m：溶質
のモル濃度〔mol/L〕

浸透圧の単位は Osm であり，1〔Osm〕は 6.022×10^{23}
個の粒子（イオン又は分子）が水 1〔kg〕中に存在する濃
度である．1〔Osm〕の 1000 分の 1 が 1〔mOsm〕である．
浸透圧は通例，mOsm の単位を用いて示す．通例，氷点
降下度を測定する浸透圧計を用いる．

*5　$c=1$〔mol/kg〕すなわち溶媒 1〔kg〕に溶質 1〔mol〕
が溶けているときの凝固点降下が K_f に当たる．

*6　温度差の単位は一般に K で表す．1.86〔K〕は 1.86℃
だけの温度差を意味する．

例題 37　涙液と等張な塩化ナトリウム溶液のモル濃
度〔mol/L〕および質量対容量百分率濃度〔w/v%〕を求
めよ．ただし塩化ナトリウム溶液の電離度（解離度）=
0.85，NaCl の式量 = 58.5，涙液の氷点降下度 = 0.52〔K〕，
水の $K_f = 1.86$〔K〕とする．

解説　NaCl の電解度を α とするとき，1 mol/L の塩
化ナトリウム溶液が電離し，電離平衡になったときの各
物質の濃度は次のようになる．

$$\text{NaCl} \rightleftharpoons \text{Na}^+ + \text{Cl}^-$$
$$(1-\alpha)\text{〔mol/L〕} \quad \alpha\text{〔mol/L〕} \quad \alpha\text{〔mol/L〕}$$

したがって分子とイオンの総数は $(1-\alpha)+\alpha+\alpha=(1+\alpha)$〔mol/L〕になるので，塩化ナトリウム溶液の場合，
凝固点降下度 Δt は式（2）で表される．

$$\Delta t = (1+\alpha) K_f c \qquad (2)$$

解答　① モル濃度〔mol/L〕

式（2）を変形し，氷点降下度 $\Delta T \fallingdotseq \Delta t$ として各数値
を代入し質量モル濃度を求める．

$$c = \frac{\Delta t}{(1+\alpha) K_f} = \frac{0.52\text{〔K〕}}{(1+0.85) \times 1.86\text{〔K〕}}$$
$$= 0.151\text{〔mol/kg〕}$$

この場合，希薄溶液なので，質量モル濃度〔mol/kg〕
とモル濃度〔mol/L〕はほとんど等しいので，

$$\text{モル濃度} \fallingdotseq 0.151\text{〔mol/L〕}$$

になる．

② 質量対容量百分率濃度〔w/v%〕

$$0.151 \text{[mol/L]} \times 58.5 \text{[g/mol]} = 8.83 \text{[g/L]}$$
$$\therefore 0.883 \text{[g/100 mL]} \fallingdotseq 0.9 \text{[w/v\%]}$$

溶液の浸透圧

希薄溶液の場合，浸透圧 $\varPi$ は溶液のモル濃度[*7] c と絶対温度 T に比例する．すなわち

$$\varPi^{*8} = cRT \quad (R \text{ は気体定数}) \quad (3)$$

の関係がある．この関係を**ファントホッフの浸透圧の法則**という．またモル濃度 c は，溶液の体積 V と，溶質のモル数 n を用いると $c = n/V$ になるので式（3）は式（4）に変形される．

$$\varPi = \frac{n}{V} RT$$
$$\therefore \varPi V = nRT \quad (4)$$

溶質の質量 w [g]，溶質の分子量 M とすると $n = w/M$ なので，これを式（4）に代入すると式（5）になる．

$$\varPi V = \frac{w}{M} RT \quad (5)$$

$$M = \frac{wRT}{\varPi V} \quad (6)$$

溶質の分子量 M は式（6）から求めることができる．

希薄溶液の浸透圧は溶質のモル濃度と絶対温度に比例し，溶媒や溶質の種類には無関係である．電解質水溶液の場合は，生じた全イオンのモル濃度と絶対温度とに比例する．

---

*7 電解質の場合，分子とイオンの全体の物質量である．
*8 $\varPi$ はギリシア文字 π（パイ）の大文字である．

例題 38 ある血清の凝固点は -0.558℃であった．この血清の 37℃における浸透圧はいくらか．ただし $R = 0.082$，水の $K_f = 1.86$ [K]とする．

[解答] $\varPi = 7.626$ [atm]

[解説] この血清の質量モル濃度[mol/kg]は式（1）に $\Delta t = 0.558$, $K_f = 1.86$ を代入して求められる．

$$\Delta t = K_f c \quad (1)$$
$$0.558 = 1.86 \times c \quad \therefore c = 0.3 \text{[mol/kg]}$$

希薄溶液なので質量モル濃度[mol/kg]とモル濃度[mol/L]はほとんど等しいので 0.3[mol/kg] $\fallingdotseq 0.3$[mol/L]となる．$c = 0.3$ を式（3）に代入して浸透圧 $\varPi$ を求めることができる．

$$\varPi = cRT \quad (3)$$
$$\varPi = 0.3 \times 0.082 \times (273 + 37)$$
$$\therefore \varPi = 7.626 \text{[atm]}$$

例題 39 ある電解質薬品があり，その分子量は186 で解離度 0.9 である．この薬品を注射剤とするとき等張濃度[g/100 mL]に最も近いものは次のどれか．ただし，血清の氷点降下度は 0.52 [K]，水のモル氷点降下度は 1.86 [K]である．

1. 0.9   2. 1.8   3. 2.7   4. 3.8   5. 5.0

[解答] 3

解説 この電解質薬品は $AB \rightleftarrows A^+ + B^-$ のように電離する薬品と考えると，氷点降下度と濃度との関係式は式（7）で表される．

$$\Delta T = (1+\alpha) \cdot K \cdot m \qquad (7)$$

ただし ΔT：氷点降下度，α：解離度，K：氷点降下定数，m：溶質のモル濃度〔mol/L〕とする．

式（7）に各々の値を代入して，まずモル濃度 m を求める．

$$m = \frac{\Delta T}{(1+\alpha)\cdot K} = \frac{0.52}{(1+0.9)\times 1.86}$$
$$= 0.147 \text{〔mol/L〕}$$

分子量186なので掛ける．

$$0.147\text{〔mol/L〕}\times 186\text{〔g/mol〕} \fallingdotseq 27.34\text{〔g/L〕}$$
$$\therefore\ 2.734\text{〔g/100 mL〕}$$

4．等張化の計算法

一般に，静注のすべての溶液は，血液と等張にすべきである．また皮下注射や点眼の場合も等張であることが望ましい．血清や涙液は0.9〔w/v%〕塩化ナトリウム溶液と等張である．

等張にする計算法としては氷点降下度法，食塩当量法と等張容積法が簡単で広く用いられている．

氷点降下度法

涙液や血清および0.9〔w/v%〕塩化ナトリウム溶液の氷点を−0.52℃とする．氷点降下度法は等張にしようとする溶液の氷点降下度を求め，涙液または血清の氷点降下度0.52〔K〕との差に相当するだけの等張化するため加える氷点降下度既知の物質，たとえば塩化ナトリウムの量を求める方法である．すなわち溶液の氷点降下度と等張化のために加えるべき物質の氷点降下度の和が涙液または血清の氷点降下度0.52〔K〕と等しくなればよい．

これを式で示せば式（8），移項して式（9）となる．

$$a + bx = 0.52 \qquad (8)$$

$$\therefore\ x = \frac{0.52 - a}{b} \qquad (9)$$

a：薬品の1〔w/v%〕溶液の氷点降下度
b：加えるべき薬品の1〔w/v%〕溶液の氷点降下度
x：等張にするために薬液100〔mL〕に加えるべき薬品の量（g）
0.52：涙液または血清の氷点降下度

例題40 100〔mL〕中1〔g〕を含有するニコチン酸アミド注射液に食塩を加えて等張な注射液としたい．何〔g〕の食塩を添加したらよいか．1〔w/v%〕ニコチン酸アミド溶液の氷点降下度0.15〔K〕，1〔w/v%〕塩化ナトリウム溶液の氷点降下度0.578〔K〕とする．

解答 式（8）に各々の値を代入して x を求める．
$$0.15 + 0.578\,x = 0.52$$
$$\therefore\ x = \frac{0.52 - 0.15}{0.578} = 0.64\text{〔g〕}$$

すなわちこの溶液100〔mL〕に対し，0.64〔g〕の食塩を加えればよい．

食塩当量法（食塩価法）

ある薬品の一定量をこれと同じ浸透圧を示す塩化ナトリウム量に換算した価である．たとえばエフェドリン塩酸塩（鎮咳薬）の食塩当量は 0.30 であるが，これは 1〔w/v%〕エフェドリン塩酸塩水溶液が 0.30〔w/v%〕の塩化ナトリウム水溶液と同じ浸透圧を示すことを意味する．したがってエフェドリン塩酸塩 1〔g〕を水に溶かすとき，この溶液は塩化ナトリウム 0.30〔g〕を同容の水に溶かしたものと同じ浸透圧を示す．すなわちエフェドリン塩酸塩の 1〔g〕は塩化ナトリウムの 0.3〔g〕に相当する．

塩化ナトリウムの 0.9〔w/v%〕水溶液はちょうど血清や涙液と等張であるので 0.9 を**等張食塩当量**という．したがって与えられた液剤の溶質である薬品の食塩当量と等張化のために加えるべき塩化ナトリウムの量の和を 0.9 にすれば血清や涙液と等張になる．

これを式で表すと式 (10) となり，移項して式 (11) となる．

$$a + x = 0.9 \tag{10}$$
$$\therefore\ x = 0.9 - a \tag{11}$$

a：液剤に含まれる薬品の食塩当量の和
x：等張化のために加える塩化ナトリウムの量〔g〕

実際には液剤 100〔mL〕中の薬品の食塩当量を求め，これを 0.9〔g〕から引き，加えるべき塩化ナトリウムの量を算出する．

等張容積（容積価）法

医薬品 1〔g〕を溶かして等張溶液とするために必要な水の量を等容積価という．医薬品の等張価を表から求め，その量の水を加えれば等張溶液が得られる．

例題 41 次の処方で体液と等張の注射液を調製したい．□に入れる値に最も近いものはどれか．ただし，食塩当量〔g〕は，テトラサイクリン塩酸塩：0.14，無水亜硫酸ナトリウム：0.67，ブドウ糖：0.18，分子量はそれぞれ 481，126，180 とする．

Rp.	テトラサイクリン塩酸塩	1.5〔g〕
	無水亜硫酸ナトリウム	0.6〔g〕
	ブドウ糖	□〔g〕
	注射用蒸留水	適 量
	全 量	300〔mL〕

1. 1.6　2. 4.8　3. 6.4　4. 9.6　5. 11.6

[解答] 5

[解説] 例題は全量 300〔mL〕なのでまず全量を 100〔mL〕に直して計算をはじめよう．

Rp.	テトラサイクリン塩酸塩	0.5〔g〕
	無水亜硫酸ナトリウム	0.2〔g〕
	ブドウ糖	□〔g〕
	注射用蒸留水	適 量
	全 量	100〔mL〕

式 (11) に各々の値を入れて等張に必要な塩化ナトリウムの量 x〔g〕を求める．

$$x = 0.9 - (0.14 \times 0.5 + 0.67 \times 0.2)$$
$$= 0.9 - 0.204$$
$$= 0.696\,〔g〕$$

本問のように塩化ナトリウム以外の薬品（ブドウ糖）を用いて等張にする場合は，ここに得られた食塩当量をその薬品の食塩当量で割らなければならない．すなわち，ブドウ糖に換算すると

$$0.696 \text{ (g)} \div 0.18 = 3.866 \text{ (g)}$$

この値は液剤 100 [mL] に必要なブドウ糖の量なので，300 [mL] に必要な量は 3 倍すればよい．

$$3.866 \text{ (g)} \times 3 = 11.598 \text{ (g)}$$
$$\fallingdotseq 11.6 \text{ (g)}$$

例題 42 血清と等張の 2% Ephedrine Hydrochloride 液 60 [mL] の調製を依頼されたので下記の処方に従って製剤した．何 [g] の Glucose を必要としたか．次のうち最も近い値はどれか

Rp.	Ephedrin. Hydrochlor.	1.2 [g]
	Chlorobutanol.	0.3 [g]
	Glucos.	□
	Aq. Purif.	q.s.
	Total	60 [mL]

ただし，食塩相当量は Ephedrin. Hydrochlor. 0.28 [g]，Chlorobutanol. 0.18 [g]，Glucos. 0.16 [g] とする．

1. 0.87 [g]   2. 0.94 [g]   3. 0.99 [g]
4. 1.06 [g]   5. 1.17 [g]

[解答] 2

[解説] 例題 41 と同様に全量 100 [mL] に対する量を計算する．

Ephedrin. Hydrochlor. 60 [mL] : 1.2 [g]
$$= 100 \text{ [mL]} : A \text{ [g]}$$
$$A = 2 \text{ [g]}$$

Chlorobutanol. 60 [mL] : 0.3 [g] = 100 [mL] : B [g]
$$B = 0.5 \text{ [g]}$$

式 (11) に各々の値を入れて x を求める．

$$x = 0.9 - (0.28 \times 2 + 0.18 \times 0.5)$$
$$= 0.25 \text{ [g]}$$

グルコースに換算すると

$$0.25 \div 0.16 = 1.5625 \text{ [g]}$$

この値は液剤 100 [mL] に必要なグルコースの量なので，60 [mL] に必要な量 x' [g] は

$$100 \text{ [mL]} : 1.5625 \text{ [g]} = 60 \text{ [mL]} : x' \text{ [g]}$$
$$x' = 0.9375 \text{ [g]}$$
$$\fallingdotseq 0.94 \text{ [g]}$$

になる．

[別解] 以上をまとめて求めると

$$x = 0.9 - \left(0.28 \times \frac{1.2 \times 100}{60} + 0.18 \times \frac{0.3 \times 100}{60}\right)$$
$$= 0.25 \text{ [g]}$$
$$x' = \frac{0.25}{0.16} \times \frac{60}{100} = 0.9375 \text{ [g]}$$
$$\fallingdotseq 0.94 \text{ [g]}$$

例題 43 点眼剤には，薬効，刺激性および安定性を満足する適当な pH が必要なため，緩衝液がよく用いられる．次の処方はその一例であるが，この緩衝液を等張にするには塩化ナトリウム何〔g〕を加えればよいか．最も近い値を選べ．ただし，リン酸二水素ナトリウム（無水）およびリン酸一水素ナトリウム（無水）の食塩当量（食塩価）はそれぞれ 0.46, 0.53 であり分子量はそれぞれ 120, 142 とする．

処方　リン酸二水素ナトリウム（2 水塩）0.77〔g〕
　　　リン酸一水素ナトリウム（12 水塩）0.71〔g〕
　　　滅菌精製水　　　　　　全量　100〔mL〕

1. 0.25〔g〕　2. 0.36〔g〕　3. 0.40〔g〕
4. 0.48〔g〕　5. 0.55〔g〕

[解答] 4

[解説]　$NaH_2PO_4 \cdot 2H_2O$　0.77〔g〕中　NaH_2PO_4 の量

$$0.77 \times \frac{120}{120 + (18 \times 2)} = 0.592 \text{〔g〕}$$

$Na_2HPO_4 \cdot 12H_2O$　0.71〔g〕中　Na_2HPO_4 の量

$$0.71 \times \frac{142}{142 + (18 \times 12)} = 0.281 \text{〔g〕}$$

NaH_2PO_4 の食塩当量〔g〕　$0.592 \times 0.46 = 0.272$
Na_2HPO_4 の食塩当量〔g〕　$0.281 \times 0.53 = 0.148$

得られた値を式 (11) に代入して塩化ナトリウムの量を求める．

$$x = 0.9 - (0.272 + 0.148)$$
$$= 0.48 \text{〔g〕}$$

例題 44 等張な 1〔w/v%〕ピロカルピン塩酸塩液 500〔mL〕を調製するために必要な塩化ナトリウムの量は次のうちどれか．ただし，ピロカルピン塩酸塩の食塩当量（食塩価）は 0.24 とする．

1. 0.24〔g〕　2. 0.66〔g〕　3. 1.20〔g〕
4. 3.30〔g〕　5. 4.26〔g〕

[解答] 4

[解説]　1〔w/v%〕ピロカルピン塩酸塩液 100〔mL〕を等張にするために必要な塩化ナトリウムの量は式 (11) を用いると

$$x = 0.9 - 0.24 = 0.66 \text{〔g〕になる．}$$

500〔mL〕なので 5 倍して 0.66〔g〕× 5 = 3.30〔g〕が求める量である．

練習問題

4.1 ブドウ糖 10.6 〔g〕を水に溶かし 200 〔mL〕にした溶液は，人体内の血液と同じ浸透圧を示す．血液の浸透圧は何〔atm〕か．ただし，ブドウ糖の分子量は 180，血液の温度を 37℃ とする．

4.2 ショ糖 1.71 〔g〕を水に溶かして 500 〔mL〕の溶液にした．この溶液の浸透圧をはかったら 20℃ で 0.24 〔atm〕であった．この値からショ糖の分子量を求めよ．

4.3 ある非電解質の物質 12.0 〔g〕を 200 〔g〕の水に溶かして，凝固点を測定したところ，−0.62℃ であった．この物質の分子量を求めよ．ただし，水の K_f = 1.86 〔K〕とする．

4.4 3.0 〔w/v%〕コカイン塩酸塩点眼液 100 〔mL〕を涙液と等張にするため加えるべき塩化ナトリウムの量〔g〕を求めよ．ただし，1.0 〔w/v%〕コカイン塩酸塩および塩化ナトリウムの氷点降下度は 0.091 〔K〕，0.578 〔K〕である．

練習問題・解答

4.1 式(5)に各値を代入して解く

$$\Pi V = \frac{w}{M} RT \qquad (5)$$

$$\Pi \times \frac{200}{1000} = \frac{10.6}{180} \times 0.082 \times (273 + 37)$$

$$\therefore \quad \Pi = 7.5 \,[\text{atm}]$$

[解答] 7.5 [atm]

4.2 この溶液1 [L] にショ糖は $1.71\,[\text{g}] \times \dfrac{1000\,[\text{mL}]}{500\,[\text{mL}]} = 3.42\,[\text{g}]$ 含まれている．式(5)に各値を代入して分子量 M を求める．

$$0.24 \times 1 = \frac{3.42}{M} \times 0.082 \times (273 + 20)$$

$$\therefore \quad M = 342$$

[解答] 342

4.3 水1 [kg] 中には非電解質 $12.0\,[\text{g}] \times \dfrac{1000}{200} = 60\,[\text{g}]$ 含まれている．この物質の分子量を M とすると次の比例式が成立する．

$$0.62 : 60 = 1.86 : M$$

$$M = 180$$

[解答] 180

4.4 氷点降下度は濃度に比例するので 3.0 [w/v%] コカイン塩酸塩の氷点降下度は $0.091 \times 3 = 0.273\,[\text{K}]$ になる．式(9)を用いて解く．

$$x = \frac{0.52 - 0.273}{0.578} = 0.427$$

[解答] 0.427 [g]

練習問題

4.5 1アンプル（1〔mL〕）中 10〔mg〕を含有するニコチン酸アミド注射液 1,000 アンプルを調製する目的で 1100〔mL〕のニコチン酸アミド溶液を調製した．この溶液に食塩を加えて等張な注射液とする場合，何〔g〕の食塩を添加したらよいか．ただし，0.9%食塩液の氷点降下度は 0.52〔K〕，1%ニコチン酸アミド溶液の氷点降下度は 0.15〔K〕である．

<u>ヒント</u>：例題 40

4.6 2.0〔w/v%〕プロカイン塩酸塩液 500〔mL〕を涙液と等張にするために必要な塩化ナトリウムの量〔g〕を求めよ．ただし，プロカイン塩酸塩の食塩当量（食塩価）は 0.21 とする．

4.5 式（9）に各値を代入すれば解けるが，全量が1100〔mL〕であるので11倍する．

$$x = \frac{0.52 - a}{b} = \frac{0.52 - 0.15}{\frac{0.52}{0.9}} = \frac{0.37}{0.578} = 0.64 \,〔g〕$$

$$0.64 \,〔g〕 \times \frac{1100}{100} = 7.04 \,〔g〕$$

〔解答〕 7.04〔g〕

4.6 プロカイン塩酸塩の食塩当量とは，プロカイン塩酸塩の一定量をこれと同じ浸透圧を示す塩化ナトリウムの量に換算した価である．その価は1.0〔w/v%〕溶液の氷点降下度（塩化ナトリウム = 0.578〔K〕，プロカイン塩酸塩 = 0.122〔K〕）の比（0.122/0.578 = 0.21）から得られる．したがってプロカイン塩酸塩1〔g〕を水に溶かして100〔mL〕にした液は，塩化ナトリウム0.21〔g〕を水に溶かして100〔mL〕にした液と同一の浸透圧を示すことを意味する．また1〔w/v%〕プロカイン塩酸塩水溶液は0.21〔w/v%〕の塩化ナトリウム水溶液と同じ浸透圧を示すことを意味する．

 1.0〔w/v%〕プロカイン塩酸塩水溶液100〔mL〕を塩化ナトリウムを用いて等張にするには式（11）を用いて解く．

$$x = 0.9 - 0.21 = 0.69 \,〔g〕$$

 すなわち0.69〔g〕の塩化ナトリウムを1.0〔w/v%〕プロカイン塩酸塩水溶液に加えれば等張になる．

 2.0〔w/v%〕プロカイン塩酸塩水溶液100〔mL〕の場合

$$x = 0.9 - 0.21 \times 2 = 0.48 \,〔g〕$$

 2.0〔w/v%〕プロカイン塩酸塩水溶液500〔mL〕の場合，この値を5倍すればよい．

$$0.48 \times 5 = 2.4 \,〔g〕$$

〔解答〕 2.4〔g〕

練習問題

4.7 1〔w/v%〕ピロカルピン塩酸塩点眼液100〔mL〕を塩化ナトリウムを用いて涙液と等張にしたい．塩化ナトリウムの量〔g〕を求めよ．ただし，ピロカルピン塩酸塩の等張容積（容積価）は26.7〔mL〕である．

4.8 1.0〔w/v%〕ピロカルピン塩酸塩水溶液の氷点降下度は0.139〔K〕である．このものの3.0〔w/v%〕点眼液を500〔mL〕調製するとき，これを等張にするために加えるべき塩化ナトリウムの質量（グラム）として最も適している数値は次のどれか．
   1. 0.6　　2. 0.7　　3. 0.8　　4. 0.9　　5. 1.0

4.9 1.5%ピロカルピン塩酸塩点眼液100〔mL〕を涙液と等張にするために加えるべき塩化ナトリウムの質量〔g〕として最も適当な数値は次のどれか．ただし，涙液および1%ピロカルピン塩酸塩の氷点降下度はそれぞれ0.52〔K〕および0.134〔K〕である．また0.9%の塩化ナトリウム液は涙液と等張である．
   1. 0.45　　2. 0.50　　3. 0.55　　4. 0.60　　5. 0.65

解　答

4.7 等張容積とは薬品 1〔g〕を溶かして等張液とするために必要な水の量をいう．したがってピロカルピン塩酸塩 1〔g〕を滅菌精製水 26.7〔mL〕に溶かし，これに生理食塩水を加えて全量 100〔mL〕とすれば等張液となる．生理食塩水は 100〔mL〕− 26.7〔mL〕= 73.3〔mL〕加え，その中に 0.9〔w/v%〕塩化ナトリウムが含まれているので，

$$(100 - 26.7) \times \frac{0.9}{100} = 0.66 \text{〔g〕} \quad 加えればよい．$$

解答　0.66〔g〕

4.8 式（9）を用いて 3.0〔w/v%〕ピロカルピン塩酸塩水溶液 100〔mL〕を等張にするための塩化ナトリウムの量〔g〕をまず求める．

$$x = \frac{0.52 - 0.139 \times 3}{0.578} = 0.178$$

500〔mL〕調製した場合

$$0.178 \times 5 \fallingdotseq 0.9 \text{〔g〕} \quad となる．$$

解答　4

4.9 1〔w/v%〕ピロカルピン塩酸塩の氷点降下度は 0.134〔K〕であるので，氷点降下度は濃度に比例するので 1.5〔w/v%〕ピロカルピン塩酸塩の氷点降下度 a は

$$1 : 0.134 = 1.5 : a \qquad a = 0.201$$

一方 0.9〔w/v%〕NaCl 液の氷点降下度は 0.52〔K〕であるので，1〔w/v%〕NaCl 液の氷点降下度 b は

$$0.9 : 0.52 = 1 : b \qquad b = \frac{0.52}{0.9} = 0.578$$

これらの値を式（9）に代入して求める

$$x = \frac{0.52 - 0.201}{0.578} = 0.55$$

解答　3

練習問題

4.10 Naphazoline Hydrochloride の食塩当量は 0.27 〔g〕である．本剤 1 〔g〕を使えば等張溶液が何〔mL〕できるか．最も近い値はどれか．

  1. 20〔mL〕 2. 30〔mL〕 3. 40〔mL〕 4. 50〔mL〕 5. 60〔mL〕

<u>ヒント</u> 例題 41～44

4.11 次の処方の点眼液を涙液と等張にするには，塩化ナトリウムを何〔g〕添加すればよいか．次の値のうち，最も近い数値はどれか．ただし，アトロピン硫酸塩水和物の食塩当量〔g〕を 0.13 とする．

  処　方
   アトロピン硫酸塩水和物　　1.0〔g〕
   塩化ナトリウム　　　　　（　　）〔g〕
   滅菌精製水　　　　　　　　適　量
   全　　量　　　　　　　　200〔mL〕

  1. 0.8 2. 1.7 3. 2.5 4. 3.4 5. 5.1

<u>ヒント</u> 例題 41～44

4.12 ある薬物の注射液を調製し，分注しようとした時，等張にしていないことに気付いた．その注射液の氷点を測定したところ −0.15℃ であった．

この溶液 1000〔mL〕を等張にするために必要な塩化ナトリウムの量〔g〕として最も近い数値はどれか．ただし，1〔w/v %〕塩化ナトリウム水溶液の氷点降下度を 0.58〔K〕とする．

  1. 4.8 2. 5.1 3. 5.6 4. 6.4 5. 6.9

<u>ヒント</u> 例題 40

解 答

4.10 ナファゾリン塩酸塩の1〔g〕は食塩当量の値から塩化ナトリウム 0.27〔g〕に相当する．塩化ナトリウム 0.9〔g〕を用いると等張溶液 100〔mL〕ができるので，次の比例式が成り立つ．

$$0.9 : 100 〔mL〕 = 0.27 : x 〔mL〕$$
$$x = 30 〔mL〕$$

〔解 答〕 2

4.11 塩化ナトリウムの 0.9〔w/v%〕水溶液は血清や涙液と等張である．上の処方の点眼液 200〔mL〕に対し，必要な塩化ナトリウムの量を x〔g〕とすると，次の式が成り立つ．

$$x = 0.9 \times 2 - (0.13 \times 1.0)$$
$$≒ 1.7 〔g〕$$

〔解 答〕 2

4.12 1〔w/v%〕塩化ナトリウム水溶液の氷点降下度は 0.58〔K〕であるので，血漿と等張な 0.9〔w/v%〕塩化ナトリウム水溶液の氷点降下度は

$$0.58 〔K〕 \times 0.9 = 0.52 〔K〕$$

である．

72頁の式（8）に各々の値を代入して，まず等張にするため溶液 100〔mL〕に加える薬品の量 x〔g〕を求める．

$$0.15 + 0.58 x = 0.52$$
$$\therefore x ≒ 0.64 〔g〕$$

溶液 100〔mL〕に対して 0.64〔g〕の食塩を加えればよいので，溶液 1000〔mL〕には 6.4〔g〕となる．

〔解 答〕 4

練習問題

4.13

Rp.
 Monobasic Sodium Phosphate（Anhyd.） 0.40
 Dibasic Sodium Phosphate（Anhyd.） 0.47
 Sodium Chloride 0.47
 Sterile Purified Water ad 100.0

上記は，Hind-Goyan 緩衝液 C と呼ばれる涙液と等張な pH 6.8 の緩衝液の処方である．これを利用して，次のアトロピン硫酸塩水和物点眼液の処方の塩化ナトリウム量〔g〕を計算すると，最も近い値はどれか．

Rp.
 Atropine Sulfate Hydrate 2.0
 Monobasic Sodium Phosphate（Anhyd.） 0.40
 Dibasic Sodium Phosphate（Anhyd.） 0.47
 Sodium Chloride □
 Benzalkonium Chloride Sol.（1：50,000）
         to make 100.0

ただし，アトロピン硫酸塩水和物の食塩当量〔g〕は 0.13 とし，ベンザルコニウム塩化物はこの濃度では浸透圧に影響しないものとする．

 1. 0.13 2. 0.21 3. 0.34 4. 0.42 5. 0.68

<u>ヒント</u> 例題 41 〜 44

4.13 アトロピン硫酸塩水和物の食塩当量〔g〕が 0.13 ということは，アトロピン硫酸塩水和物 1〔g〕を水に溶かすとき，この溶液は塩化ナトリウム 0.13〔g〕を同容の水に溶かしたものと同じ浸透圧を示すことを意味する．したがってアトロピン硫酸塩水和物 2〔g〕は塩化ナトリウム

$$2〔g〕 \times 0.13 = 0.26〔g〕$$

に相当する．Hind-Goyan 緩衝液 C（NaCl 0.47〔g〕/ 100〔mL〕含有）と等張にするにはアトロピン硫酸塩水和物点眼液に

$$0.47 - 0.26 = 0.21〔g〕$$

の食塩を加えればよい．

[解答] 2

練習問題

4.14 ある医薬品の等張注射液を作りたい．この医薬品は一塩基性酸のナトリウム塩で，その分子量は186，解離度は0.9である．濃度〔g/100 mL〕は次のどれにすればよいか．ただし，血清の氷点降下度は0.52〔K〕，非電解質のモル氷点降下定数〔K〕は1.86である．

 1. 2.7 2. 4.7 3. 5.2 4. 5.8 5. 9.9

4.14 一塩基性酸のナトリウム塩（NaX）は，下式より（$\alpha = 0.9$）

$$NaX \rightleftharpoons Na^+ + X^-$$
$$1 - \alpha \quad \alpha \quad \alpha = 1 + \alpha$$
$$= 1 + 0.9$$
$$= 1.9$$

としてはたらくことになる．したがってその1モル〔186 g〕を水1〔L〕に溶解すると1.9オスモルとなる．

氷点降下度 ΔT と浸透圧 m との関係は

$$\Delta T = K \cdot m \qquad (1)$$

ここで K は氷点降下定数1.86〔K〕であり，m の単位オスモルである．浸透圧は，通例，オスモルの1000分の1であるミリオスモルの濃度単位を用いる．式（1）に各値を代入すると

$$0.52 = 1.86 \times m$$
$$\therefore \ m \fallingdotseq 0.2796 \text{〔Osm〕}$$

したがって，濃度〔g/100 mL〕は，18.6〔g〕を水に溶かして100〔mL〕にすると1.9オスモルなので次の比例式が成り立ち

$$18.6 : 1.9 = x : 0.2796$$
$$x \fallingdotseq 2.7$$

となる．

〔解答〕 1

練習問題

4.15 日本薬局方「生理食塩液」の浸透圧は何ミリオスモルか，最も近い値を選べ．ただし，塩化ナトリウムの式量は58.5で，水中で完全に解離しているものとする．

1. 15　　2. 31　　3. 77　　4. 154　　5. 308

4.15 1オスモル（Osm）とは 6.022×10^{23} 個の粒子（アボガドロ数）が，水 1〔kg〕に溶解した濃度を意味する．1オスモル = 1000 ミリオスモル〔mOsm〕である．

日本薬局方生理食塩液

塩化ナトリウム	9〔g〕
注射用水	適量
全量	1000〔mL〕

NaCl ⟶ Na$^+$ + Cl$^-$ のように水中で完全に電離しているので $58.5/2 = 29.25$〔g〕を水に溶かし 1〔L〕とすると 1000 ミリオスモルとなる．したがって，次の比例式が成り立つ．

$29.25 : 1000 = 9 : x$

$x ≒ 308$

[解答] 5

解　答

第5章

酸・塩基の基礎
—— pH と pK_a

1. 酸・塩基の定義

1887年スウェーデンの化学者アレニウスは，電解質が水溶液中ではイオンに分かれて存在することを明らかにし，**電離説**を提唱した．すなわち乾いた塩化水素は中性であるが，水に溶けて塩酸となるとH^+を放出し，それが水と反応してオキソニウムイオンH_3O^+をつくり，H_3O^+と塩化物イオンCl^-に電離する．

$$HCl + H_2O \rightleftharpoons H_3O^+ + Cl^- \qquad (1)$$

しかし一般にはH_3O^+の代わりに水素イオンH^+で代用することが多いので，そこで上の反応式は

$$HCl \rightleftharpoons H^+ + Cl^-$$

と記すことにする．そして電離説より，アレニウスは「**酸とは水溶液中で，H_3O^+となるH^+を放出する物質であり，塩基とは水溶液中で水酸化物イオンOH^-を放出する物質である**」と定義した．しかしデンマークの化学者ブレンステッドとイギリスのロウリーは，1923年独立にアレニウスの定義を拡張し「**酸とはH^+を放出する物質，塩基とはH^+を受けとる物質である**」と定義した．この定義はアンモニアNH_3のようにOH^-をもたないものや，水溶液以外の酸・塩基の定義にも適用され，大変便利である．たとえば次のように定義される．

$$NH_3 + HCl \longrightarrow NH_4Cl$$
塩基　　酸

$$NH_3 + H_2O \rightleftharpoons NH_4^+ + OH^- \qquad (2)$$
塩基　　酸　　　共役酸　共役塩基

この場合NH_4^+をNH_3の**共役酸**，OH^-はH_2Oの**共役塩基**という．

2. 酸・塩基の強弱

式（1），（2）で示すように酸や塩基の水溶液では，電離していない分子と電離したイオンが電離平衡になっている．このような場合，溶けている電解質全体のモル数に対する電離している電解質の物質量の比を**電離度**といい，αで表す．

$$\alpha = \frac{\text{電離している電解質の物質量}}{\text{溶けている電解質の物質量}} \quad (3)$$

電離度αが1に近い酸・塩基は強酸・強塩基，電離度の小さい酸・塩基を弱酸・弱塩基という．

一般に同じ物質については，濃度が小さくなる（うすくなる）ほど，温度は高くなるほど電離度は大きくなる[*]．よく使われる酸・塩基の強弱を表1に示す．

表1　酸・塩基の強弱

強さ	強	中	弱
酸	HCl, HBr, HI HNO$_3$, H$_2$SO$_4$	HF, H$_2$SO$_3$ H$_3$PO$_4$	CH$_3$COOH, CO$_2$ H$_2$S, H$_3$BO$_3$
塩基	NaOH, KOH Ba(OH)$_2$, Ca(OH)$_2$		NH$_3$, Cu(OH)$_2$ Fe(OH)$_3$

---

[*] 水の電離は吸熱反応 H$_2$O = H$^+$ + OH$^-$ $-$ 56.5 kJ であるため，温度が高いほど純水の電離平衡は右に進み K_w は大きくなる．

3. 水素イオン濃度（pH）

純水な水でもごくわずかに電離し，電離平衡が成り立っている（式（4））．

$$H_2O + H_2O \rightleftarrows H_3O^+ + OH^- \quad (4)$$

式（4）は簡単に次のように表すことにする．

$$H_2O \rightleftarrows H^+ + OH^-$$

純粋な水1Lは，25℃で1.0×10^{-7}〔mol/L〕のH$^+$およびOH$^-$を含んでいるので，これを式で表すと式（5）および（6）となる．

$$[H^+] = [OH^-] = 1.0 \times 10^{-7} \text{〔mol/L〕}$$
$$[H^+][OH^-] = 1.0 \times 10^{-14} \text{〔(mol/L)}^2\text{〕} = K_w \quad (5)$$
$$pK_w = -\log K_w = -\log 1.0 \times 10^{-14} = 14 \quad (6)$$

ここでK_wを水のイオン積といい，温度が変わらなければ常に一定である．K_wの値は温度が上がると大きくなる．

酸，塩基の水素イオン濃度[H$^+$]は広い数値の範囲で変化するので，水素イオン濃度[H$^+$]〔mol/L〕の逆数の常用対数である水素イオン指数，pH[*1]（ピーエイチと読む）を用いて表すと，pHの変化は1～14の範囲に限られるので，水素イオン濃度を比較するのに大変便利となる．

$$pH = \log \frac{1}{[H^+]} = -\log [H^+] \quad (7)$$

たとえば，水酸化物イオン濃度0.01〔mol/L〕の溶液のpHは

$$[H^+] = \frac{K_w}{[OH^-]} = \frac{1.0 \times 10^{-14} \text{〔(mol/L)}^2\text{〕}}{1.0 \times 10^{-2} \text{〔mol/L〕}}$$

$$= 1.0 \times 10^{-12} \text{[mol/L]}$$
$$\text{pH} = -\log [\text{H}^+] = -\log (1.0 \times 10^{-12}) = 12$$
となる*2.

---

*1 pHと同様にpK_a = $-\log K_a$, pK_b = $-\log K_b$と定義する.
*2 水溶液の水素イオン濃度[H$^+$]が1×10^{-n} mol/Lのとき, pH = nとなる. [H$^+$] = $10^{-\text{pH}}$ [mol/L]と書くこともできる.

例題45 ギ酸は水に溶けて, 次のように電離する.
$$\text{HCOOH} \rightleftharpoons \text{HCOO}^- + \text{H}^+$$
0.1 mol/Lのギ酸の水素イオン濃度が, 4.12×10^{-3} [mol/L]であった. この水溶液の[HCOOH]およびpHを求めよ. ただし, log 4.12 = 0.61とする.

[解説] ギ酸の濃度C [mol/L], その温度における電離度をαとすると, 水溶液中の各成分の濃度は次のようになる.

	HCOOH $\rightleftharpoons$ HCOO$^-$ + H$^+$
濃度 [mol/L]	$C(1-\alpha)$ $\quad$ $C\alpha$ $\quad$ $C\alpha$

したがって, この場合, **酸の電離定数** K_aは次のように表すことができる.

$$K_a = \frac{[\text{HCOO}^-][\text{H}^+]}{[\text{HCOOH}]} = \frac{C\alpha \times C\alpha}{C(1-\alpha)}$$
$$= \frac{C\alpha^2}{1-\alpha} \qquad (8)$$

酸の電離定数K_aは濃度に関係なく, 温度が変わらなければ**一定**であるが, 弱酸ではαは1よりはるかに小さいので$1-\alpha \fallingdotseq 1$とすると式(8)は式(8')に簡単化され, 電離度αは

$$K_a = \frac{C\alpha^2}{1-\alpha} \fallingdotseq C\alpha^2 \qquad (8')$$

$$\therefore \quad \alpha = \sqrt{\frac{K_a}{C}} = \sqrt{\frac{K_a V}{n}} \qquad (9)$$

$$\left(\text{ただし} \ C = \frac{n}{V}\right)$$

となる. 式(9)から電離度αは濃度Cの平方根に反比例することがわかる. さらにCと単位体積V [L]中のモル数nは$C = n/V$という関係があるので, 電離度αはnが一定のとき, Vが大きいほど, つまり**水でうすめればうすめるほど電離度は大きくなる**. これをオストワルドの**希釈律**という.

したがって, **水素イオン濃度 [H$^+$]** は次の式で表すことができる.

$$[\text{H}^+] = C\alpha = C \times \sqrt{\frac{K_a}{C}} = \sqrt{K_a C} \qquad (10)$$

酸の強弱を比較するには, 温度によって変わる電離度αを用いるより, 濃度の影響のない電離定数K_aを用いたほうがよい. K_aの大きい酸は強酸である.

[解答] 0.1 mol/Lのギ酸の水素イオン濃度が4.12×10^{-3} [mol/L]であるので, C = 0.1 [mol/L], [H$^+$] = 4.12×10^{-3} [mol/L]を式(10)に代入して, まずαを求める.

$$4.12 \times 10^{-3} \text{[mol/L]} = 0.1 \text{[mol/L]} \times \alpha$$
$$\therefore \quad \alpha = 4.12 \times 10^{-2}$$

$[HCOOH] = C(1-\alpha) = 0.1(1 - 4.12 \times 10^{-2})$
$\qquad\qquad = 9.59 \times 10^{-2} \,[\mathrm{mol/L}]$
$\mathrm{pH} = -\log[\mathrm{H^+}] = -\log(4.12 \times 10^{-3})$
$\qquad = 3 - \log 4.12$
$\qquad = 2.39$
$\therefore\ [HCOOH] = 9.59 \times 10^{-2}\,[\mathrm{mol/L}]$
$\qquad \mathrm{pH} = 2.39$

例題 46 60℃でpH 5.0を示す水溶液の水酸化物イオン[OH⁻]濃度〔mol・L⁻¹〕の値として,正しいものは次のどれか.ただし,この温度におけるpK_wは13とする.
1. 10^{-9} 2. 10^{-4} 3. 10^{-5} 4. 10^{-8} 5. 10^{-13}

[解答] 4

[解説] $\mathrm{pH} = 5.0$ ∴ $[\mathrm{H^+}] = 1.0 \times 10^{-5}\,[\mathrm{mol/L}]$
p$K_w = 13$ ∴ $K_w = 1.0 \times 10^{-13}\,[(\mathrm{mol/L})^2]$
$K_w = [\mathrm{H^+}][\mathrm{OH^-}]$ より

$\therefore\ [\mathrm{OH^-}] = \dfrac{K_w}{[\mathrm{H^+}]} = \dfrac{1.0 \times 10^{-13}\,[(\mathrm{mol/L})^2]}{1.0 \times 10^{-5}\,[\mathrm{mol/L}]}$
$\qquad\qquad = 1.0 \times 10^{-8}\,[\mathrm{mol/L}]$

例題 47 アンモニア水溶液は次のように電離する.
$\mathrm{NH_3 + H_2O \rightleftharpoons NH_4^+ + OH^-}$ （2）
この水溶液の電離定数K_b[*1]は$2 \times 10^{-5}\,[\mathrm{mol/L}]$である.0.1 mol/Lのアンモニア水の[OH⁻]およびpHを求めよ.ただし,$\log 2 = 0.30$,$\log 1.4 = 0.15$とする.

[解説] 式（2）の平衡定数Kは次式で示される.

$$K = \dfrac{[\mathrm{NH_4^+}][\mathrm{OH^-}]}{[\mathrm{NH_3}][\mathrm{H_2O}]} \qquad (11)$$

[H₂O]はアンモニア水中の水の濃度であるが,うすい溶液では一定と考えてよいので式（11）は式（12）に変形される.

$$K_b = K[\mathrm{H_2O}] = \dfrac{[\mathrm{NH_4^+}][\mathrm{OH^-}]}{[\mathrm{NH_3}]} \qquad (12)$$

酸の場合と同様に,一般に塩基の電離定数K_bが大きいほど強塩基である.例題45の解説に従って[OH⁻]を求めると

$K_b \fallingdotseq C\alpha^2 \quad \therefore\ \alpha = \sqrt{\dfrac{K_b}{C}}$

$[\mathrm{OH^-}] = C\alpha = C \times \sqrt{\dfrac{K_b}{C}} = \sqrt{K_b C} \qquad (13)$

となる.

[解答] 式（13）を用いて[OH⁻]を求める.次に[H⁺]を求める.

$[\mathrm{OH^-}] = \sqrt{K_b C} = \sqrt{2 \times 10^{-5} \times 0.1}$
$\qquad\qquad \fallingdotseq 1.4 \times 10^{-3}\,[\mathrm{mol/L}]$

$$[\mathrm{H^+}] = \frac{K_\mathrm{w}}{[\mathrm{OH^-}]} = \frac{1.0 \times 10^{-14}}{1.4 \times 10^{-3}}$$

$$= \frac{1}{1.4} \times 10^{-11} \,\mathrm{[mol/L]}$$

式 (7) にこの値を代入して pH を求める．

$$\mathrm{pH} = -\log[\mathrm{H^+}] = -\log\left(\frac{1}{1.4} \times 10^{-11}\right)$$

$$= 11 - \log\frac{1}{1.4} \quad ^{*2}$$

$$= 11 + 0.15 = 11.15$$

---

*1 　酸の電離定数 K_a の a は酸 (acid) を意味する．また，塩基の電離定数 K_b の b は，塩基 (base) を意味する．

*2 　$-\log\dfrac{1}{1.4} = -\log\,(1-1.4)$

$\qquad\qquad = -\log 1 + \log 1.4 = 0.15$

　$\log 1 = 0,\ \log 1.4 = 0.15$ なので，代入すると 0.15 になる．

例題 48 　塩酸リモナーデは胃液（約 pH 2）に近い液性を示すように処方されている．下記の処方中 □ 内に入れるべき数値として適当なものはどれか．ただし希塩酸は HCl として 10〔w/v%〕含むものとする．

処方	希塩酸	□〔mL〕
	単シロップ	80〔mL〕
	精製水	適量
	全量	1000〔mL〕

1. 0.05　　2. 0.5　　3. 5　　4. 50　　5. 500

[解答] 3

[解説] 　pH = 2 の塩酸溶液では $[\mathrm{H^+}] = 1 \times 10^{-2}$〔mol/L〕含まれる．この溶液の $\alpha \fallingdotseq 0.8$ と予想される．したがって

$$[\mathrm{H^+}] = C\alpha \quad \therefore\ C = \frac{1 \times 10^{-2}}{0.8} = 0.0125\,\mathrm{[mol/L]}$$

となる．必要な希塩酸の量を x〔mL〕とすると

$$\frac{x \times \dfrac{10}{100}}{36.5} = 0.0125 \quad \therefore\ x = 4.6\,\mathrm{[mL]}$$

$$\fallingdotseq 5\,\mathrm{[mL]}$$

4. ミリグラム当量 mEq：milliequivalent

電解質輸液，人工腎臓透析液，腹膜灌流液など電解質溶液では，その濃度を電離したイオンの電荷の数で取り扱うことがある．その濃度を表す単位として**ミリグラム当量**〔mEq〕または〔mEq/L〕が用いられる．1〔mEq〕[*1]は

$$1 [\text{mEq}] = \frac{\text{原子量} [\text{mg}]}{\text{原子価}} \quad (14)$$

で表す*．例えば，1モルの塩化ナトリウム（NaCl：58.5 g）は水溶液中で解離して，1〔Eq〕のNa$^+$と1〔Eq〕のCl$^-$を生じる．すなわちNa$^+$ 1〔mEq〕= 23〔mg〕，Cl$^-$ 1〔mEq〕= 35.5〔mg〕である．

Na$^+$イオン 1〔mEq〕= $\frac{23}{1}$ = 23〔mg〕（Naの原子量 = 23）

Ca^{2+}イオン 1〔mEq〕= $\frac{40}{2}$ = 20〔mg〕（Caの原子量 = 40）

Cl$^-$イオン 1〔mEq〕= $\frac{35.5}{1}$ = 35.5〔mg〕（Clの原子量 = 35.5）

NaCl（式量：58.5）58.5〔mg〕はNa$^+$，Cl$^-$をそれぞれ1〔mEq〕含有する．したがってNa$^+$ 1〔mEq〕はNaCl 58.5〔mg〕に相当する．またNaCl 1 gは1000〔mg〕/58.5〔mg〕= 17.1〔mEq〕となる．

---

* mEq/L = $\frac{\text{溶液1L中の溶質の質量} [\text{mg}]}{\text{溶質の分子量}}$ × 電荷数

例題 49 塩化カルシウム（CaCl$_2$·2H$_2$O）のA〔mol/L〕溶液がある．これに関する次の記述の正誤について，正しい組合せはどれか．

a. Ca^{2+}イオンの〔mEq/L〕値は 2 × 1000 × A である．
b. Cl$^-$イオンの〔mEq/L〕値は 2 × 1000 × A である．
c. 溶液の〔mOsm/L〕値は 4 × 1000 × A である．

	a	b	c
1	正	正	誤
2	正	誤	正
3	誤	正	正
4	正	誤	誤
5	誤	正	誤

[解答] 1

[解説] 塩化カルシウムは水溶液中で，次のように電離する．

$$CaCl_2 \longrightarrow Ca^{2+} + 2Cl^-$$

したがって，塩化カルシウム1〔mol/L〕にはCa^{2+} 2〔Eq/L〕，Cl$^-$ 2〔Eq/L〕含有する．a，bは正しい．

1〔Osm〕は6.022 × 10^{23}個の粒子（イオンまたは分子）が水1〔kg〕中に存在する濃度であり，〔Osm〕は〔mEq〕のようにイオンの原子価に関係しない．

塩化カルシウムA〔mol/L〕にはCa^{2+}は1000 A〔mmol〕，Cl$^-$は2 Cl$^-$となるので2000 A〔mmol〕含有する．したがって全体は3 × 1000 × A〔mOsm/L〕となる．

例題 50 次の処方によって調製された溶液中の塩素イオン濃度〔mEq/L〕を計算せよ.

Rp. Sodium Chloride（NaCl：58.5）　　1.8〔g〕
　　Potassium Chloride（KCl：74.5）　 0.6〔g〕
　　Ammonium Chloride（NH₄Cl：53.5）1.8〔g〕
　　Glucose　　　　　　　　　　　　 5.0〔g〕
　　Purified Water　　　　　　　　　 q.s.
　　　　　　　　　　　Total　　500〔mL〕

解答 144.9〔mEq/L〕

解説 $1 \text{[mEq]} = \dfrac{\text{原子量 [mg]}}{\text{原子価}}$ なので NaCl 1〔mEq〕
= 58.5〔mg〕, KCl 1〔mEq〕= 74.5〔mg〕, NH₄Cl 1〔mEq〕
= 53.5〔mg〕となる. 処方は 500 mL 中の含量〔g〕を表しているので, 1 L 中には

　NaCl　　$\dfrac{1.8 \times 2 \times 1000}{58.5}$ = 61.5〔mEq/L〕

　KCl　　 $\dfrac{0.6 \times 2 \times 1000}{74.5}$ = 16.1〔mEq/L〕

　NH₄Cl　$\dfrac{1.8 \times 2 \times 1000}{53.5}$ = 67.3〔mEq/L〕

Total として 61.5 + 16.1 + 67.3 = 144.9〔mEq/L〕

例題 51 電解輸液を用いる際には,〔mEq〕を考慮する必要がある. 次の処方中, Ca^{2+} の〔mEq/L〕を計算しなさい.
ただし, $CaCl_2 \cdot 2H_2O$ の分子量：147 とする.

Rp.　塩化ナトリウム　　　　　　　8.6〔g〕
　　 塩化カリウム　　　　　　　　0.3〔g〕
　　 塩化カルシウム・2 H₂O　　　0.33〔g〕
　　 注射用蒸留水
　　　　　　　　　Total　　　1000〔mL〕

<u>ヒント</u>：例題 54

解答 4.5〔mEq/L〕

解説 Ca^{2+} イオンの 1〔mEq〕は $CaCl_2 \cdot 2H_2O$ として

$$\dfrac{147.02}{2}\text{〔mg〕} = 73.5\text{〔mg〕}$$

したがって　$\dfrac{0.33\text{〔g〕} \times 1000}{73.5}$ = 4.5〔mEq/L〕

例題 52 $CaCl_2 \cdot 2H_2O$（分子量を 147 とする）を原料として, 1%塩化カルシウム注射液を調製した. この注射液中の Ca^{2+} の濃度を〔mEq/L〕で示すとき, 最も近い値はどれか.

1. 140　　2. 180　　3. 220　　4. 260　　5. 300

<u>ヒント</u>：例題 54

[解答] 1

[解説] 例題51より Ca^{2+} の 1 [mEq] は 73.5 [mg] である．
1% 塩化カルシウム注射液 1 L の中には 10 [g] の $CaCl_2 \cdot 2H_2O$ を含む．したがって

$$\frac{10\,[g] \times 1000}{73.5} = 136\,[mEq/L]$$

例題 53 1 日 27 [mEq] の K^+ イオンを経口的に投与したい．塩化カリウム錠（1 錠中塩化カリウム 250 [mg] 含有）を 1 日何錠与えたらよいか．計算値に最も近い 1 日の投与錠数を選べ（KCl = 74.56）．
1. 2 錠 2. 4 錠 3. 6 錠 4. 8 錠 5. 10 錠

[解答] 4

[解説] K^+ イオンの 1 [mEq] は KCl 74.56 [mg] に相当するので K^+ イオン 27 [mEq] は

$$74.56\,[mg] \times 27 = 2013.12\,[mg]$$

になる．1 錠中 KCl 250 [mg] 含有するので必要な錠数は

$$\frac{2013.12\,[mg]}{250\,[mg]} = 8.052 \doteqdot 8\,錠$$

例題 54 Ca^{2+} 1 [mEq/mL]，Cl^- 1 [mEq/mL] の溶液 1000 [mL] を作るには局方塩化カルシウム（$CaCl_2 \cdot 2H_2O$: 147.02）何 [g] をとり，1000 [mL] の蒸留水に溶かせばよいか．次のうち最も近い値を選べ．
1. 147.0 2. 73.5 3. 111.0 4. 55.5 5. 49.0

[解答] 2

[解説] $CaCl_2 \rightleftharpoons Ca^{2+} + 2Cl^-$ のように電離するので Ca^{2+} イオンの 1 [mEq] は $CaCl_2 \cdot 2H_2O$ として

$$\frac{147.02}{2}\,[mg] \doteqdot 73.5\,[mg]$$

に相当する．Cl^- イオン 1 [mEq] も $CaCl_2$ 73.5 [mg] に相当する．なお結晶水を含む電解質を溶かした場合は結晶水の分子量を加算する．例題では 1 [mEq/mL] が $CaCl_2 \cdot 2H_2O$ 73.5 [mg] に相当するので 1000 [mL] 中では

$$73.5\,[mg] \times 1000 = 73.5\,[g]$$

になる．

例題 55 下記の処方でナトリウムイオン濃度 4500 〔mEq/L〕の溶液を調製する場合，□内に入れる値はいくらか．最も近い値を選べ

Glucos.	70 〔g〕
Sod. Chlor.	200 〔g〕
Sod. Acet.（3 H$_2$O）	□ 〔g〕
Pot. Chlor.	5.2 〔g〕
Cal. Chlor.（2 H$_2$O）	6.5 〔g〕
Aq. Purif.	q. s.
Total	1000 〔mL〕

ただし，Na：23.0，Cl：35.5，C：12.0，H：1.0，O：16.0，K：39.1，Ca：40.1 として計算せよ．

1. 15　　2. 74　　3. 89　　4. 112　　5. 147

[解答] 5

[解説] 処方の中で Na$^+$ イオンを含むものは Sod. Chlor.（NaCl）と Sod. Acet.（3 H$_2$O）（酢酸ナトリウム，CH$_3$COONa・3 H$_2$O）の二つである．

処方を見ると NaCl は 200〔g〕/1000〔mL〕含有しているので，Na$^+$ イオンの〔mEq/L〕は

$$\frac{(200 \times 1000)}{58.5} = 3418.8 \text{〔mEq/L〕}$$

になる．4500〔mEq/L〕の Na$^+$ イオンが含まれるためには

$$4500 - 3418.8 = 1081.2 \text{〔mEq/L〕}$$

の Na$^+$ イオンを CH$_3$COONa・3 H$_2$O（式量：136）から補充しなければならない．Na$^+$ イオン 1〔mEq〕は CH$_3$COONa・3 H$_2$O 136〔mg〕に相当するので，求める量は

$$136 \text{〔mg〕} \times 1081.2 = 147043 \text{〔mg〕}$$
$$= 147 \text{〔g〕}$$

となる．

例題 56 リチウムの躁病に対する有効血中濃度は 0.4 ～ 1.0 〔mEq/L〕であるといわれている．この数値は炭酸リチウムの量に換算すると，何〔mg/L〕になるか．次のうちから最も近い数値の範囲を選べ．ただし，リチウムの原子量は 6.94，炭素の原子量は 12.01 及び酸素の原子量は 16.00 として計算せよ．

1. 14.78 ～ 36.95　2. 19.21 ～ 48.03　3. 23.64 ～ 59.11
4. 29.56 ～ 73.89　5. 33.99 ～ 84.98

[解答] 1

[解説] $Li_2CO_3 \rightleftharpoons 2Li^+ + CO_3^{2-}$ のように電離するので，Li_2CO_3（式量：73.89）の 73.89/2 = 36.95〔mg〕は Li^+ イオン 1.0〔mEq〕に相当する．従って

　　　　Li^+ イオン 0.4〔mEq/L〕
　　　　　　Li_2CO_3：36.95 × 0.4 = 14.78〔mg/L〕
　　　　Li^+ イオン 1〔mEq/L〕　Li_2CO_3：36.95〔mg/L〕

となる．

練習問題

5.1 $K_w = 1.0 \times 10^{-14}$〔$(mol/L)^2$〕を用いて，25℃で〔$OH^-$〕$= 5.0 \times 10^{-12}$〔mol/L〕のときの〔$H^+$〕とpHを求めよ．ただし，$\log 2 = 0.30$とする．

5.2 25℃での 0.070 mol/L 酢酸の電離度 α と〔H^+〕を求めよ．ただし，酢酸の電離定数 $K_a = 2.8 \times 10^{-5}$〔mol/L〕とする．

5.3 25℃での 0.10 mol/L 酢酸の〔H^+〕を求めよ．ただし，酢酸の電離定数 $K_a = 2.8 \times 10^{-5}$〔mol/L〕，$\sqrt{2.8} = 1.7$ とする．

5.4 25℃での 0.10 mol/L 酢酸の pH を求めよ．ただし，酢酸の電離度 $\alpha = 0.016$，$\log 1.6 = 0.20$ とする．

5.5 25℃での 0.050 mol/L ギ酸の〔H^+〕を求めよ．ただし，ギ酸の電離定数 $K_a = 2.8 \times 10^{-4}$〔mol/L〕，$\sqrt{2} = 1.4$，$\sqrt{7} = 2.6$ とする．

練習問題・解答

5.1 $[H^+] = \dfrac{K_w}{[OH^-]} = \dfrac{1.0 \times 10^{-14} [(\text{mol/L})^2]}{5.0 \times 10^{-12} [\text{mol/L}]} = 2.0 \times 10^{-3}$ [mol/L]

$\quad\quad \text{pH} = -\log(2.0 \times 10^{-3}) = -\log 2 - \log 10^{-3}$
$\quad\quad\quad\quad = -0.30 + 3 = 2.70$

[解答] $[H^+] = 2.0 \times 10^{-3}$ [mol/L], pH = 2.7

5.2 $\alpha = \sqrt{\dfrac{K_a}{C}} = \sqrt{\dfrac{2.8 \times 10^{-5}}{0.070}} = \sqrt{4.0 \times 10^{-4}} = 2.0 \times 10^{-2}$

$\quad\quad [H^+] = C\alpha = 0.070 \times 2.0 \times 10^{-2} = 1.4 \times 10^{-3}$ [mol/L]

[解答] $\alpha = 2.0 \times 10^{-2}$
$[H^+] = 1.4 \times 10^{-3}$ [mol/L]

5.3 $[H^+] = C\alpha = C \times \sqrt{\dfrac{K_a}{C}} = \sqrt{K_a C}$

$\quad\quad = \sqrt{2.8 \times 10^{-5} \times 0.10} = 1.7 \times 10^{-3}$ [mol/L]

[解答] $[H^+] = 1.7 \times 10^{-3}$ [mol/L]

5.4 $[H^+] = 0.10 \times 0.016 = 1.6 \times 10^{-3}$ [mol/L]

$\quad\quad \text{pH} = -\log(1.6 \times 10^{-3}) = 3 - \log 1.6 = 3 - 0.20 = 2.8$

[解答] 2.8

5.5 $[H^+] = \sqrt{K_a C} = \sqrt{2.8 \times 10^{-4} \times 0.050}$ [mol/L]

$\quad\quad = \sqrt{\dfrac{14}{2} \times 2 \times 10^{-6}}$ [mol/L]

$\quad\quad = 2.6 \times 1.4 \times 10^{-3}$ [mol/L]

$\quad\quad = 3.64 \times 10^{-3}$ [mol/L]

[解答] $[H^+] = 3.64 \times 10^{-3}$ [mol/L]

練習問題

5.6 25℃での 0.63 mol/L 酢酸の pH を求めよ．また，この溶液を 100 倍にうすめた溶液の pH はいくらか．ただし，酢酸の電離定数 $K_a = 2.8 \times 10^{-5}$ [mol/L]，$\sqrt{17.64} = 4.2$，$\log 2 = 0.30$，$\log 3 = 0.48$，$\log 7 = 0.85$ とする．

5.7 ある温度において，0.1 mol/L 酢酸の [H^+] = 1.6×10^{-3} [mol/L] であった．このときの電離定数 K_a を求めよ．

5.8 25℃での 0.28 mol/L 酢酸の電離度 α，水素イオン濃度 [H^+] および水素イオン指数 pH を求めよ．ただし，酢酸の電離定数 $K_a = 2.8 \times 10^{-5}$ [mol/L]，$\log 2.8 = 0.45$ とする．

5.6 $[H^+] = \sqrt{K_a C} = \sqrt{2.8 \times 10^{-5} \times 0.63} = \sqrt{17.64 \times 10^{-6}}$
$\qquad = 4.2 \times 10^{-3}$ 〔mol/L〕
$\qquad pH = -\log(42 \times 10^{-4}) = -\log 2 - \log 3 - \log 7 + 4$
$\qquad\quad = 2.37 ≒ 2.4$ 　　　　　　　　　　　　　　　　　〔解答〕 2.4

また 100 倍にうすめたとき,
$\qquad [H^+] = \sqrt{K_a C} = \sqrt{17.64 \times 10^{-6} \times 10^{-2}} = 4.2 \times 10^{-4}$ 〔mol/L〕
$\qquad pH = -\log(42 \times 10^{-5}) = -\log 2 - \log 3 - \log 7 + 5$
$\qquad\quad = 3.37 ≒ 3.4$ 　　　　　　　　　　　　　　　　　〔解答〕 3.4

5.7 $[H^+] = \sqrt{K_a C}$
$\qquad 1.6 \times 10^{-3} = \sqrt{K_a \times 0.1}$
両辺を 2 乗すると
$\qquad (1.6 \times 10^{-3})^2 = K_a \times 0.1$
$\qquad \dfrac{2.56 \times 10^{-6}}{0.1} = K_a$
$\qquad K_a = 2.56 \times 10^{-5}$ 〔mol/L〕

〔解答〕 2.56×10^{-5} 〔mol/L〕

5.8 $K_a = C\alpha^2$
$\qquad 2.8 \times 10^{-5} = 0.28 \times \alpha^2 \quad \therefore \quad \alpha = 1.0 \times 10^{-2}$
$\qquad [H^+] = 0.28\,\alpha = 2.8 \times 10^{-3}$ 〔mol/L〕
$\qquad\quad pH = -\log(2.8 \times 10^{-3}) = 3 - \log 2.8$
$\qquad\qquad\quad = 2.55$

〔解答〕 $\alpha = 1.0 \times 10^{-2}$
$\qquad\quad [H^+] = 2.8 \times 10^{-3}$ 〔mol/L〕
$\qquad\quad pH = 2.55$

練習問題

5.9 25℃での 1.0×10^{-3} mol/L H_2SO_4 のpHを求めよ．ただし，この濃度で H_2SO_4 は完全に電離しているものとする．$\log 2 = 0.30$

5.10 25℃での 0.050 mol/L NaOH 水溶液のpHを求めよ．ただし，$\log 2 = 0.30$ とする．

5.11 次の文章を読み，次の設問に答えよ．

弱酸の電離度は水溶液の濃度によって異なった値を示す．たとえば，酢酸水溶液に水を加えると，水の増加をうち消す方向に平衡が移り，水溶液中の H_3O^+ の量が増加する．

$$CH_3COOH + H_2O \rightleftharpoons CH_3COO^- + H_3O^+$$

一般に ボックスA 溶液ほど電離度が大きくなる．また，酢酸のような弱酸を強塩基の水酸化ナトリウムで中和滴定する場合，指示薬の選択に注意する必要がある．たとえばフェノールフタレインは無色から ボックスB への変化がpH 8.3からpH 10で起こり，一方メチルオレンジは ボックスC から ボックスD への変化がpH 3.1からpH 4.4で起こる．いま，0.1 mol/L 酢酸水溶液 10 [mL] を中和するのに 0.1 mol/L 水酸化ナトリウム水溶液 10 [mL] が必要であるが，この水酸化ナトリウム水溶液を 9.0 [mL] 加えた時の溶液のpHは 5.7 であるが，10.01 [mL] 加えたときのpHは ボックスE である．このことから酢酸水溶液を水酸化ナトリウム水溶液で中和滴定する場合に適した指示薬は ボックスF であることがわかる．

問1　A～DおよびF欄に最も適当な語句を記入せよ．
問2　E欄のpHの値を計算せよ．ただし $\log 2 = 0.30$ とする．

練習問題・解答

5.9 H$_2$SO$_4$ は 2 価の酸なので

$$[H^+] = 1.0 \times 10^{-3} \times 2 = 2.0 \times 10^{-3} \text{ (mol/L)}$$
$$\text{pH} = -\log(2 \times 10^{-3}) = 3 - \log 2$$
$$= 2.7$$

[解答] 2.7

5.10 [OH$^-$] = 0.050 (mol/L)

$$[H^+][OH^-] = K_w = 1.0 \times 10^{-14} \text{ ((mol/L)}^2)$$
$$[H^+] = \frac{1.0 \times 10^{-14}}{0.050} = 2 \times 10^{-13} \text{ (mol/L)}$$
$$\text{pH} = -\log(2 \times 10^{-13}) = 13 - \log 2$$
$$= 12.7$$

[解答] 12.7

5.11 問1 A 薄い B 赤色 C 赤色 D 黄色 F フェノールフタレイン

問2 $[OH^-] = \left(0.1 \times \dfrac{10.01}{1000} - 0.1 \times \dfrac{10.00}{1000} \right) \times \dfrac{1000}{10.00 + 10.01}$

$$= 5 \times 10^{-5} \text{ (mol/L)}$$

式 (5) を使って [H$^+$] を求める.

$$[H^+] = \frac{1.0 \times 10^{-14}}{[OH^-]} = \frac{1.0 \times 10^{-14}}{5 \times 10^{-5}} = 2 \times 10^{-10} \text{ (mol/L)}$$

∴ pH = $-\log[H^+] = -\log(2 \times 10^{-10}) = 10 - \log 2 = 9.70$

[解答] pH = 9.70

練習問題

5.12 25℃，1気圧で1000〔mL〕の水にCO_2を飽和させると，0.029〔mol〕のCO_2が溶解する．この溶液について次の問に答えよ．ただしH_2CO_3の解離定数は，25℃で$K_1 = 4.3 \times 10^{-7}$，$K_2 = 5.6 \times 10^{-11}$〔mol/L〕とする．また，$\log 1.1 = 0.041$，$\log 3.5 = 0.544$である．

問1 この溶液のpHを求めよ．
問2 この溶液中に含まれるHCO_3^-のモル濃度はいくらか．
問3 この溶液中に含まれるCO_3^{2-}のモル濃度はいくらか．

解答

5.12 CO_2 を水に飽和させると2価の酸 H_2CO_3 になり,次のように2段階に電離平衡が成立している.

$$CO_2 + H_2O \rightleftharpoons H_2CO_3$$

$$H_2CO_3 \rightleftharpoons H^+ + HCO_3^- \qquad K_1 = \frac{[H^+][HCO_3^-]}{[H_2CO_3]} \qquad (a)$$

$$HCO_3^- \rightleftharpoons H^+ + CO_3^{2-} \qquad K_2 = \frac{[H^+][CO_3^{2-}]}{[HCO_3^-]} \qquad (b)$$

$K_1 \times K_2$ を求めると次の式になる.

$$K_1 \times K_2 = \frac{[H^+]^2[CO_3^{2-}]}{[H_2CO_3]} = K \qquad (c)$$

この K の値は次の式の電離定数に相当する.

$$H_2CO_3 \rightleftharpoons 2H^+ + CO_3^{2-}$$

問1 $K_1 \gg K_2$ なので K_1 のみ考えればよい.

式(a)において $[H^+] \fallingdotseq [HCO_3^-]$ なので

$$\frac{[H^+]^2}{0.029} = 4.3 \times 10^{-7} \qquad [H^+] = 1.1 \times 10^{-4} \text{ (mol/L)}$$

$$\therefore \ \text{pH} = -\log[H^+] = -\log(1.1 \times 10^{-4}) = 4 - 0.041 = 3.96$$

[解答] 3.96

問2 式(a)より $\dfrac{[HCO_3^-]^2}{0.029} = 4.3 \times 10^{-7}$

$$\therefore \ [HCO_3^-] \fallingdotseq 1.1 \times 10^{-4} \text{ (mol/L)}$$

[解答] 1.1×10^{-4} (mol/L)

問3 式(c)において問1より $[H^+]^2/[H_2CO_3] = 4.3 \times 10^{-7}$ なので

$$4.3 \times 10^{-7} \times 5.6 \times 10^{-11} = 4.3 \times 10^{-7} \times [CO_3^{2-}]$$

$$\therefore \ [CO_3^{2-}] = 5.6 \times 10^{-11} \text{ (mol/L)}$$

[解答] 5.6×10^{-11} (mol/L)

練習問題

5.13 一般にアミノ酸は，水溶液中では，次の平衡式で示される3種のイオン，X，Y，Zとして存在している．

$$\overset{+}{H_3N}-CH(R)-COOH \rightleftharpoons \overset{+}{H_3N}-CH(R)-COO^- + H^+ \quad (a)$$
$$\qquad X \qquad\qquad\qquad\qquad Y$$

$$\overset{+}{H_3N}-CH(R)-COO^- \rightleftharpoons H_2N-CH(R)-COO^- + H^+ \quad (b)$$
$$\qquad Y \qquad\qquad\qquad\qquad Z$$

式（a）の電離定数を $K_1 = 4.4 \times 10^{-3}$ 〔mol/L〕，式（b）の電離定数を $K_2 = 2.5 \times 10^{-10}$ 〔mol/L〕とするとき pH = 7.0 の水溶液中で存在する3種のイオンの濃度比 [X]：[Y]：[Z] を求めよ．最も濃度の低いイオンの濃度を1とする．

5.14 下の製剤処方に関し，次の問に答えよ．

処方	NaCl	4.5〔g〕
	KCl	30〔mEq〕(K$^+$として)
	MgCl$_2$・6H$_2$O	1.0〔mmol〕
	CaCl$_2$・2H$_2$O	0.146〔g〕
	注射用蒸留水	適量
	全量	1000〔mL〕

ただし，原子量は K：39，Cl：35.5，Mg：24 とする．

問1　KCl は何〔g〕添加するか．
問2　MgCl$_2$・6H$_2$O は何〔g〕添加するか．

5.13 式（a）より $\quad K_1 = \dfrac{[Y][H^+]}{[X]} \qquad \therefore [X] = \dfrac{[Y][H^+]}{K_1}$

式（b）より $\quad K_2 = \dfrac{[Z][H^+]}{[Y]} \qquad \therefore [Z] = \dfrac{K_2[Y]}{[H^+]}$

pH = 7.0 なので $[H^+] = 10^{-7}$

$\therefore \quad [X]:[Y]:[Z] = \dfrac{[Y][H^+]}{K_1} : [Y] : \dfrac{K_2[Y]}{[H^+]}$

[Y] で割ると $\quad = \dfrac{[H^+]}{K_1} : 1 : \dfrac{K_2}{[H^+]}$

$K_1[H^+]$ を掛けると $\quad = [H^+]^2 : K_1[H^+] : K_1 K_2$

各値を代入して $\quad = 10^{-14} : 4.4 \times 10^{-13} \times 10^{-7} : 4.4 \times 10^{-3} \times 2.5 \times 10^{-10}$

$\qquad\qquad\qquad\quad = 1 : 4.4 \times 10^4 : 1.1 \times 10^2$

[解答] $1 : 4.4 \times 10^4 : 1.1 \times 10^2$

5.14 問1 KCl の式量 = 39 + 35.5 = 74.5，したがって 1 [mEq] は 0.0745 [g] となる．30 [mEq] は

$$0.0745\,\mathrm{g} \times 30 = 2.235\,[\mathrm{g}]$$
$$\fallingdotseq 2.24\,[\mathrm{g}]$$

[解答] 2.24 [g]

問2 $MgCl_2 \cdot 6H_2O$ の分子量は 203，処方では 1.0 [mmol] なので

$$\dfrac{203}{1000} \fallingdotseq 0.2\,[\mathrm{g}]$$

[解答] 0.2 [g]

第6章
酸と塩基 ── その応用

(弱電解質のpHとpK_a・溶解度,緩衝溶液)

1. 弱電解質のpHとpK_a

　弱電解質の医薬品は消化管吸収に関して,吸収部位のpHで溶解し,非解離型(分子型)*で存在する割合が多いほど,また,非解離型の脂溶性が大きいほど吸収されやすい.この理論を**pH分配説**(pH-partition theory)という.吸収部位で医薬品が分子型として存在する割合は,その部位のpHと医薬品のpK_aで決定される.

* 非解離型を非イオン形,分子型,解離型をイオン形,イオン型ともいう.すべて同じ意味である.

例題57　消化管における弱酸性薬物の吸収については,非イオン形のものは消化管膜を透過し,イオン形のものは透過しないというpH-分配理論がしばしば適用される.また血液中と消化管液中の薬物濃度が平衡に達すると,次の式が成立するとされる.

$$R = \frac{1 + 10^{pH_1 - pK_a}}{1 + 10^{pH_2 - pK_a}} \qquad (1)$$

ここで,pH_1は血液のpH,pH_2は消化管液中のpH,pK_aはこの酸性薬物に対するものであり,Rは

$$R = \frac{\text{血液中の薬物濃度}}{\text{消化管液中の薬物濃度}}$$

である.いま,pK_a 5.4の酸性薬物について測定し$R = 20$を得た.このときの消化管液のpHとして,最も適当なものは次のどれか.

ただし，血液のpHは7.4，$\log_{10} 2 = 0.3$ とせよ．
1. 5.0　2. 5.5　3. 6.0　4. 6.5　5. 7.0

[解答] 3

[解説] $R = 20$, $pH_1 = 7.4$, $pK_a = 5.4$ を式（1）に代入し，消化管液のpH（pH_2）を求める．

$$R = 20 = \frac{\text{血液中の薬物濃度}}{\text{消化管液中の薬物濃度}}$$

$$= \frac{1 + 10^{pH_1 - pK_a}}{1 + 10^{pH_2 - pK_a}} = \frac{1 + 10^{7.4 - 5.4}}{1 + 10^{pH_2 - 5.4}} \quad (1)$$

$$1 + 10^{pH_2 - 5.4} = \frac{1 + 10^2}{20} = \frac{101}{20} = 5.05$$

$$10^{pH_2 - 5.4} = 5.05 - 1 = 4.05$$

$10^y = x \longrightarrow y = \log_{10} x$ なので，この式を用いて対数関数にして pH_2 を求める．

$$\log_{10} 4.05 = pH_2 - 5.4$$
$$\log_{10} 4.05 \fallingdotseq \log_{10} 2^2 = 2 \times 0.3 = 0.6$$
$$\therefore \; 0.6 = pH_2 - 5.4 \qquad pH_2 = 0.6 + 5.4 = 6.0$$

1.1　弱酸性医薬品のpHとpK_a

弱酸性医薬品［HA］は，水溶液中で次のように解離して分子型［HA］とイオン型［A⁻］が平衡状態になって存在している．

$$[HA] + H_2O \rightleftarrows H_3O^+ + A^-$$
　　［分子型］　　　　　　　　　　［イオン型］

したがって，この場合の**平衡定数** K は次のようになる．

$$\frac{[H_3O^+][A^-]}{[HA][H_2O]} = K \text{（一定）} \quad (2)$$

しかし，あまり濃くない［HA］の水溶液では，溶媒の水は多量に存在するので，実質上一定とみなしてもかまわない*1．そこで［H_2O］を右辺へ移項し，定数に含ませ，水素イオンは水溶液中で H_3O^+（オキソニウムイオン）の形で存在しているが，簡単にして［H^+］と書くと，式（2）は式（3）となる．

$$\frac{[H^+][A^-]}{[HA]} = K \cdot [H_2O] = K_a \quad (3)$$

ここで K_a は弱酸性医薬品の**解離定数***2 といい，温度が一定ならば一定で，K_a の大きい酸は強酸，K_a の小さい酸は弱酸である．

式（3）の両辺の対数をとると

$$\log[H^+] + \log\frac{[A^-]}{[HA]} = \log K_a$$

となる．次に上式の両辺に -1 をかけて，移項すると式（4）のように変形できる．

$$-\log[H^+] = -\log K_a + \log\frac{[A^-]}{[HA]} \quad (4)$$

---

*1　このままでは平衡定数 K は非常に小さな値になり，比較するのに不便なので式（2）を式（3）のように変形する．
*2　高校時代に学んだ電離，電離度，電離定数という用語は，単純な水溶液から体液など複雑な溶液中にも拡大して，大学では解離，解離度，解離定数という用語が用いられているが両者に本質的な相異がないので同じ意味に理解してよい．

ここで，$-\log[\mathrm{H}^+] = \mathrm{pH}$，$-\log K_\mathrm{a} = \mathrm{p}K_\mathrm{a}{}^*$であるので，これらの値を式（4）に代入すると，式（5）に導くことができる．

$$\mathrm{pH} = \mathrm{p}K_\mathrm{a} + \log\frac{[\mathrm{A}^-]}{[\mathrm{HA}]} \qquad (5)$$

また非解離型の酸の濃度[HA]を[分子型]，解離型の酸の濃度[A⁻]を[イオン型]で表現すると式（5）は式（5′）でも表すことができる．

$$\mathrm{pH} = \mathrm{p}K_\mathrm{a} + \log\frac{[イオン型]}{[分子型]} \qquad (5')$$

ここに得られたpHとpK_aとの関係を示す式（5）および（5′）は弱酸性医薬品のHenderson–Hasselbalch式とよばれ，pK_aは各医薬品に固有な値なので，これらの式は分子型とイオン型の濃度の比がpHの変化によって，どのように変化するかを示す式である．

ここで，$y = \log_{10} x \rightarrow 10^y = x$なので，式（5′）の対数をはずして指数関数に直してみよう．

$$\mathrm{pH} - \mathrm{p}K_\mathrm{a} = \log\frac{[イオン型]}{[分子型]} \qquad (6)$$

$$10^{\mathrm{pH}-\mathrm{p}K_\mathrm{a}} = \frac{[イオン型]}{[分子型]} \qquad (7)$$

---

* 酸の強さをpK_aで表すとpK_aの小さい酸は強酸，pK_aの大きい酸は弱酸である．塩基の強さをpK_b（$= -\log K_\mathrm{b}$）で表すと，pK_bの小さい塩基は強塩基，pK_bの大きい塩基は弱塩基である．また，$K_\mathrm{a} \cdot K_\mathrm{b} = 10^{-14}$からp$K_\mathrm{a}$ + pK_b = 14なので，塩基の強さをpK_aで表すとpK_bとの逆の関係になり，pK_aの大きい塩基は強塩基である．

また，[分子型] + [イオン型] = 1 なので[イオン型] = 1 − [分子型]を式（7）に代入して[イオン型]を消去すると

$$10^{\mathrm{pH}-\mathrm{p}K_\mathrm{a}} = \frac{1-[分子型]}{[分子型]} = \frac{1}{[分子型]} - 1$$

$$1 + 10^{\mathrm{pH}-\mathrm{p}K_\mathrm{a}} = \frac{1}{[分子型]}$$

$$\therefore [分子型] = \frac{1}{1 + 10^{\mathrm{pH}-\mathrm{p}K_\mathrm{a}}} \qquad (8)$$

となる．式（8）は先に学んだHenderson–Hasselbalch式と基本的に同じであるが，医薬品のpK_a（固有値）と溶液のpHから[分子型]を求めるには大変便利な式である．

次に解離度αは[イオン型]に等しいので式（6）から解離度αを求めてみよう．式（6）の両辺に-1をかけ，対数をはずして指数関数に直す式（9）となる．

$$\mathrm{pH} - \mathrm{p}K_\mathrm{a} = \log\frac{[イオン型]}{[分子型]} \qquad (6)$$

$$\mathrm{p}K_\mathrm{a} - \mathrm{pH} = \log\frac{[分子型]}{[イオン型]}$$

$$10^{\mathrm{p}K_\mathrm{a}-\mathrm{pH}} = \frac{[分子型]}{[イオン型]} = \frac{1-[イオン型]}{[イオン型]}$$

$$= \frac{1}{[イオン型]} - 1$$

$$1 + 10^{\mathrm{p}K_\mathrm{a}-\mathrm{pH}} = \frac{1}{[イオン型]}$$

$$\therefore \alpha\,(解離度) = [イオン型] = \frac{1}{1 + 10^{\mathrm{p}K_\mathrm{a}-\mathrm{pH}}} \qquad (9)$$

例題 58 pK_a 4 の弱酸性医薬品について,pH 1, 4, 6 における分子型とイオン型の濃度の割合を求めよ.

[解答] pH = 1 のとき [分子型]:[イオン型] = 1000:1
pH = 4 のとき [分子型]:[イオン型] = 1:1
pH = 6 のとき [分子型]:[イオン型] = 1:100

[解説] 式(5′)に $pK_a = 4$,pH = 1, 4, 6 をおのおの代入して比を求める.

pH = 1 のとき:
$$1 = 4 + \log \frac{[イオン型]}{[分子型]} \text{から}$$
$$\log \frac{[イオン型]}{[分子型]} = -3$$

したがって
$$\log \frac{[イオン型]}{[分子型]} = \log 10^{-3} = \log \frac{1}{1000}$$
∴ [分子型]:[イオン型] = 1000:1

pH = 4 のとき:
$$4 = 4 + \log \frac{[イオン型]}{[分子型]} \text{から}$$
$$\log \frac{[イオン型]}{[分子型]} = 0$$

したがって
$$\log \frac{[イオン型]}{[分子型]} = \log \frac{1}{1}$$
∴ [分子型]:[イオン型] = 1:1

すなわち **pH** と **pK_a** が等しいときは**分子型とイオン型は 1:1 で存在する**.

pH = 6 のとき:同様にして求めると
[分子型]:[イオン型] = 1:100 となる.

例題 59 アスピリンの pK_a は 3.5 である.pH 4.5 で分子型はどれくらい存在するか.

[解答] 9.1 〔%〕

[解説] 式(8)に $pK_a = 3.5$,pH = 4.5 を代入すると

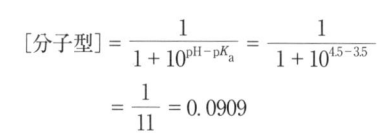

$$[分子型] = \frac{1}{1 + 10^{pH - pK_a}} = \frac{1}{1 + 10^{4.5 - 3.5}}$$
$$= \frac{1}{11} = 0.0909$$

分子型は約 9.1 〔%〕存在する.

113

1.2 弱塩基性医薬品のpHとpK_a

アンモニアを水に溶かすと、アンモニアの一部は水と次のように反応して、アンモニウムイオン NH_4^+ と水酸化物イオン OH^- を生じ、解離平衡が成立する。

$$NH_3 + H_2O \rightleftharpoons NH_4^+ + OH^-$$

この関係を一般式で表すと、弱塩基性医薬品*（Base、Bで表す）は

$$B + H_2O \underset{K_a}{\overset{K_b}{\rightleftharpoons}} \underset{(イオン型)}{BH^+} + OH^-$$
（分子型）

となる。弱塩基性医薬品の解離定数 K_b は

$$K_b = \frac{[BH^+][OH^-]}{[B]} \qquad (10)$$

で表される。したがって温度が一定ならば、K_b の大きい塩基は強塩基、K_b の小さい塩基は弱塩基である。

式 (10) の両辺の対数をとり、両辺に -1 をかけて移項すると式 (11) に変形される。

$$\log K_b = \log [BH^+] + \log [OH^-] - \log [B]$$
$$-\log K_b = -\log [OH^-] + \log [B] - \log [BH^+]$$
$$(11)$$

ここで $-\log K_b = pK_b$

$-\log [OH] = pOH = pK_w - pH$

($pH + pOH = pK_w$ から)

---

* $\underset{(分子型)}{B} + H^+ \underset{K_a}{\overset{K_b}{\rightleftharpoons}} \underset{(イオン型)}{BH^+}$ から $K_a = \frac{[B][H^+]}{[BH^+]}$ と表現

してもよい。この式で解いても同じ結論に達し、式 (12) を導くことができる。各自で誘導してみよ。

なので、これらを式 (11) に代入すると

$$pK_b = pK_w - pH + \log \frac{[B]}{[BH^+]}$$

移項して

$$pH = pK_w - pK_b + \log \frac{[B]}{[BH^+]}$$

となる。$pK_a + pK_b = pK_w$ から $pK_w - pK_b = pK_a$ となるので、これを上式に代入すると式 (12) に導ける。

$$pH = pK_a + \log \frac{[B]}{[BH^+]} \qquad (12)$$

式 (12) の [B] を [分子型]、[BH^+] を [イオン型] で表現すると式 (12) は式 (12′) でも表すことができる。

$$pH = pK_a + \log \frac{[分子型]}{[イオン型]} \qquad (12′)$$

ここに得られたpHとpK_aとの関係式も**弱塩基性医薬品の Henderson-Hasselbalch 式**とよばれ、pK_aは各医薬品に固有な値なので、これらの式は分子型とイオン型の濃度の比がpHの変化によって、どのように変化するかを示す式である。

例題 60 pK_a 9 の弱塩基性医薬品の pH 7 の水溶液中における分子型とイオン型の濃度の割合を求めよ。

解答 [分子型]:[イオン型] = 1:100

解説 式 (12′) に pH = 7, pK_a = 9 を代入すると,

$$7 = 9 + \log \frac{[分子型]}{[イオン型]}$$

から

$$\log \frac{[分子型]}{[イオン型]} = -2$$

となる。したがって

$$\log \frac{[分子型]}{[イオン型]} = \log 10^{-2} = \log \frac{1}{100}$$

∴ [分子型]:[イオン型] = 1:100

すなわちイオン型の濃度は分子型の濃度の 100 倍である。

例題 61 有機アミン (RNH_2) が水中で次に示すイオン解離平衡にあるとき, その解離度 (α) を水溶液の pH および有機アミン共役酸の pK_a で示す式として正しいものはどれか。

$$RNH_3^+ + H_2O \rightleftarrows RNH_2 + H_3O^+$$

1. $\alpha = 10^{pH}/10^{pK_a}$
2. $\alpha = 1/(1 + 10^{pK_a - pH})$
3. $\alpha = 1/(1 + 10^{pH - pK_a})$
4. $\alpha = 1/(1 - 10^{pK_a - pH})$
5. $\alpha = 1/(1 - 10^{pH - pK_a})$

解答 3

解説 解離度 α は [イオン型] に等しいので式 (12′) から誘導された式に [分子型] = 1 − [イオン型] を代入して [分子型] を消去して求める。

$$pH = pK_a + \log \frac{[分子型]}{[イオン型]} \tag{12′}$$

$$\therefore\ pH - pK_a = \log \frac{[分子型]}{[イオン型]}$$

$y = \log_{10} x \longrightarrow 10^y = x$ なので, この式を用いて対数をはずして指数関数にする。

$$10^{pH - pK_a} = \frac{[分子型]}{[イオン型]} = \frac{1 - [イオン型]}{[イオン型]}$$

$$= \frac{1}{[イオン型]} - 1$$

$$1 + 10^{pH - pK_a} = \frac{1}{[イオン型]}$$

$$\therefore\ \alpha = [イオン型] = \frac{1}{1 + 10^{pH - pK_a}} \tag{13}$$

また弱塩基性医薬品の分子型濃度も同様にして求めると,

$$[分子型] = \frac{1}{1 + 10^{pK_a - pH}} \tag{14}$$

となる。

2. 弱電解質の溶解度

医薬品のほとんどは弱電解質であるが，その溶液性を論ずる場合，溶解度と溶解速度が問題になる．固体の溶解度は，飽和溶液における溶質の濃度で表すが，一般には飽和溶液 100〔g〕中の溶質の〔g〕数で示す．局方では溶解性という表現で，「医薬品を固体の場合は粉末とした後，溶媒中に入れ，20 ± 5℃で 5 分間ごとに強く 30 秒間振り混ぜるとき，30 分以内に溶ける度合」と定義している．

一般に固体の溶解度は，温度が上昇すると増加し，溶解熱が小さく，また融点の低い固体ほどよく溶ける．

また極性化合物は極性溶媒（水，アルコールなど）によく溶け，無極性化合物は無極性溶媒（エーテル，ベンゼンなど）によく溶ける（like disolves like）．溶解度の制御は効力の増強，安定性，吸収の制御などに大変重要である．

2.1 弱酸性医薬品の溶解度

いま弱酸性医薬品 HA の飽和水溶液において次の平衡が成立する．

$$[HA]（固体） \underset{}{\overset{溶解平衡}{\rightleftarrows}} HA_{sat}（水溶液）（分子型）$$

$$\underset{}{\overset{解離平衡}{\rightleftarrows}} H^+ + A^- （イオン型）$$

この解離定数 K_a は

$$K_a = \frac{[H^+][A^-]}{[HA]_{sat}} \qquad (3)$$

で表される．ただし $[HA]_{sat}$ および $[A^-]$ はそれぞれこの医薬品の分子型およびイオン型のモル濃度を示す．

弱酸性医薬品の総溶解度 S は分子型とイオン型の溶解度の和として表される．

$$S = [HA]_{sat} + [A^-] \qquad (15)$$

ここで $[HA]_{sat}$ は分子型の飽和溶解度であり S_0 で表すことにする．S_0 は一定温度において pH に関係なく一定とみなすことができる．$[A^-]$ は式 (3) より

$$[A^-] = \frac{K_a \cdot [HA]_{sat}}{[H^+]}$$

なので，この式を式 (15) に代入すると

$$S = [HA]_{sat}\left(1 + \frac{K_a}{[H^+]}\right) = S_0\left(1 + \frac{K_a}{[H^+]}\right) \qquad (16)$$

となる．また式 (16) 中の $K_a/[H^+] = X$ において両辺の対数をとると

$$\log K_a - \log [H^+] = \log X$$

$$pH - pK_a = \log X$$

$y = \log_{10} x \longrightarrow x = 10^y$ より次のように変形できる．

$$X = 10^{pH - pK_a} = \text{antilog}(pH - pK_a)$$

上式を式 (16) に代入すると，総溶解度 S は式 (17) でも表すことができる．

$$S = S_0 \{1 + \text{antilog}(pH - pK_a)\}$$
$$= S_0 (1 + 10^{pH - pK_a}) \qquad (17)$$

2.2 弱塩基性医薬品の溶解度

弱塩基性医薬品Bの飽和水溶液についても次の平衡が成立する．したがってBの総溶解度Sは次のように表される．

$$B\,(固体) \underset{溶解平衡}{\rightleftarrows} B_{sat}\,(水溶液)\,(分子型)$$

$$\underset{H_2O}{\overset{解離平衡}{\rightleftarrows}} BH^+ + OH^-\,(イオン型)$$

$$K_b = \frac{[BH^+][OH^-]}{[B]_{sat}}$$

$$\therefore\ [BH^+] = [B]_{sat}\frac{K_b}{[OH^-]}$$

弱塩基性医薬品の総溶解度 S は分子型とイオン型の溶解度の和として表される．以下 2.1 の場合と同様に導くと

$$S = [B]_{sat} + [BH^+] = [B]_{sat} + [B]_{sat}\frac{K_b}{[OH^-]}$$

$$= [B]_{sat}\left(1 + \frac{K_b \cdot [H^+]}{K_w}\right) = S_0\left(1 + \frac{[H^+]}{K_a}\right) \tag{18}$$

となる．

$$\therefore\ S = S_0\{1 + \mathrm{antilog}\,(pK_a - pH)\}$$
$$= S_0\,(1 + 10^{pK_a - pH}) \tag{19}$$

ここで，S_0 および pK_a は温度により定まるので，**式(17)，(19) からそれぞれの弱酸，弱塩基性医薬品の任意のpHにおける溶解度を算出できる．また溶解度とpHが求められると pK_a を知ることができる．**

例題 62 フェノバルビタールの非解離型（分子型）分子の水に対する溶解度は 5×10^{-3} 〔mol/L〕，解離定数は 3.9×10^{-8} 〔mol/L〕とするとフェノバルビタールのpH 7 および pH 8 での溶解度を求めよ．

[解 答]　$pH = 7 : S = 6.95 \times 10^{-3}$〔mol/L〕
　　　　$pH = 8 : S = 2.45 \times 10^{-2}$〔mol/L〕

[解 説]　フェノバルビタールは弱酸性医薬品なので式(16)を使用し，溶解度を求める．

$$S = S_0\left(1 + \frac{K_a}{[H^+]}\right) \tag{16}$$

$pH = 7$ のとき：$S = 5 \times 10^{-3}\left(1 + \dfrac{3.9 \times 10^{-8}}{10^{-7}}\right)$
$\qquad\qquad\quad = 6.95 \times 10^{-3}$〔mol/L〕

$pH = 8$ のとき：$S = 5 \times 10^{-3}\left(1 \times \dfrac{3.9 \times 10^{-8}}{10^{-8}}\right)$
$\qquad\qquad\quad = 2.45 \times 10^{-2}$〔mol/L〕

例題 63

ある弱酸性医薬品 HA は水に溶けると [HA] $\rightleftarrows$ [H$^+$] + A$^-$ のように解離する．この解離定数 K_a は

$$K_a = \frac{[\text{H}^+][\text{A}^-]}{[\text{HA}]} \quad (3)$$

で表される．ただし [HA] および [A$^-$] はそれぞれこの医薬品の分子型およびイオン型のモル濃度を示す．この医薬品の溶解度 S は分子型とイオン型の和であり，

$$S = [\text{HA}]_{\text{sat}} + [\text{A}^-] \quad (15)$$

で与えられる．分子型の溶解度は一定温度下では pH に関係せず一定である．式 (3) と (15) より溶解度は式 (17) で表される．

$$S = [\text{HA}]_{\text{sat}} \left(1 + \frac{K_a}{[\text{H}^+]}\right)$$
$$= [\text{HA}]_{\text{sat}} (1 + 10^{\text{pH}-\text{p}K_a}) \quad (17)$$

ある弱酸性医薬品（$pK_a = 4$）の pH 4 の水溶液中での溶解度は，pH 1 の水溶液中での溶解度の約何倍であるか．

[解答] 約 2 倍

[解説] 式 (17) に $pK_a = 4$，各 pH について溶解度を求める．

pH = 1 のとき：$S = [\text{HA}]_{\text{sat}} (1 + 10^{1-4}) \fallingdotseq [\text{HA}]_{\text{sat}}$

pH = 4 のとき：$S = [\text{HA}]_{\text{sat}} (1 + 10^{4-4}) = 2\,[\text{HA}]_{\text{sat}}$

したがって pH 4 の水溶液中での溶解度は，pH 1 の水溶液中での溶解度の約 2 倍である．

例題 64

ある塩基性医薬品（$pK_a = 9$）の pH 9 の水溶液中での溶解度は，pH 12 の水溶液中での溶解度の約何倍であるか．

1. 1000　　2. 100　　3. 2　　4. $\dfrac{1}{2}$　　5. $\dfrac{1}{100}$

[解答] 3

[解説] 式 (19) に $pK_a = 9$ を代入，各 pH について溶解度を求める．

$$S = S_0 (1 + 10^{\text{p}K_a - \text{pH}}) \quad (19)$$

pH = 9 のとき：$S = S_0 (1 + 10^{9-9})$
$= S_0 (1 + 10^0)$
$= 2 S_0$

pH = 12 のとき：$S = S_0 (1 + 10^{9-12})$
$= S_0 (1 + 10^{-3})$
$\fallingdotseq S_0$

したがって pH 9 の水溶液中での溶解度は，pH 12 の水溶液中での溶解度の約 2 倍である．

$S = 2S_0$ となるときの pH はその医薬品の pK_a と等しくなる． 覚えておくと大変便利である．

例題 65 次の表はある医薬品の種々の pH における 20℃の溶解度を示している．この表から判断されるこの医薬品の pK_a はどれか．

pH	溶解度	pH	溶解度
1.0	0.020	3.5	0.022
1.5	0.020	4.0	0.026
2.0	0.020	4.5	0.040
2.5	0.020	5.0	0.083
3.0	0.021	5.5	0.220

1. 3.0   2. 3.5   3. 4.0   4. 4.5   5. 5.0

[解答] 4

[解説] pH が大きくなるほど溶解度 S が大きくなっているので，$S = [分子型]_{sat} + [イオン型]$ からアルカリ性に近づくほど [イオン型] が増加していることがわかる．したがってこの医薬品は弱酸性医薬品である．式(17)から，$S = 2S_0$ となるときの pH がこの医薬品の pK_a と等しいので，$S = S_0$ になる値を求める．すなわち [イオン型] $\fallingdotseq 0$ になる pH の溶解度が $S = S_0$ なので，[分子型]$_{sat}$ すなわち S_0 は温度一定ならば pH によらず一定なので，溶解の最小の一定値が S_0 に相当する．

$S_0 = 0.020$ から $S = 2S_0 = 2 \times 0.020 = 0.040$
$S = 0.040$ となる pH = 4.5．

したがって $pK_a = 4.5$

3. 緩衝溶液

pH の調整は点眼剤や注射剤の等張化による生体への刺激の緩和，医薬品の安定化，活性化などの面から重要である．

弱酸，弱塩基とその塩類の溶液は，少量の酸や塩基を加えたり，水でうすめても，その pH がほとんど変化しないで維持しようとする作用をもっている．このような作用を**緩衝作用**といい，緩衝作用を有する溶液を**緩衝溶液** buffer solution という．

酢酸と酢酸ナトリウムの混合水溶液では下式に示すように，酢酸イオン（CH_3COO^-）が共通に存在しているので，酢酸だけのときより酢酸の解離度は小さくなり，酢酸の濃度，$[CH_3COOH]$ は，はじめの酢酸の濃度 C_A に等しいとおくことができる．一方，酢酸から解離した $[CH_3COO^-]$ は酢酸ナトリウムがほとんど完全に解離しているので無視できる．したがって $[CH_3COO^-]$ は加えた酢酸ナトリウムの濃度 C_S に等しい．

$$CH_3COONa \longrightarrow CH_3COO^- + Na^+$$
$$CH_3COOH \rightleftharpoons CH_3COO^- + H^+$$

ここで酢酸と酢酸ナトリウムの緩衝溶液の場合にも，酢酸の解離平衡が成立するので，**緩衝溶液の水素イオン濃度** $[H^+]$ は式 (21) で表される．

$$\frac{[CH_3COO^-][H^+]}{[CH_3COOH]} = K_a \qquad (20)$$

$$\therefore \ [H^+] = K_a \times \frac{[CH_3COOH]}{[CH_3COO^-]} = K_a \times \frac{C_A}{C_S} \qquad (21)$$

ただし，C_A：弱酸のモル濃度
　　　　C_S：弱酸の塩のモル濃度

このように，緩衝溶液の $[H^+]$ は弱酸とその塩の水溶液の濃度で決まる．したがって水でうすめても，C_A と C_S は同じ割合でうすくなるので C_A/C_S の比は変わらず，$[H^+]$ は変わらないので pH は一定に保たれる．

液剤の製剤化に際し，pH を一定に保つために緩衝溶液がよく使用されるが，緩衝溶液が薬剤の分解に触媒として働き，促進する場合がしばしばあるので触媒作用の小さい緩衝溶液を選ぶ必要がある．

一般に酸触媒による分解促進の著しい薬剤にはできるだけ pK_a の大きい緩衝溶液を，塩基触媒による分解では逆に pK_a の小さいものを用いると触媒作用は小さくなる．

例題 66 酢酸 0.20〔mol〕と酢酸ナトリウム 0.35〔mol〕とを含む 25℃の水溶液 1.0〔L〕がある．この水溶液中の水酸化物イオンの濃度は 1.0×10^{-9}〔mol/L〕であった．酢酸の解離定数 K_a を求めなさい．ただし酢酸ナトリウムは完全に解離しているものとする．

[解答] $K_a = 1.75 \times 10^{-5}$〔mol/L〕
[解説] $[H^+] = 10^{-14}/10^{-9} = 10^{-5}$〔mol/L〕．酢酸の解離度は非常に小さいので，

$[CH_3COOH] \fallingdotseq 0.2$
$[CH_3COO^-] \fallingdotseq [CH_3COONa] = 0.35$

と近似できる．これらの値を式 (20) に代入し K_a を求める．

$$K_a = \frac{[CH_3COO^-][H^+]}{[CH_3COOH]} = \frac{0.35 \times 10^{-5}}{0.2}$$
$$= 1.75 \times 10^{-5} \text{〔mol/L〕}$$

例題 67 弱塩基 BOH とその塩化物 BCl が水溶液 1〔L〕中におのおの 0.2〔mol〕含まれるとき，水酸化物イオン濃度はいくらか．ただし BOH の $K_b = 1.8 \times 10^{-5}$〔mol/L〕，BCl の解離度を 0.90 とする．

[解答] $[OH^-] = 2 \times 10^{-5}$〔mol/L〕
[解説] 弱塩基とその塩の緩衝溶液の問題である．

$$BOH \rightleftarrows B^+ + OH^-$$

$$K_b = \frac{[B^+][OH^-]}{[BOH]}$$

$$\therefore \ [\mathrm{OH^-}] = K_\mathrm{b} \times \frac{[\mathrm{BOH}]}{[\mathrm{B^+}]} = K_\mathrm{b} \times \frac{C_\mathrm{B}}{C_\mathrm{S}}$$

この式に数値を代入し，[OH⁻] を求める．

$$[\mathrm{OH^-}] = 1.8 \times 10^{-5} \times \frac{0.2}{0.2 \times 0.9}$$
$$= 2 \times 10^{-5} \ [\mathrm{mol/L}]$$

ここで先に学んだ弱酸の平衡式（3）と緩衝溶液の平衡式（20）は基本的に同一であるので，式（3）から導かれる式（5）はそのまま酢酸の緩衝溶液に当てはめることができる〔式（22）〕．

$$\mathrm{pH} = \mathrm{p}K_\mathrm{a} + \log \frac{[\mathrm{CH_3COO^-}]}{[\mathrm{CH_3COOH}]} \qquad (22)$$

一般式で表すと

$$\mathrm{pH} = \mathrm{p}K_\mathrm{a} + \log \frac{[\mathrm{Salt}]^{*1}}{[\mathrm{Acid}]} \qquad (23)$$

$$\therefore \ \mathrm{pH} = \mathrm{p}K_\mathrm{a} + \log \frac{C_\mathrm{S}}{C_\mathrm{A}} \qquad (23')$$

同様に弱塩基とその塩の緩衝溶液の場合は，式（12）から

$$\mathrm{pH} = \mathrm{p}K_\mathrm{a} + \log \frac{[\mathrm{Base}]^{*2}}{[\mathrm{Salt}]} \qquad (24)$$

$$\therefore \ \mathrm{pH} = \mathrm{p}K_\mathrm{a} + \log \frac{C_\mathrm{B}}{C_\mathrm{S}} \qquad (24')$$

ただし，C_B：弱塩基のモル濃度
$\qquad\quad C_\mathrm{S}$：弱塩基の塩のモル濃度

---

*1 [Acid]：弱酸のモル濃度，[Salt]：弱酸の塩のモル濃度を示す．
*2 [Base]：弱塩基のモル濃度，[Salt]：弱塩基の塩のモル濃度を示す．

が誘導できる．

式（23），（23'）を**弱酸とその塩の緩衝式** buffer equation または Henderson-Hasselbalch 式，式（24），（24'）を**弱塩基とその塩の緩衝式**または Henderson-Hasselbalch 式という．

例題 68 水溶液 1 [L] 中に 0.1 mol/L $\mathrm{KH_2PO_4}$ および 0.2 mol/L $\mathrm{K_2HPO_4}$ を含む緩衝溶液の pH はいくらか．ただし，弱酸である $\mathrm{KH_2PO_4}$ の $\mathrm{p}K_\mathrm{a}$ は 6.8，$\log 2 = 0.3$ とする．

[解答] pH = 7.1

[解説] 式（23）を適用するとこの場合下式になる．

$$\mathrm{pH} = \mathrm{p}K_\mathrm{a} + \log \frac{[\mathrm{HPO_4^{2-}}]}{[\mathrm{H_2PO_4^-}]}$$

この式に各値を代入して求める．

$$\mathrm{pH} = 6.8 + \log \frac{0.2}{0.1}$$
$$= 6.8 + \log 2$$
$$= 6.8 + 0.3$$
$$= 7.1$$

例題 69 水溶液 1 [L] 中に 0.4 mol/L NH_3, 0.1 mol/L NH_4Cl を含む緩衝溶液の pH はいくらか。ただし NH_3 の $pK_a = 9.26$, $\log 2 = 0.3$ とする。

[解答] pH = 9.86

[解説] 式 (24) に各値を代入し求める。

$$pH = pK_a + \log \frac{[\text{Base}]}{[\text{Salt}]} \quad (24)$$

$$= 9.26 + \log \frac{0.4}{0.1}$$

$$= 9.26 + \log 2^2$$

$$= 9.86$$

4. 塩の水溶液の加水分解

4.1 弱酸と強塩基の塩

弱酸 HA のナトリウム塩 NaA は水溶液中で、次のように加水分解される。

$$NaA \rightleftharpoons Na^+ + A^-$$
$$A^- + H_2O \xrightleftharpoons{h} HA + OH^-$$

$[H_2O]$ は一定とみなして、定数に含ませると、

$$\frac{[HA][OH^-]}{[A^-]} = K[H_2O] = K_h \quad (25)$$

となり、K_h を**加水分解定数**という。

弱酸 HA の電離定数を K_a, 水のイオン積を K_w とし、式 (25) の左辺の分子・分母に $[H^+]$ を掛けて式を整理すると、

$$\frac{[HA]\cdot[H^+][OH^-]}{[A^-][H^+]} = \frac{[HA]\cdot K_w}{[A^-][H^+]}$$

$$= \frac{K_w}{K_a} = K_h \quad (26)$$

となる。また**加水分解度**を h とすると、h が NaA の濃度 C [mol/L] に比べて小さいときは*

$$[OH^-] = hC = \sqrt{K_h C} = \sqrt{\frac{K_w C}{K_a}} \quad (27)$$

したがって、水素イオン濃度 $[H^+]$ は次の式で表される。

$$[H^+] = \frac{K_w}{[OH^-]} = \sqrt{\frac{K_a K_w}{C}} \quad (27')$$

---

* 式 (27)〜(31) の誘導は, 92 頁〜93 頁, 第 5 章式 (10)〜(13) の誘導を参照して下さい。
　また添字の h は加水分解 (hydrolysis) を意味する。

$$h = \sqrt{\frac{K_h}{C}} = \sqrt{\frac{K_w}{K_a C}} \qquad (28)$$

が誘導される．これらの式より，**塩の濃度 C が一定のとき，K_h が大きいほど加水分解が進行する．また K_a が小さいほど加水分解が起こりやすい．**

4.2 強酸と弱塩基の塩

強酸と弱塩基の塩，例えば NH_4Cl でも次のように加水分解される．

$$NH_4Cl \rightleftarrows NH_4^+ + Cl^-$$
$$NH_4^+ + H_2O \rightleftarrows NH_3 + H_3O^+$$

同様に NH_4Cl の加水分解定数 K_h はアンモニアの電離定数 K_b と水のイオン積 K_w から式 (29) によって求めることができる．

$$\frac{K_w}{K_b} = K_h \qquad (29)$$

$$[H^+] = hC = \sqrt{K_h C} = \sqrt{\frac{K_w C}{K_b}} \qquad (30)$$

$$h = \sqrt{\frac{K_h}{C}} = \sqrt{\frac{K_w}{K_b C}} \qquad (31)$$

が誘導される．

したがって，水酸化物イオン濃度 $[OH^-]$ は次の式で表される．

$$[OH^-] = \frac{K_w}{[H^+]} = \sqrt{\frac{K_a K_w}{C}} \qquad (30')$$

例題 70 1 mol/L の酢酸ナトリウム水溶液の pH はいくらか．ただし酢酸の電離定数を 1.8×10^{-5} 〔mol/L〕，$\log 2.36 = 0.37$ とする．

[解 答] pH = 9.37

[解 説] 式 (27) に数値を代入して求める．

$$[OH^-] = \sqrt{\frac{10^{-14} \times 1}{1.8 \times 10^{-5}}} = 2.36 \times 10^{-5}$$

$$pH = -\log[H^+] = -\log\frac{10^{-14}}{[OH^-]}$$

$$= -\log\frac{10^{-14}}{2.36 \times 10^{-5}} = -\log\frac{10^{-9}}{2.36}$$

$$= 9 + \log 2.36$$

$$= 9 + 0.37$$

$$= 9.37$$

5. イオン強度

比較的低濃度の電解質溶液は**束一性**（溶液は何であるかに関係せず，その量に依存する性質）を示し，理想溶液からのずれが小さい．しかしイオンの濃度が大きくなるとイオン間の相互作用により，その力を十分に発揮できなくなりイオンの有効濃度は分析濃度 C より小さくなる．そこで**イオンの活量係数** (activity coefficient) f を用いて活量(有効濃度) a を求める必要がある．a は式(32)で与えられる．

$$a = fC \tag{32}$$

イオンの活量係数 f は低濃度では1に近いが，高濃度では1より小さく理想溶液からずれてくる．イオンの活量係数 f はイオン強度 (ionic strength) I から求めることができるが*，**イオン強度** I は溶液に固有なもので次のように定義される．

$$I = \frac{1}{2}\sum_{i=1}^{n} C_i Z_i^2 = \frac{1}{2}(C_1 Z_1^2 + C_2 Z_2^2 + \cdots\cdots + C_n Z_n^2) \tag{33}$$

ここで C_i は i 番目のイオンの濃度，Z_i はその電荷，総和は溶液中のすべてのイオンについて行う．

たとえば，0.01〔mol/L〕の Na_2SO_4 溶液では Na^+ の濃度は 0.02，SO_4^{2-} の濃度は 0.01，Na^+ の Z は 1，SO_4^{2-} の Z は 2 であるから

$$I = \frac{1}{2} \times (0.02 \times 1^2 + 0.01 \times 2^2) = 0.03$$

となる．

例題 71 塩化ナトリウム (0.06〔mol/L〕)，硫酸マグネシウム (0.02〔mol/L〕) を含む水溶液のイオン強度をそれぞれ計算せよ．

[解 答] NaCl；$I = 0.06$
MgSO$_4$；$I = 0.08$

[解 説] NaCl の 0.06〔mol/L〕溶液では

$$I = \frac{1}{2}(C \times 1^2 + C \times 1^2)$$

$$= \frac{1}{2} \times (0.06 \times 1^2 + 0.06 + 1^2) = 0.06$$

MgSO$_4$ の 0.02〔mol/L〕溶液では

$$I = \frac{1}{2}(C \times 2^2 + C \times 2^2)$$

$$= \frac{1}{2} \times (0.02 \times 2^2 + 0.02 \times 2^2) = 0.08$$

となる．

---

* 電荷 Z のイオン活量係数 f_z は $-\log f_z = Z^2 P I^{1/2}/(1 + QI^{1/2})$ で表される．ただし P は温度と溶媒の誘電率の関数(室温の水溶液では 0.5)，Q は平均イオン半径の関数 ($Q ≒ 1$) である．

例題72 塩化カリウム（0.03〔mol/L〕）と塩酸（0.02〔mol/L〕）との混合溶液のイオン強度を求めよ．

[解答] $I = 0.05$

[解説] KCl と HCl のイオン強度の和が混合溶液のイオン強度となる．

$$I = \frac{1}{2} \times (0.03 \times 1^2 + 0.03 \times 1^2)$$
$$+ \frac{1}{2} \times (0.02 \times 1^2 + 0.02 \times 1^2)$$
$$= 0.05$$

例題73 次の記述は，イオン強度に関するものである．正しいものの組合せはどれか．

a. イオン強度は溶液中のすべてのイオン種について，それぞれのイオンのモル濃度と原子価の積を加え合わせたものの 1/2 である．
b. イオン強度は溶液中のすべてのイオン種について，それぞれのイオンのモル濃度と原子価の 2 乗の積を加え合わせたものの 1/2 である．
c. イオン強度は溶液中のすべてのイオン積についてそれぞれのイオンのモル濃度の 2 乗と原子価の 2 乗の積を加え合わせたものの 1/2 である．
d. 1 価のイオンと 1 価のイオンとからなる電解質ではモル濃度の 2 倍の値がそのイオン強度となる．
e. 2 価のイオンと 2 価のイオンとからなる電解質ではモル濃度の 4 倍の値がそのイオン強度となる．

1. (a, d)　　2. (a, e)　　3. (b, d)
4. (b, e)　　5. (c, d)

[解答] 4

[解説] a, b, c はイオン強度の定義に関する問である．式 (33) から b が正しい．

d は 1 価のイオン－1 価のイオンから成る電解質，すなわち，NaCl, KCl などのイオン強度に関する問である．したがって式 (33) に $Z = 1$ を代入して I を求めると

$$I = \frac{1}{2}(C \times 1^2 + C \times 1^2) = C$$

（イオン強度はモル濃度に等しい）

となるので d は誤りである．

e は MgSO$_4$，CaSO$_4$ などのイオン強度に関する問である．したがって式 (33) に $Z = 2$ を代入して I を求めると

$$I = \frac{1}{2}(C \times 2^2 + C \times 2^2) = 4C$$

（イオン強度はモル濃度の 4 倍になる）

となる．したがって e は正しい．

練習問題

6.1 濃度 0.20 mol/L の酢酸水溶液 500 [mL] と 0.20 mol/L の酢酸ナトリウム水溶液 500 [mL] を混合して緩衝溶液 1.0 [L] をつくった。この水溶液の pH を求めよ。ただし、酢酸の電離定数 $K_a = 2.7 \times 10^{-5}$ [mol/L], $\log 3 = 0.48$ とする。

6.2 25℃での 0.20 mol/L 酢酸水溶液 1 [L] に、酢酸ナトリウムの結晶 0.1 [mol] を溶かした水溶液の $[H^+]$ と pH を求めよ。ただし、酢酸の電離定数 $K_a = 2.8 \times 10^{-5}$ [mol/L], $\log 5.6 = 0.75$ とし、結晶の溶解により、溶液の体積は変化しないものとする。

6.3 25℃での 0.10 mol/L 酢酸水溶液 1.0 [L] に、酢酸ナトリウムの結晶 0.2 [mol] を溶かした水溶液の $[H^+]$ と pH を求めよ。ただし、酢酸の電離定数 $K_a = 2.8 \times 10^{-5}$ [mol/L], $\log 2 = 0.30$, $\log 3 = 0.48$, $\log 7 = 0.84$ とし、結晶の溶解により、溶液の体積は変化しないものとする。

練習問題・解答

解　答

6.1 $[H^+] = K_a \times \dfrac{[CH_3COOH]}{[CH_3COO^-]} = 2.7 \times 10^{-5} \times \dfrac{0.10}{0.10}$

$\qquad\qquad\quad = 2.7 \times 10^{-5} \,[\text{mol/L}]$

$\quad\text{pH} = -\log(2.7 \times 10^{-5}) = -\log(3^3 \times 10^{-6})$

$\qquad\quad = 6 - 3\log 3$

$\qquad\quad = 4.56$

$\qquad\quad \fallingdotseq 4.6$

[解　答]　4.6

6.2 $[H^+] = 2.8 \times 10^{-5} \times \dfrac{0.20}{0.10} = 5.6 \times 10^{-5}\,[\text{mol/L}]$

$\quad\text{pH} = -\log(5.6 \times 10^{-5}) = 5 - \log 5.6$

$\qquad\quad = 4.25$

$\qquad\quad \fallingdotseq 4.3$

[解　答]　4.3

6.3 $[H^+] = 2.8 \times 10^{-5} \times \dfrac{0.10}{0.20} = 1.4 \times 10^{-5}\,[\text{mol/L}]$

$\quad\text{pH} = -\log(2 \times 7 \times 10^{-6}) = 6 - \log 2 - \log 7$

$\qquad\quad = 4.86$

$\qquad\quad \fallingdotseq 4.9$

[解　答]　4.9

練習問題

6.4 0.10 mol/L 酢酸ナトリウム水溶液の pH は次のどれか．ただし，酢酸の電離定数は 2.5×10^{-5} [mol/L]，水のイオン積は 1.0×10^{-14} [(mol/L)^2]，$\log_{10} 2 = 0.30$，$\log_{10} 3 = 0.48$ とする．

    1. 7.3　　2. 7.8　　3. 8.3　　4. 8.8　　5. 9.3　　6. 9.8

薬剤師国試（94 回）

6.5 サリチル酸の pK_a は 3.0 である．pH = 5.0 で分子型はどれくらい存在するか．
ヒント：例題 59

6.4 122頁の式 (27) に各値を代入して $[\text{OH}^-]$ を求める.

$$[\text{OH}^-] = \sqrt{\frac{K_w C}{K_a}} \qquad (27)$$

$$= \sqrt{\frac{1 \times 10^{-14} \times 0.1}{2.5 \times 10^{-5}}} = 2\sqrt{10} \times 10^{-6}$$

式 (27′) にこの値を代入すると

$$[\text{H}^+] = \frac{K_w}{[\text{OH}^-]} \qquad (27′)$$

$$= \frac{1 \times 10^{-14}}{2\sqrt{10} \times 10^{-6}} = \frac{1 \times 10^{-8}}{2 \times 10^{0.5}}$$

したがって

$$\text{pH} = -\log[\text{H}^+] = 8 + \log 2 + 0.5$$
$$= 8.8$$

122頁の式 (27′) から

$$\text{pH} = \frac{1}{2}(\text{p}K_a + \text{p}K_w - \log C) \qquad (27″)$$

$$\log 0.1 = \log\frac{1}{10} = -1$$

$\text{p}K_a = -\log(2.5 \times 10^{-5}) = 4.6$, $\text{p}K_w = 14$, $C = 0.1$ を式 (27″) 代入すると

$$\text{pH} = \frac{1}{2}(4.6 + 14 - 1)$$
$$= 8.8$$

となる.

〔解答〕 4

6.5 式 (8) に $\text{p}K_a = 3.0$, $\text{pH} = 5.0$ を代入して解く.

$$[\text{分子型}] = \frac{1}{1 + 10^{\text{pH} - \text{p}K_a}} = \frac{1}{1 + 10^{5-3}}$$

$$= \frac{1}{101} = 0.0099 \fallingdotseq 0.01$$

〔解答〕 1〔%〕

練習問題

6.6 フェノバルビタールの25℃における解離定数, $K_a = 3.9 \times 10^{-8}$ [mol/L], 非解離型 (分子型) の溶解度 5×10^{-3} [mol/L] として, 次の問に答えよ.

問1　pK_aの値を求めよ. ただし log 3.9 = 0.59 とする.

問2　pH 10 における溶解度を求めよ.

<u>ヒント</u>：例題 62

6.7 ギ酸 (pK_a 3.75) とギ酸ナトリウムを成分とする緩衝液で, ギ酸の濃度が 0.1 [mol/L], ギ酸ナトリウムの濃度が 1.0 [mol/L] の場合, この緩衝液の pH として妥当なものはどれか. ただし, イオン強度の影響は無視するものとする.

　　1.　2.75　　　2.　3.75　　　3.　4.75　　　4.　5.75　　　5.　6.75

<u>ヒント</u>：例題 68

練習問題・解答

6.6 問1 $pK_a = -\log K_a = -\log(3.9 \times 10^{-8})$
$= 8 - \log 3.9 = 7.41$

解答 7.41

問2 式(17)に各値を代入して解く．

$S = S_0(1 + 10^{pH - pK_a})$
$= 5 \times 10^{-3}(1 + 10^{10-7.41})$
$= 5 \times 10^{-3}(1 + 10^{2.59})$

ここで $10^{2.59} = 10^2 \times 10^{0.59}$ とおき $10^{0.59}$ の答をまず求める．

$x = 10^{0.59}$ として対数をとると

$\log x = \log 10^{0.59}$ $\log x = 0.59$

$x = 3.9$ したがって $10^{2.59} = 100 \times 3.9 = 390$

∴ $S = 5 \times 10^{-3} \times (1 + 390) = 1.955$ 〔mol/L〕

解答 1.955〔mol/L〕

6.7 ギ酸とギ酸ナトリウムの混合水溶液では下式に示すように，ギ酸イオン（HCOO⁻）が共通に存在しているので，ギ酸だけのときよりギ酸の解離度は小さくなり，ギ酸の濃度〔HCOOH〕は，はじめのギ酸の濃度 C_A に等しいとおくことができる．一方，ギ酸から解離した〔HCOO⁻〕はギ酸ナトリウムがほとんど完全に解離しているので無視できる．したがって〔HCOO⁻〕は加えたギ酸ナトリウムの濃度 C_S に等しい．

HCOONa ⟶ HCOO⁻ + Na⁺
HCOOH ⇌ HCOO⁻ + H⁺

式(23′)に各値を代入して解く

$$pH = pK_a + \log \frac{C_S}{C_A} \qquad (23')$$

$= 3.75 + \log \frac{1.0}{0.1} = 4.75$

解答 3

練習問題

6.8 緩衝液に関する次の記述のうち，誤っているものはどれか．
1. 加えた強酸，強塩基の増分（$\Delta\beta$）とそれに対応するpHの変動（ΔpH）を求めれば，そのpHにおける緩衝価（β）が得られる．
2. 緩衝液を調製するとき，目的とするpHになるべく近いpK_aをもつ弱酸又は弱塩基を選ぶ．
3. pHと緩衝液成分である弱酸または弱塩基のpK_aが等しいときに最大緩衝価（β_{max}）が得られる．
4. 緩衝成分の全濃度が増加すれば緩衝価（β）は低下する．

6.9 血液は有形成分の血球と溶液の血しょうからできている．血しょうはタンパク質など多くの生体成分を含んでおり，pHや浸透圧を一定に保っている．血しょうのpHは主にH_2CO_3とNaHCO$_3$による緩衝作用で一定に保たれている．血しょう中のH_2CO_3の濃度を0.00125〔mol/L〕，HCO$_3^-$の濃度を0.025〔mol/L〕とするとき，血しょうのpHはいくらか．ただし，H_2CO_3のpK_aは6.1，$\log 2 = 0.3$，$\log 5 = 0.7$とする．

6.10 イオン強度について正しい記述はどれか．
1. イオン強度とは電解質のイオン化傾向を表すものである．
2. イオン強度とは溶媒が電解質をイオン化する強さを表すものである．
3. イオン強度とはイオンが水和する傾向を表すものである．
4. イオン強度とはイオン間相互作用に関係するもので，溶液中のiイオンの濃度をC_i，原子価をZ_iとしたとき，$1/2 \sum_i C_i Z_i^2$で算出される．
5. イオン強度とは溶液中のイオン濃度の総和を表すものである．

練 習 問 題・解 答

6.8　緩衝価は緩衝液の全濃度に比例する．

[解 答] 4

6.9　$pK_a = 6.1 = 7 - 0.9$

$\therefore K_a = 2^3 \times 10^{-7}$ 〔mol/L〕

弱酸とその塩の緩衝溶液なので式 (21) に代入して解く．

$C_A = [H_2CO_3] = 0.00125$, $C_S = [HCO_3^-] = 0.025$ を代入すると

$$[H^+] = 2^3 \times 10^{-7} \times \frac{1.25 \times 10^{-3}}{2.5 \times 10^{-2}} = 2^2 \times 10^{-8} \text{〔mol/L〕}$$

$$pH = -\log[H^+] = -\log(2^2 \times 10^{-8})$$
$$= 8 - 2 \times 0.3 = 7.4$$

別法　式 (23′) を用いると簡単に pH を求めることができる．

$$pH = pK_a + \log\frac{C_S}{C_A}$$
$$= 6.1 + \log\frac{2.5 \times 10^{-2}}{1.25 \times 10^{-3}}$$
$$= 6.1 + \log 20$$
$$= 6.1 + \log(2 \times 10)$$
$$= 6.1 + 0.3 + 1$$
$$= 7.4$$

[解 答] 7.4

6.10　イオン強度の定義である式 (33) より．

[解 答] 4

練習問題

6.11 次の Henderson-Hasselbalch の式に関する記述について，正しいものの組合せはどれか．

$$\mathrm{pH} = \mathrm{p}K_a + \log \frac{[\mathrm{salt}]}{[\mathrm{acid}]} \quad (1)$$

$$\mathrm{pH} = \mathrm{p}K_a + \log \frac{[\mathrm{base}]}{[\mathrm{salt}]} \quad (2)$$

a. pH が同じなら，pK_a の大きい塩基（base）ほどイオン形（salt）の割合が小さい．
b. pH が同じなら，pK_a の小さい酸（acid）ほどイオン形（salt）の割合が大きい．
c. pK_a が同じなら，pH が大きいほど分子形（base）の割合が小となる．
d. pK_a が同じなら，pH が小さいほど分子形（acid）の割合が大となる．

1. (a, b)　　2. (a, c)　　3. (a, d)
4. (b, c)　　5. (b, d)　　6. (c, d)

6.12 弱酸性薬物の水溶液からの薬物吸収が，下式に示す一次速度式で表されるとする．この薬物の吸収が非解離形分子のみによって起こる場合の，吸収速度定数 P と，薬物の pK_a 値及び水溶液の pH 値の関係を正しく示した式はどれか．

$$\frac{dC}{dt} = -P \cdot C$$

t：時間，C：水溶液中の薬物全濃度

1. $P = P_m / (1 + 10^{\mathrm{pH} - \mathrm{p}K_a})$
2. $P = P_m / (1 + 10^{\mathrm{p}K_a - \mathrm{pH}})$
3. $P = P_m \cdot (1 + 10^{\mathrm{pH} - \mathrm{p}K_a})$
4. $P = P_m / (1 - 10^{\mathrm{p}K_a - \mathrm{pH}})$
5. $P = P_m / (1 - 10^{\mathrm{pH} - \mathrm{p}K_a})$

P_m：非解離形分子の吸収速度定数

解　答

6.11

a. pH が同じなら式（2）から pK_a の大きい塩基性薬品では $\log \frac{[\text{base}]}{[\text{salt}]}$ が小さくなる必要があるので，イオン形（salt）の割合が大きくなる． 　　　　　　a は誤り．

b. pH が同じなら，式（1）から pK_a の小さい酸性薬品ほど $\log \frac{[\text{salt}]}{[\text{acid}]}$ が大きくなる必要があるので，イオン形（salt）の割合が大きくなる． 　　　　　　b は正しい．

c. pK_a が同じなら，式（2）から pH が大きいほど，分子形（base）の割合は大きくなる．
　　　　　　　　　　　　　　　　　　　　　　　　　　　　　　c は誤り．

d. pK_a が同じなら，式（1）から pH が小さいほど，分子形（acid）の割合は大きくなる．
　　　　　　　　　　　　　　　　　　　　　　　　　　　　　　d は正しい．

〔解答〕　5

6.12

pH 分配説（112 頁）によれば，吸収部位の pH（胃：1 〜 3，小腸：5 〜 7）で非解離形分子の脂溶性が高く（油/水分配係数が大きく），非解離形分子の存在割合も高い薬物ほど吸収されやすい．

そこで薬物の吸収速度定数 P は

$$P = P_m \times [\text{非解離形分子}]$$

のように近似される．[非解離形分子] は 112 頁の式（8）から

$$[\text{非解離形分子}] = [\text{分子型}] = \frac{1}{1 + 10^{\text{pH}-\text{p}K_a}}$$

となるので，上の値を上式に代入すると

$$P = P_m / (1 + 10^{\text{pH}-\text{p}K_a})$$

となる．

〔解答〕　1

練習問題

6.13 ある酸性医薬品の溶解度は，pH 2 以下で 0.010 [mol/L] であった．また，pH 5 における溶解度は 0.020 [mol/L] であった．

(a) この医薬品の pK_a はいくらか．

(b) pH 6 におけるイオン形濃度は，分子形濃度の約何倍か．

6.13 (a) 弱酸性医薬品の総溶解度 S は 118 頁の式（17）で

$$S = S_0(1 + 10^{pH-pK_a})　　(17)$$

表される．ここで S_0 は分子型 $[HA]_{sat}$ の総溶解度であるが pH 2 以下では，0.010 〔mol/L〕であると近似できる（例題 58 参照）．したがって pH 5 では，式（17）に各値を代入すると

$$0.020 = 0.010 \times (1 + 10^{5-pK_a})$$
$$10^{5-pK_a} = 1$$

両辺の対数をとると

$$(5 - pK_a)\log 10 = \log 1 = 0$$
$$5 - pK_a = 0 \quad \therefore \quad pK_a = 5$$

(b) 式（3）より

$$K_a = \frac{[H^+][A^-]}{[H^+]_{sat}} \cdots (3) \quad \therefore \quad \frac{[A^-]}{[HA]_{sat}} = \frac{K_a}{[H^+]} \cdots (3')$$

$pK_a = -\log K_a$ から $K_a = 10^{-pK_a}$

$pH = -\log[H^+]$ から $[H^+] = 10^{-pH}$

上の値を式（3'）に代入すると，

$$\frac{[A^-]}{[HA]_{sat}} = \frac{10^{-5}}{10^{-6}} = 10$$

[解答] (a) 5　(b) 10

第7章 油/水 分配係数と薬物の吸収

1. 分配の法則

水と四塩化炭素とは互いに混ざり合わないで2液層をなしているので，これに2つの液体のいずれにも溶けるヨウ素 I_2 を加えて溶かすと，ヨウ素は2つの溶媒にそれぞれ溶け込み，表1のように分配されて，両液層中におけるヨウ素の濃度の比は溶質の量に関係なく一定となる．

表1　ヨウ素の分配

水1〔L〕中の I_2 の〔g〕数 (C_B)	CCl_4 1〔L〕中の I_2 の〔g〕数 (C_A)	分配係数 $K = \dfrac{C_A}{C_B}$
0.0818	6.966	85.13
0.1276	10.88	85.30
0.1934	16.54	85.51

しかし水とベンゼンの混液に安息香酸を加えると安息香酸は水とベンゼンの間に溶けて分配されるが，両液層中の濃度の比 K は一定とならない．それは安息香酸が両液層中で同一の擬集状態（同一分子種）で存在せず，水中では主として C_6H_5COOH（安息香酸を水に溶かすと，わずかに解離するが弱酸なので無視できる）として，ベンゼン中では2分子会合した状態で存在するためである．

$$2C_6H_5COOH \rightleftharpoons C_6H_5-C\begin{smallmatrix}O\cdots H-O\\ \\O-H\cdots O\end{smallmatrix}C-C_6H_5$$
（水中）　　　　　　　　　　（ベンゼン中）

この場合はベンゼン中の濃度と水中の濃度の2乗との比が一定となる．このように濃度の比を測定することによって溶媒中の溶質分子の会合状態を推定することができる．

表2　安息香酸の分配

水100〔mL〕中の安息香酸の〔g〕数 (C_B)	ベンゼン100〔mL〕中の安息香酸の〔g〕数 (C_A)	$K = \dfrac{C_A}{C_B}$	$K = \dfrac{C_A}{C_B{}^2}$
0.0976	1.050	10.8	111
0.1500	2.52	16.8	108
0.1952	4.12	21.6	113

一般に互いにまじり合わずに相接する2種の溶媒に，いずれの溶媒にも溶ける一つの溶質を溶かして平衡になったとき，その溶質がいずれの溶媒中でも同一分子として存在するならば，一定温度のもとでは各層における溶質の濃度の比は一定である．この法則を**分配の法則** distribution law といい，その濃度の比 K を**分配係数** distribution coefficient または**分配率** partition coefficient という．

この関係を式で表すと分配係数 K は式（1）のようになる．

$$K = \frac{C_A}{C_B} \quad (1)$$

ただし C_A は溶媒 A における溶質の濃度，C_B は溶媒 B における溶質の濃度である．濃度の単位として〔mol/L〕，〔mg/mL〕などが用いられる．また通常溶媒 A は有機溶媒，溶媒 B は水とする．

分配係数 K はその溶質に固有の定数で，会合を起こさないようなうすい溶液で分配実験をすれば，溶質の溶解順序や溶媒の混合比，溶質の絶対量などに関係なく，温度が一定ならば一定である．

例題 74　ある薬品の水-ベンゼン間の分配係数について，分配係数の値に影響を与えないものの組合せはつぎのどれか．

a．温度
b．振とう時間
c．弱電解質の薬品についての水層の pH
d．水中に共存する中性塩濃度
e．水層とベンゼン層の溶媒量の比

1．(a, b)　　2．(c, d)　　3．(d, e)
4．(a, c)　　5．(b, e)

[解答] 5
[解説]　b．分配平衡後は振とう時間に無関係である．c．分配係数は溶液の水素イオン濃度により変化するので影響を与える．d．水中に共存する中性塩濃度が変化すると分配係数も変わるので影響を与える．

例題 75 有機化合物 A は水に溶けているが，A は水よりもエーテルによく溶けるのでエーテルで抽出したい．A 10〔g〕を含む水溶液 200〔mL〕を (1) エーテル 200〔mL〕で 1 回抽出する場合と (2) エーテル各 100〔mL〕ずつ連続 2 回抽出する場合について，抽出される A の量はそれぞれ何〔g〕か．ただし分配係数 $K = 3$ とする．

[解答] (1) 7.5〔g〕 (2) 8.4〔g〕

[解説] (1) いま，エーテルで抽出することにより，10〔g〕のうち x〔g〕がエーテルに転溶したとすれば，水層には $(10-x)$〔g〕の A が残る．したがってエーテル層及び水層 1〔mL〕中に溶けている A の濃度をそれぞれ C_A 及び C_B とすると，

$$C_A = \frac{x}{200} \qquad C_B = \frac{10-x}{200}$$

となる．ここで濃度は〔g/mL〕である．分配の法則により

$$K = \frac{C_A}{C_B} = \frac{\dfrac{x}{200}}{\dfrac{10-x}{200}} = \frac{x}{10-x} = 3$$

$$\therefore \quad x = 7.5 \text{〔g〕}$$

(2) エーテル 100〔mL〕で第 1 回の抽出実験で抽出される A の量を x_1〔g〕，2 回目の抽出実験で抽出される A の量を x_2〔g〕とすれば

$$K = \frac{\dfrac{x_1}{100}}{\dfrac{10-x_1}{200}} = \frac{2x_1}{10-x_1} = 3 \quad \therefore \quad x_1 = 6.0 \text{〔g〕}$$

第 1 回の実験で 6〔g〕抽出されたので，水層には $10 - 6.0 = 4.0$〔g〕残っているので第 2 回で抽出される量 x_2〔g〕は

$$K = \frac{\dfrac{x_2}{100}}{\dfrac{4.0-x_2}{200}} = \frac{2x_2}{4.0-x_2} = 3 \quad \therefore \quad x_2 = 2.4 \text{〔g〕}$$

となる．2 回の抽出で $6.0 + 2.4 = 8.4$〔g〕抽出される．

したがって溶媒のある一定量を使用して抽出する場合には全量を 1 回に使用して抽出するよりも，これを幾つにも分けて抽出操作をくり返したほうが抽出効率は高くなる．一般には分配係数が小であるほど抽出回数，抽出溶媒の使用全量を多くしたほうがよい．

例題76 次の文章を読み，文中の（ ）内に適当な式を入れよ．

　水溶液に溶けている有機物質を，水に溶けない有機溶媒で抽出する際，2つの溶液が平衡状態にあるときには，溶質の水層（B）における濃度 C_B と有機溶媒層（A）における濃度 C_A との比の値（分配係数：K）は一定温度においては一定で，次式で表される．ここで濃度は〔g/mL〕とする．

$$K = C_A/C_B$$

　そこで有機溶媒に抽出される溶質の量は次のように簡単な計算で知ることができる．
　w_0〔g〕の溶質を含む水溶液 v〔mL〕を，水に溶けない有機溶媒 S〔mL〕を使って抽出したとき，w_1〔g〕の溶質が抽出されたとすると K 及び w_1 は式（2）及び式（3）で表される．

$$K = (\qquad) \qquad (2)$$

したがって

$$w_1 = (\qquad) \qquad (3)$$

　$(w_0 - w_1)$〔g〕の溶質を含む水溶液を，再び新しい有機溶媒 S〔mL〕を使って抽出したとき，抽出される溶質 w_2〔g〕は式（4）で示される．

$$w_2 = (\qquad) \qquad (4)$$

【解答】【解説】

1回目の抽出

$$K = \frac{C_A}{C_B} = \frac{\dfrac{w_1}{S}}{\dfrac{w_0 - w_1}{v}} = \frac{w_1 v}{(w_0 - w_1)S} \qquad (2)$$

$$\therefore \quad w_1 = w_0 \left(\frac{KS}{v + KS} \right) \qquad (3)$$

2回目の抽出

$$K = \frac{C_A}{C_B} = \frac{\dfrac{w_2}{S}}{\dfrac{w_0 - w_1 - w_2}{v}}$$

$$\therefore \quad w_2 = (w_0 - w_1) \frac{KS}{v + KS} \qquad (4)$$

第7章 油/水 分配係数と薬物の吸収

例題77 ある薬品の水-ベンゼン間の分配係数について次の問に答えよ.

問1 水200〔mL〕中に150〔mg〕の薬品が溶けている. これにベンゼン50〔mL〕を加え十分に振とうしたところ, ベンゼン中の薬品の濃度は2〔mg/mL〕となった. この薬品の分配係数(ベンゼン中の濃度/水中の濃度)は次のうちどれか.

1. 8 2. 16 3. 21 4. 30 5. 52

問2 ベンゼン層のみを除去し, 更に新たにベンゼン50 mLを加え, 十分に振とうしたとき, 新たにベンゼン層に移った薬品の〔mg〕は次のどれか.

1. 5.0 2. 15.2 3. 20.1 4. 25.0 5. 33.3

〔解答〕 問1 1 問2 5

〔解説〕 問1 平衡時に両溶媒に溶けている薬品の濃度〔mg/mL〕を求めてみよう. ベンゼン層へ2〔mg/mL〕すなわち2〔mg/mL〕× 50〔mL〕= 100〔mg〕の薬品が転層したので水中には(150 − 100)〔mg〕/ 200〔mL〕すなわち0.25〔mg/mL〕の濃度の薬品が残ったことになる. これらの値を式(1)に代入して分配係数 K を求める.

$$K = \frac{C_{ベンゼン}}{C_{水}} = \frac{2〔mg/mL〕}{0.25〔mg/mL〕} = 8$$

問2 平衡時にベンゼンに溶けている薬品の量 x〔mg〕水に溶けている薬品の量 y〔mg〕とすると, 次の2式が成立する.

$$x + y = 50 \qquad\qquad (\mathrm{i})$$

$$K = \frac{C_{ベンゼン}}{C_{水}} = \frac{x/50}{y/200} = 8$$

上式を移項して

$$\frac{x}{50} = \frac{y}{200} \times 8$$

$$200x - 400y = 0$$

$$x - 2y = 0 \qquad\qquad (\mathrm{ii})$$

となる. 式(i)と(ii)の連立方程式を解いて x を求める.

$$x = 33.3〔mg〕$$

2. 油/水 分配係数と薬物の吸収

　一般に薬物がもし弱電解質である場合，吸収部位において非解離型で存在する割合が多いほど，解離定数 pK_a が同程度のものでは，非解離型の脂溶性が大きいものほど吸収されやすい．脂溶性の尺度として非解離型の油/水 分配係数がよく用いられる．実験に際し，水層には吸収部位における体液の pH に等しい値をもつ緩衝液が，油層には生体膜の脂質とまったく同じ物をもった有機溶媒がないのでクロロホルム，ヘプタン，酢酸イソアミル，オクタノールなどがよく用いられている．

　もし薬物が難溶性の場合には，油/水 分配係数 K は両者の溶解度 L で近似できる．

$$K = \frac{C_{油層}}{C_{水層}} \fallingdotseq \frac{L_{油層}}{L_{水層}} \tag{5}$$

　また有機溶媒（油層）中に水が溶解する場合の分配係数の算出にあたっては，有機溶媒中の実測した薬物濃度を溶解した水の容積によって補正する必要がある．

例題78　水層中の濃度が 0.2 〔w/v%〕であれば，カビの発育を抑制することができる保存剤（単一化合物）を用いて，トウモロコシ油 10 〔mL〕，精製水 90 〔mL〕よりなる全量 100 〔mL〕の乳剤を調製する．ただし，保存剤の水中におけるイオン解離はなく，保存剤のトウモロコシ油/精製水間の分配係数を 20，乳化剤と保存剤との相互作用，油層中の保存剤の会合などは無視できるものとする．水中に 0.2 〔w/v%〕の保存剤が存在するようにするために必要な保存剤の量は次のどれが正しいか．

1.　0.18　　2.　0.2　　3.　0.58　　4.　1.8　　5.　2.0

[解答] 3

[解説]　濃度の単位として〔w/v%〕を用い，油層中の濃度を x〔w/v%〕とすると，式（1）から

$$K = \frac{C_{油層}}{C_{水層}} = \frac{x}{0.2} = 20 \qquad x = 4 〔w/v\%〕$$

となる．保存剤の全量は

$$\frac{4}{100} \times 10 + \frac{0.2}{100} \times 90 = 0.58 〔g〕$$

となる．

練習問題

7.1 薬物の有機溶媒／水間分配率に関する記述のうち，誤っているものはどれか．
 1. 分配の法則が成立するためには，薬物の濃度が薄く，薬物が2液相中で同一の凝集状態にあることが必要である．
 2. 分配率は薬物の溶解順序によって変化するので，必ず先に有機溶媒に薬物を溶解したのち，これに水を加えて分配平衡に達したのち測定する．
 3. 有機溶媒中に水が溶解する場合の分配率の算出にあたっては，有機溶媒中の実測した薬物濃度を溶解した水の容積によって補正する必要がある．
 4. 分配係数は薬物に固有な定数で，溶媒の混合比に関係しない．

解　答

7.1 分配係数は薬物の溶解順序に関係しない．　　　解答　2

練習問題

7.2 pH 7.4 における見かけの分配比を求める目的で，$pK_a = 7.4$ の酸性薬物 300〔mg〕を秤取し，pH 7.4 の緩衝液に完全に溶かして 50〔mL〕とした．ついで，クロロホルム 50〔mL〕を加えて激しく振り混ぜ，静置して分配平衡が成立した後，おのおのの層中の薬物濃度を測定したところ，クロロホルム中の濃度は 4〔mg/mL〕であった．これについて次の問に答えよ．ただし，薬物のイオン型（解離型）はクロロホルムに移行しないものとする．

1. 見かけの分配比（クロロホルム／緩衝液）はいくらか．
2. 水層中の分子型（非解離型）薬物濃度〔mg/mL〕を求めよ．

7.2 例題58を参考にして水層中の薬物（HA）の分子型とイオン型の比を求める．

$$pH = pK_a + \log\frac{[イオン型]}{[分子型]}$$

$$7.4 = 7.4 + \log\frac{[イオン型]}{[分子型]} \quad から \quad \log\frac{[イオン型]}{[分子型]} = 0$$

$$\log\frac{[イオン型]}{[分子型]} = \log\frac{1}{1} = 0 \quad\quad \therefore \ [分子型]:[イオン型] = 1:1$$

すなわち水層では分子型50％とイオン型50％の割合で存在しているが，分子型がクロロホルム層へ移行するにつれて，最初にあったイオン型（150〔mg〕）は分子型へ移り，だんだん減ってくる．この場合次の平衡が成立しているので，上記のような変化が起こるのである．

$$\underset{(油層)}{分子型} \underset{分配平衡}{\rightleftharpoons} \underset{(水層)}{\underline{分子型 \underset{解離平衡}{\rightleftharpoons} イオン}}型$$

1. クロロホルム層（油層）50〔mL〕の中に薬物4〔mg/mL〕の濃度で移行したので，50〔mL〕中に200〔mg〕薬物が含有している．したがって水層50〔mL〕の中に300〔mg〕－200〔mg〕＝100〔mg〕残っている．この100〔mg〕は分子型とイオン型に分かれているが，解離平衡が存在しているので，クロロホルム相へ移行しないイオン型も水層濃度に含めて表すことができる．この表し方を見かけの分配比（分配率）という．もし水層の〔イオン型〕を含めなければ $K = 4$ となる．

$$K = \frac{C_{CHCl_3}}{C_{H_2O}} = \frac{200〔mg〕/50〔mL〕}{100〔mg〕/50〔mL〕} = \frac{4〔mg/mL〕}{2〔mg/mL〕} = 2$$

〔解答〕 2

2. 水層に残っている薬物100〔mg〕は水50〔mL〕中に分子型とイオン型が同じ比（1:1）に分かれて存在しているので，分子型は50〔mg〕/50〔mL〕＝1〔mg/mL〕存在する．

〔解答〕 1〔mg/mL〕

練習問題

7.3 クロロホルム/水の油/水分配係数が2の中性薬物300〔mg〕を水に溶解して50〔mL〕とした。クロロホルム50〔mL〕を用いて2回抽出した時、水層に残存する薬物量〔mg〕として最も近い値はどれか。

1. 13.3 　　2. 23.3 　　3. 33.3 　　4. 43.3 　　5. 53.3

7.4 25℃でホウ酸6.65〔mmol〕を100〔mL〕の水に溶解し、同量のアミルアルコールと振とうしたところ、ホウ酸は水層とアミルアルコール層とに分配し、水中における濃度が0.0510〔mol/L〕となった。ホウ酸の分配係数（アミルアルコール/水）に最も近い値は次のどれか。ただし、あらかじめ水はアミルアルコールを、アミルアルコールは水を飽和したものを用いた。

1. 0.083 　　2. 0.233 　　3. 0.304 　　4. 3.03 　　5. 3.29

7.5 非解離形のみが油層に分配すると仮定したとき、酸性化合物の真の油/水分配係数 (P)、化合物の pK_a、水相のpH及びみかけの油/水分配係数 (P_{obs}) の間には次式の関係がある。

$$P_{obs} = \frac{P}{1 + K_a/[H^+]}$$

pK_a 5の酸性化合物の、オクタノールとpH7緩衝液間のみかけの油/水分配係数を0.01とするとき、この化合物の真の油/水分配係数として算出される値はどれか。

1. 0.85 　　2. 1.01 　　3. 1.15 　　4. 1.30 　　5. 1.50

解　答

7.3 分配係数2であるので，第1回の抽出で上層の水に100 [mg] 残り，下層のクロロホルム層に 200 [mg] 転溶する．次に第2回の抽出で，水層には (100/3) [mg] 残り，下層のクロロホルム層に $\left(100 \times \dfrac{2}{3}\right)$ [mg] 転溶する．したがって水層に残存するこの有機化合物は約 33.3 [mg] である．

[解　答] 3

7.4 $K = \dfrac{C_S}{C_A} = \dfrac{(0.0655 - 0.0510)/\mathrm{L}}{0.0510/\mathrm{L}}$
　　　　$\fallingdotseq 0.304$

[解　答] 3

7.5 pK_a 5 の酸性化合物の K_a は
　　　　$pK_a = 5 = -\log K_a$　　∴　$K_a = 10^{-5}$
　　　pH 7 は [H$^+$] = 10^{-7}
　　　である．これらの値を問の式に代入すると
　　　　$0.01 = \dfrac{P}{1 + 10^{-5}/10^{-7}}$
　　　　　∴　$P = 1.01$

[解　答] 2

第8章 医薬品の定量法

1. はじめに

医薬品の定量法は日本薬局方にも規定されているように「医薬品の組成，成分の含量，含有単位などを物理的，化学的又は生物学的によって測定する試験法」であり，重量分析法，容量分析法，機器分析法および生物学的方法に大別される．

前章までに下記の項目についてすでに解説してあるのでそれらも参照してもらいたい．

〇機器分析法
　第3章　機器による医薬品の分析
　　1　吸光度測定法
　　2　赤外吸収スペクトル測定法
　　3　旋光度測定法
　　4　屈折率測定法

2. 酸塩基滴定法

2.1 はじめに

中和反応によって，酸と塩基の量的関係を正確に知ることができる．いま，モル濃度 c 〔mol/L〕の n 価の酸の水溶液 V 〔mL〕と，濃度 c' 〔mol/L〕の n' 価の塩基の水溶液 V' 〔mL〕が過不足なく中和するとき，H^+ の物質量 $n \times \dfrac{cV}{1000}$ 〔mol〕と，塩基から生じる OH^- の物質量 $n' \times \dfrac{c'V'}{1000}$ 〔mol〕は等しくなるので，次の式が成り立つ．

$$n \times \frac{cV}{1000} \text{〔mol〕} = n' \times \frac{c'V'}{1000} \text{〔mol〕}$$

または，$ncV = n'c'V'$ （1）

この関係式を用いると，濃度が正確にわかっている酸（または塩基）から濃度のわからない塩基（または酸）の濃度を求めることができる．このように酸や塩基の濃度や物質量を求める操作を中和滴定という．

例題79 濃度不明の塩酸 20.0〔mL〕をコニカルビーカーに取り，フェノールフタレイン溶液を1滴加えた．これに 0.0500 mol/L 水酸化ナトリウム水溶液をビュレットで滴下すると，最初 5.00〔mL〕だったビュレットの目盛が 13.00〔mL〕になったところで，液の淡赤色が振っても消えなくなった．この塩酸のモル濃度を求めよ．

解答 0.0200〔mol/L〕

解説 $c = \dfrac{n'c'V'}{nV} = \dfrac{1 \times 0.0500 \times (13.00 - 5.00)}{1 \times 20.0}$
$= 0.0200$〔mol/L〕

酸塩基滴定では中和点の前後で，溶液の pH は急激に変わる．したがって pH 計で溶液の pH を調べながら滴定すれば，中和点を容易に知ることができる．

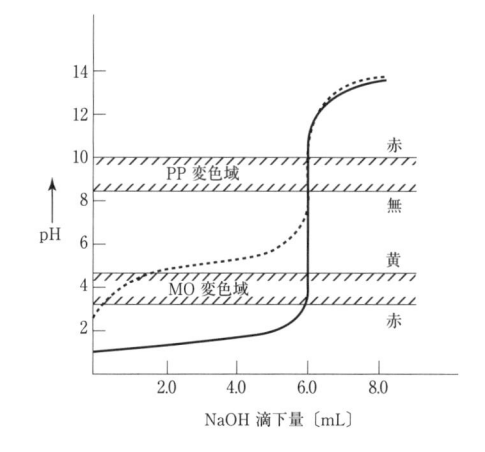

図 滴定曲線と指示薬
･･･ 0.1 mol/L CH$_3$COOH- 0.1 mol/L NaOH 滴定曲線
― 0.1 mol/L HCl- 0.1 mol/L NaOH 滴定曲線

強酸と強塩基との中和滴定では，中和点で pH は 4→10 と急激に変わるので，変色する範囲が pH 3.4～4.4 のメチルオレンジ（MO）を用いても，あるいは変色する

範囲が pH 8.3～10.0 のフェノールフタレイン（PP）を用いても中和に要する量は実質的に同じあるので，どちらを用いてもよい．しかし強酸と弱塩基の中和点では pH は 7 より小さく，弱酸と強塩基の場合は pH は 7 より大きい．したがって，指示薬もそれぞれに応じて選ぶ必要がある．

例題 80 次の記述は，日本薬局方水酸化ナトリウムの定量法に関するものである．これについて次の問に答えよ．
「本品約 1.5 g を精密に量り，新たに煮沸し冷却した水 40〔mL〕を加えて溶かし，15℃に冷却した後，フェノールフタレイン試液 2 滴を加え，0.5 mol/L 硫酸で滴定し，液の赤色が消えたときの 0.5 mol/L 硫酸量を A〔mol〕とする．更にこの液にメチルオレンジ試液 2 滴を加え，再び 0.5 mol/L 硫酸で滴定し，液が持続する淡赤色を呈したときの 0.5 mol/L 硫酸の量を B〔mol〕とする．A〔mol〕$-B$〔mol〕から水酸化ナトリウム（NaOH）の量を計算する．
　　0.5 mol/L 硫酸 1〔mL〕= 40.00〔mg〕NaOH」

問 1 本品 1.5900〔g〕をとり，上記の定量法に従って，0.5 mol/L 硫酸（$f = 1.050$）で滴定したところ，$A:35.73$〔mL〕，$B:1.23$〔mL〕を消費した．本品は水酸化ナトリウム（NaOH）何〔%〕を含むか．

問 2 この試料に含まれている炭酸ナトリウム（Na_2CO_3）は何〔w/w%〕か．ただし，Na_2CO_3 の式量は 106.0 とする．

[解答] 問 1　91.1〔w/w%〕　問 2　8.6〔w/w%〕
[解説] 水酸化ナトリウム（NaOH）は空気中の CO_2 を吸収して，Na_2CO_3 に変化しやすい．したがって市販の NaOH には必ず若干の Na_2CO_3 が含まれている．そこで市販の NaOH の純度を定量するには，中和滴定を用いて，指示薬の変色域の相異を利用し，NaOH と Na_2CO_3 の同時定量を行う必要がある．すなわちフェノールフタレイン（変色域 pH 8.3～10.0）を指示薬として用い，0.5 mol/L 硫酸で滴定すると，NaOH の全量と，不純物として混在する Na_2CO_3 が $NaHCO_3$ に変わるまで中和される．反応式は次のようになる．

$$2NaOH + H_2SO_4 = Na_2SO_4 + 2H_2O$$
$$2Na_2CO_3 + H_2SO_4 = 2NaHCO_3 + Na_2SO_4$$

このとき 0.5 mol/L 硫酸の消費量を A〔mL〕とする．次にメチルオレンジ（変色域 pH 3.1～4.4）を加えて滴定を続けると，$NaHCO_3$ のみが更に中和され，Na_2SO_4 に変化する．このとき 0.5 mol/L 硫酸の消費量を B〔mL〕とする．これらの関係および反応式は次のようになる．

$$2NaOH \xrightarrow[0.5 \text{ mol/L-}H_2SO_4((A-B)\text{〔mL〕})]{PP} Na_2SO_4$$

$$Na_2CO_3 \xrightarrow[0.5 \text{ mol/L-}H_2SO_4(B\text{〔mL〕})]{PP} 2NaHCO_3$$

$$2NaHCO_3 \xrightarrow[0.5 \text{ mol/L-}H_2SO_4(B\text{〔mL〕})]{MO} Na_2SO_4$$

$2NaHCO_3 + H_2SO_4$
$\quad = Na_2SO_4 + 2H_2O + 2CO_2$

反応式からわかるように，$Na_2CO_3 \longrightarrow 2NaHCO_3$，$2NaHCO_3 \longrightarrow Na_2SO_4$ への変化に対する 0.5 mol/L-H_2SO_4 の消費量は同じであるので，$Na_2CO_3 \longrightarrow 2NaHCO_3$ への変化にも，0.5 mol/L-H_2SO_4 B 〔mL〕消費されたことになる.

したがって問1におけるNaOHの量は
$$NaOH〔g〕= 0.04000〔g〕\times (A-B) \times f^{H_2SO_4}$$
$$= 0.04000〔g〕\times (35.73 - 1.23) \times 1.050$$
$$= 1.449〔g〕$$

となる．本品 1.59〔g〕をとり，定量したのでNaOHの純度（含量）〔%〕は
$$\frac{1.449}{1.5900} \times 100 = 91.1〔w/w\%〕$$

となる．また Na_2CO_3 の量は
$$Na_2CO_3〔g〕= \frac{0.106}{2}〔g〕\times 2B \times f^{H_2SO_4}$$
$$= 0.053〔g〕\times 2 \times 1.23 \times 1.050$$
$$= 0.1369〔g〕$$

となる．Na_2CO_3 の純度（含量）〔%〕は
$$\frac{0.1369}{1.5900} \times 100 = 8.6〔w/w\%〕$$

となる．

例題81 次の記述は，日本薬局方アスピリンの定量法に関するものである．これについて各問（問1～問2）に答えよ．

「本品を乾燥し，その約1.5〔g〕を精密に量り，0.5 mol/L 水酸化ナトリウム液50〔mL〕を正確に加え，二酸化炭素吸収管（ソーダ石灰）を付けた還流冷却器を用いて10分間穏やかに煮沸する．冷後，直ちに過量の水酸化ナトリウムを 0.25 mol/L 硫酸で滴定する（指示薬：フェノールフタレイン試液3滴）．同様の方法で空試験を行う．
0.5 mol/L 水酸化ナトリウム液1〔mL〕=☐〔mg〕$C_9H_8O_4$」

問1 ☐に入れるべき数値は次のどれか．ただし，アスピリン（$C_9H_8O_4$）の分子量は180.16である．
1. 18.016 2. 36.032 3. 45.04
4. 90.08   5. 180.16

問2 本品1.500〔g〕をとり，上記の定量法に従って，0.25 mol/L 硫酸（$f=1.000$）で滴定したところ 16.5〔mL〕を消費した．また，このとき空試験に 49.5〔mL〕を要した．このアスピリンの含量は，次の数値のどれに最も近いか．
1. 90〔%〕 2. 95〔%〕 3. 97〔%〕
4. 99〔%〕 5. 101〔%〕

〔解答〕 問1 3 問2 4

〔解説〕 問1 アスピリンはNaOHと次のように反応するのでアスピリン1モルは2モルのNaOHと反応する．

第8章 医薬品の定量法

$$\text{OCOCH}_3\text{-C}_6\text{H}_4\text{-COOH} + 2\text{NaOH}$$

$$\longrightarrow \text{OH-C}_6\text{H}_4\text{-COONa} + \text{CH}_3\text{COONa}$$

したがって

$$1\,\text{mol/L-NaOH}\ 1000\,[\text{mL}] = \frac{180.16}{2}\,[\text{g}]\ \text{C}_9\text{H}_8\text{O}_4$$

$$1\,\text{mol/L-NaOH}\ \boxed{1000}\,[\text{mL}] = 90.08\ \boxed{\text{g}}\ \text{C}_9\text{H}_8\text{O}_4$$
$$\downarrow \qquad\qquad\qquad\qquad\qquad\qquad\downarrow$$
$$1\,\text{mol/L-NaOH}\ \boxed{1}\,[\text{mL}] = 90.08\ \boxed{\text{mg}}\ \text{C}_9\text{H}_8\text{O}_4$$
$$\downarrow$$
$$\boxed{0.5}\,\text{mol/L-NaOH}\ 1\,[\text{mL}] = \boxed{\dfrac{90.08}{2}}\,[\text{mg}]\ \text{C}_9\text{H}_8\text{O}_4$$

$$0.5\,\text{mol/L-NaOH}\ 1\,[\text{mL}] = 45.04\,[\text{mg}]\ \text{C}_9\text{H}_8\text{O}_4$$

◻印に注目せよ!! 1000〔mL〕→ 1〔mL〕に下げたときは〔g〕→〔mg〕に変えればよい.次に1 mol/L → 0.5 mol/L に下げたときは対応量を 1/2 すなわち 2 で割ればよい.この方法は簡単で間違いがないので,ぜひ他の問題にも試みて下さい.

問2 滴定中空気中の CO_2 が 0.5 mol/L-NaOH に溶け込むのでその影響を消去するために空試験を行っている.
アスピリンの含量〔w/w%〕は次の式から求めることができる.

試料秤取量〔g〕:標準液1〔mL〕当たりの対応量〔g〕× (空試験値 − 消費量)× $f^{\text{H}_2\text{SO}_4}$ = 100 : x (2)

上式に数値を代入して,含量〔w/w%〕を求める.

$$1.500\,[\text{g}] : 0.04504 \times (49.5 - 16.5) \times 1.000$$

$$= 100 : x$$
$$x = 99\,[\text{w/w\%}]$$

例題82 次の記述は,日本薬局方酒石酸の定量法に関するものである.これについて次の問に答えよ.
「本品を乾燥し,その約 1.5〔g〕を精密に量り,水 40〔mL〕に溶かし,1 mol/L 水酸化ナトリウム液で滴定する(指示薬:フェノールフタレイン試液2滴).
1 mol/L 水酸化ナトリウム液 1〔mL〕= ◻〔mg〕$C_4H_6O_6$」

問1 ◻に入るべき数値はいくらか.ただし,酒石酸($C_4H_6O_6$)の分子量は 150.09 である.

問2 本品 1.500〔g〕をとり,上記の定量法に従って,1 mol/L 水酸化ナトリウム液 ($f = 1.100$) で滴定したところ,18.2〔mL〕を消費した.本品は酒石酸($C_4H_6O_6$)何〔%〕を含むか.

〔解 答〕 問1 75.04〔mg〕 問2 100〔w/w%〕

〔解 説〕 問1 酒石酸は NaOH と次のように反応するので二塩基酸である.

$$\begin{array}{c}\text{COOH}\\\text{H-C-OH}\\\text{HO-C-H}\\\text{COOH}\end{array} + 2\text{NaOH} \longrightarrow \begin{array}{c}\text{COONa}\\\text{H-C-OH}\\\text{HO-C-H}\\\text{COONa}\end{array} + 2\text{H}_2\text{O}$$

酒石酸

$$1\,\text{mol/L-NaOH}\ 1000\,[\text{mL}] = \frac{150.09}{2}\,[\text{g}]\ \text{C}_4\text{H}_6\text{O}_6$$

1 mol/L-NaOH　　1〔mL〕= 75.04〔mg〕$C_4H_6O_6$

答　75.04〔mg〕

問2　このような医薬品の純度〔w/w%〕を求める問題の場合，次の一般式を使って解いて下さい.

試料秤取量〔g〕:標準液1〔mL〕当たりの対応量〔g〕× t〔mL〕× f = 100 : x

したがってこの場合

$1.5 : 0.07504 × 18.2 × 1.1 = 100 : x$

$\underline{x ≒ 100〔w/w\%〕}$

例題83　次の記述は，日本薬局方無水クエン酸の定量法に関するものである．これについて各問に答えよ．

「本品約0.55〔g〕を精密に量り，水50〔mL〕に溶かし，1 mol/L 水酸化ナトリウム液で滴定する（指示薬：問1 試液2滴).

1 mol/L 水酸化ナトリウム液 1〔mL〕= 問2 〔mg〕$C_6H_8O_7・H_2O$

問1　□□に入れるべき試薬は次のどれか.
1. ブロムフェノールブルー
2. フェノールフタレイン
3. α-ナフトールベンゼイン
4. クロモトロプ酸
5. エリオクロムブラックT

問2　□□に入れるべき数値は次のどれか．ただし，クエン酸（$C_6H_8O_7$）の分子量は192.12である.

1. 64.04　2. 105.07　3. 210.14
4. 315.21　5. 420.3

[解答] 問1　2　問2　1

[解説] 問1

$$\begin{array}{l} CH_2COOH \\ | \\ HOCCOOH \\ | \\ CH_2COOH \end{array} + 3NaOH \longrightarrow$$

クエン酸　　　　水酸化ナトリウム
（弱酸）　　　　　（強塩基）

$$\begin{array}{l} CH_2COONa \\ | \\ HOCCOONa \\ | \\ CH_2COONa \end{array} + 3H_2O$$

クエン酸ナトリウム
（弱塩基）

クエン酸ナトリウムは弱塩基性なので指示薬としてpH 8〜10で変色するフェノールフタレインが望ましい.

問2　上式よりクエン酸は三塩基酸なので，例題81で求めた方法により次のようになる.

1 mol/L-NaOH　1000〔mL〕= $\dfrac{192.12}{3}$〔g〕$C_6H_8O_7$

1 mol/L-NaOH　1000〔mL〕≒ 64.04 g $C_6H_8O_7$
　　　　　　　　↓　　　　　↓
1 mol/L-NaOH　　　1〔mL〕≒ 64.04 mg $C_6H_8O_7$

2.2 日本薬局方における中和滴定の原理

容量分析（volumetric analysis）は，定量しようとする目的物質にその物質と反応する物質の既知量を含む溶液すなわち標準液（standard solution）を加え，反応が終了するまでに要した標準液の体積を測定して目的物質の量を知る方法である．

容量分析用標準液は，濃度が精密に知られた試薬溶液で，主として容量分析に用いるものである．

容量分析用標準液には規定のモル濃度に調製された液を用いる．それぞれの標準液につき規定された物質1モルが1000〔mL〕中に正確に含まれるように調製した溶液が1モル濃度溶液であり，1 mol/Lで表す．

また必要に応じて，それらを一定の割合に薄めた液を用いる．例えば1 mol/L溶液を10倍容量に薄めたものは0.1 mol/L溶液である．

容量分析用標準液の正確な濃度を知るため，標定操作を行ってそれぞれの標準液のファクターfを定める．標定法には直接法と間接法がある．

a) 直接法

標準試薬などそれぞれの標準液について規定された物質の規定量を精密に量り，規定の溶媒に溶かした後，この液を調製した標準液で滴定し，次の式を用いてそれぞれの標準液のファクターfを定める．

$$f = \frac{1000\,m}{VMn} \qquad (4)$$

M：標準液の調製に用いた物質（例えば，1 mol/L塩酸であれば塩酸）1モルに対応する標準試薬などの質量〔g〕

m：標準試薬などの採取量〔g〕

V：調製した標準液の消費量〔mL〕

n：調製した標準液の規定されたモル濃度を表す数値（例えば，濃度0.02〔mol/L〕の標準液であれば，$n = 0.02$）

b) 間接法

直接に標準試薬などを用いない場合，調製した標準液の一定量V_2〔mL〕をとり，ファクター既知（f_1）の規定の滴定用標準液を用いて滴定し，次の式を用いて調製した標準液のファクター（f_2）を計算する

$$f_2 = \frac{V_1 \times f_1}{V_2} \qquad (5)$$

f_1：滴定用標準液のファクター

f_2：調製した標準液のファクター

V_1：滴定用標準液の消費量〔mL〕

V_2：調製した標準液の採取量〔mL〕

ファクター既知の標準液の一定容量をとり，規定の方法で正確に希釈し，規定の濃度n〔mol/L〕の標準液を調製する．この場合，元の標準液のファクターと希釈して調製した標準液のファクターとは変わらないものとする．

容量分析用標準液はその±3〔%〕以内の濃度のものを用いることができる．しかし，その濃度は標定によって正確に求めておかなければならない．

いま，医薬品各条に容量分析用標準液として0.1 mol/L硫酸を用いることが規定されている場合，調製した硫酸

の濃度が標定の結果 0.1023〔mol/L〕であれば，規定された濃度の±3〔%〕以内にあるので，用いてもよいことになる．

この 0.1023〔mol/L〕という濃度は規定された 0.1〔mol/L〕の 1.023 倍である．この 1.023 という数値をこの硫酸のファクター（f）と呼ぶ．日本薬局方容量分析用標準液の濃度をラベルなどに記載するときは一般に「0.1 mol/L 硫酸 f = 1.023」というように記載する．この表示は，この標準液の濃度はちょうど 0.1〔mol/L〕ではないが，医薬品各条に，「0.1 mol/L 硫酸で滴定する」と規定されているときは，この標準液を用いてよいことを示す．それと同時に，この標準液の真の濃度が 0.1〔mol/L〕× 1.023 = 0.1023〔mol/L〕であることも示す．

この標準液を用いて試料溶液を滴定し，その中の医薬品などの含量を計算するときには，この 0.1023〔mol/L〕という値を用いてもよいが，後述の「対応量」とファクター（f）を用いると，簡単に含量を求めることができる．

2.3 酸化還元滴定法

1 モルの電子 e^- を出すことのできる還元剤の量を還元剤の 1 グラム当量といい，1 モルの電子 e^- をもらうことのできる酸化剤の量を酸化剤の 1 グラム当量ということはすでに述べた．日本薬局方医薬品の純度を容量分析により求める場合，一般に試料を適当な溶媒に溶かし，一定濃度の容量分析用標準液を用いて，反応が完結するまで滴加し，その体積から試料中の成分の量を算出する方法がとられている．この場合反応した試料中の成分のグラム当量数と標準液の成分のグラム当量数は当量点において等しいことはいうまでもない．日本薬局方では，標準液 1〔mL〕当たりの反応する医薬品の対応量を〔mg〕で示してある．したがって，標準液の滴定数が V〔mL〕であれば，試料中の成分の量は，1〔mL〕当たりの対応量 × V〔mg〕で求めることができる．

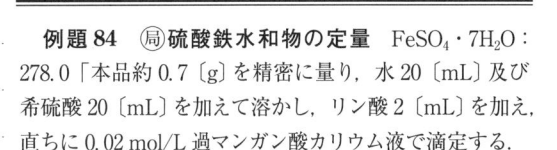

例題 84 ㊚ **硫酸鉄水和物の定量** $FeSO_4 \cdot 7H_2O$：278.0「本品約 0.7〔g〕を精密に量り，水 20〔mL〕及び希硫酸 20〔mL〕を加えて溶かし，リン酸 2〔mL〕を加え，直ちに 0.02 mol/L 過マンガン酸カリウム液で滴定する．

0.02 mol/L 過マンガン酸カリウム液 1〔mL〕
= ☐〔mg〕$FeSO_4 \cdot 7H_2O$」

問 1　☐ に入れるべき数値は次のどれか．
1. 13.90　　2. 139.0　　3. 2.780
4. 27.80　　5. 1.390

第8章 医薬品の定量法

問2 いま，試料 0.7〔g〕をとって，上記の方法で定量したとき 0.02 mol/L 過マンガン酸カリウム液の消費量は 24.8〔mL〕要した．本品の含量〔%〕は次のどれに最も近いか．$f = 1.00$ とする．

1. 98.0　2. 98.5　3. 99.0　4. 101　5. 102

[解答] 問1 4　問2 2

[解説] 問1のような型の問題は薬剤師国家試験に毎回必ず出題されているのでもう一度詳しく説明しておこう．

この滴定は次の化学反応式で示される．

$$2\,KMnO_4 + 8\,H_2SO_4 + 10\,FeSO_4 \longrightarrow K_2SO_4 + 2\,MnSO_4 + 5\,Fe_2(SO_4)_3 + 8\,H_2O$$

$Fe^{2+} \longrightarrow Fe^{3+} + e^-$ に変わっているので 1 モル = 1 グラム当量である．したがって

0.2 mol/L-KMnO₄ 1000〔mL〕= 278.0　g　FeSO₄・7H₂O

0.2 mol/L-KMnO₄ 1〔mL〕= 278.0　mg　FeSO₄・7H₂O

0.02 mol/L-KMnO₄ 1〔mL〕= 27.80〔mg〕FeSO₄・7H₂O

□ 印に注目せよ！ 1,000〔mL〕→ 1〔mL〕に下げたときは〔g〕→〔mg〕に変えればよい．次に 0.2 mol/L → 0.02 mol/L に下げたときは対応量を 1/10 すなわち 1 けた上げると完了する．この覚え方は間違いがなく正確に解答できるのでぜひ試みてみよう．

問2 このような医薬品の純度〔w/w%〕を求める問題の場合，次の一般式を使って解いて下さい．

試料秤取量〔g〕：標準液 1〔mL〕当たりの対応量〔g〕× t〔mL〕× f
　　　　　　　= 100 : x　　　　　　　　　　　（3）

したがってこの場合

$$0.7 : 0.02780 \times 24.8 \times 1.00 = 100 : x$$
$$x = 98.49\,〔w/w\%〕$$

例題85 ㊁**アスコルビン酸の定量** $C_6H_8C_6 : 176.13$

次の記述はアスコルビン酸の定量法に関するものである．☐の中に入れるべき数値を求めよ．

「本品を乾燥し，その約 0.2〔g〕を精密に量り，メタリン酸溶液（1→50）50〔mL〕に溶かし，0.05 mol/L ヨウ素液で滴定する（指示薬：デンプン試液 1〔mL〕）

$\qquad$ 0.05 mol/L ヨウ素液　1〔mL〕= ☐〔mg〕$C_6H_8O_6$」

アスコルビン酸（ビタミンC）は還元性をもち，ヨウ素により酸化されてデヒドロアスコルビン酸となる．アスコルビン酸の定量はこの反応を利用している．

アスコルビン酸　　　　　デヒドロアスコルビン酸

［解答］ 8.806

［解説］ メタリン酸は安定剤として用いている．アスコルビン酸1モルは I_2 1モルと反応している．したがって

$$0.5 \text{ mol/L-I}_2 \quad 1,000 \text{〔mL〕} = \frac{176.12}{2} \text{〔g〕} C_6H_8O_6$$

$$0.5 \text{ mol/L-I}_2 \quad 1,000 \text{〔mL〕} = 88.06 \text{〔g〕} C_6H_8O_6$$

常法にしたがって下げると

$$0.5 \text{ mol/L-I}_2 \quad 1 \text{〔mL〕} = 88.06 \text{〔mg〕} C_6H_8O_6$$

$$0.05 \text{ mol/L-I}_2 \quad 1 \text{〔mL〕} = 8.806 \text{〔mg〕} C_6H_8O_6$$

例題86 第Ⅰ欄の記述（a, b）は，容量分析用標準液の標定法に関するものである．□中に入れるべき数値は，第Ⅱ欄のどれか．

第Ⅰ欄

a　0.1 mol/L ヨウ素液は，三酸化ヒ素（As_2O_3：197.84）（標準試薬）を用い，次の反応式に従って標定される．

$$As_2O_3 + 3H_2O \rightleftharpoons 2H_3AsO_3$$

$$H_3AsO_3 + I_2 + 4NaHCO_3 \rightleftharpoons$$
$$Na_2HAsO_4 + 2NaI + 3H_2O + 4CO_2$$

0.05 mol/L ヨウ素液 1 [mL] = 問1 [mg] As_2O_3

b　0.1 mol/L チオ硫酸ナトリウム液は，ヨウ素酸カリウム（KIO_3：214.00）（標準試薬）を用い，次の反応式に従って標定される．

$$KIO_3 + 5KI + 3H_2SO_4 = 3K_2SO_4 + 3H_2O + 3I_2$$

$$2Na_2S_2O_3 + I_2 = 2NaI + Na_2S_4O_6$$

0.1 mol/L チオ硫酸ナトリウム液 1 [mL]
　　　　= 問2 [mg] KIO_3

第Ⅱ欄

問1　1. 4.946　　2. 9.892　　3. 19.784
　　　4. 49.46　　5. 98.92

問2　1. 1.0700　　2. 3.567　　3. 10.700
　　　4. 35.67　　5. 107.00

[解答]　問1　1　問2　2

[解説]　問1　1モルの As_2O_3 より2モルの H_3AsO_3 を生成し，その1モルはヨウ素1モルと対応する．

$$0.5\ mol/L\text{-}I_2\ 1,000\ [mL] = \frac{197.84}{4}\ [g]\ As_2O_3$$

0.05 mol/L-I_2　　1 [mL] = 49.46 [mg] As_2O_3
0.05 mol/L-I_2　　1 [mL] = 4.946 [mg] As_2O_3

問2　KIO_3 1モルから3モルの I_2 を生成している．なお，1モルの I_2 は2モルの $Na_2S_2O_3$ と反応する．常法により

$$1\ mol/L\text{-}Na_2S_2O_3\ 1,000\ [mL] = \frac{241.00}{6}\ [g]\ KIO_3$$

1 mol/L-$Na_2S_2O_3$　　1 [mL] = 35.67 [mg] KIO_3
0.1 mol/L-$Na_2S_2O_3$　1 [mL] = 3.567 [mg] KIO_3

3. 重量分析法

重量分析法は医薬品の定量しようとする成分を，難溶性化合物とし沈殿を秤量するか，揮発性溶媒（石油ベンジンなど）によって抽出し，蒸発乾固し，その重量を量る方法である．

例題87 日本薬局方硫酸カリウムの定量法に関する次の記述について，次の問に答えよ．

「本品を乾燥し，その約 0.5〔g〕を精密に量り，水 200〔mL〕及び塩酸 1.0〔mL〕を加えて煮沸し，熱塩化バリウム試薬 8〔mL〕を徐々に加える．この混液を水浴上で 1 時間加熱した後，沈殿をろ取し，洗液に硝酸銀試液を加えても混濁しなくなるまで水で洗い，乾燥し，徐々に温度を上げ 500〜600℃で恒量になるまで強熱し，質量を量り，硫酸バリウム（$BaSO_4$: 233.39）の量とする．」

本品 0.495〔g〕を量り，上記定量法に従って操作したところ，硫酸バリウム 0.658〔g〕が得られた．この試料中の硫酸カリウムの含量〔%〕を求めよ．ただし，硫酸カリウムの式量を 174.26，硫酸バリウムの式量を 233.39 とする．

[解答] 99.2〔w/w%〕

[解説] 硫酸カリウムの定量法は硫酸カリウムを硫酸バリウムとして沈殿させ，その重量から硫酸カリウムの含量%を求める方法がとられている．

$$K_2SO_4 + BaCl_2 \longrightarrow 2KCl + BaSO_4 \downarrow$$

したがって

硫酸カリウム（K_2SO_4）の量〔mg〕

$= $ 硫酸バリウム（$BaSO_4$）の量〔mg〕$\times \dfrac{174.26}{233.39}$

$= $ 硫酸バリウム（$BaSO_4$）の量〔mg〕$\times 0.7466$

上式に実験値を代入すると

硫酸カリウム（K_2SO_4）の量〔mg〕$= 658 \times 0.7466$

$= 491$〔mg〕

硫酸カリウムの含量〔%〕$= \dfrac{491}{495} \times 100 = 99.2$〔w/w%〕

4. 非水滴定

水溶液でほとんど電離せず中和滴定できない弱酸あるいは弱塩基性医薬品でも，水以外の溶媒，例えば弱酸性医薬品にはジメチルホルムアミド (DMF)，弱塩基性医薬品に氷酢酸などを用いると電離し，大部分は中和滴定が可能になる．この方法を**非水滴定** non-aqueous titration といい，日局でもっとも広く用いられている定量法の一つである．

4.1 標準液と指示薬

非水滴定においてもっともよく用いられる標準液に，酸として過塩素酸 $HClO_4$，塩基としてはナトリウムメトキシド CH_3ONa がある．

0.1 mol/L-$HClO_4$：$HClO_4$ 8.7〔mL〕を酢酸 (100) 1000〔mL〕中に加え，さらに水分の測定量に対応した無水酢酸を加え，フタル酸水素カリウムで標定する．

0.1 mol/L-CH_3ONa：Na 2.5〔g〕をメタノール 150〔mL〕に溶かし，ベンゼンを加えて 1000〔mL〕にし，安息香酸 (C_6H_5COOH = 122.12) で標定する．いま安息香酸 W〔g〕をとり，標定したところ，0.1 mol/L-CH_3ONa 液 V〔mL〕消費したとすると，その液のファクター (f) は次の式で与えられる．

$$f = \frac{1000 \times m}{122.12 \times V} \qquad (6)$$

例題 88 次の記述は，日本薬局方容量分析用標準液 0.1 mol/L 過塩素酸の標定に関するものである．次の問に答えよ

「**標定** フタル酸水素カリウム（標準試薬）を 105℃で 4 時間乾燥した後，デシケーター（シリカゲル）中で放冷し，その約 0.3〔g〕を精密に量り，酢酸 (100) 50〔mL〕に溶かし，調製した過塩素酸で滴定する（指示薬法：クリスタルバイオレット試液 3 滴）．ただし，指示薬法の終点が青色を呈するときとする．同様の方法で空試験を行い補正し，ファクターを計算する．

0.1 mol/L 過塩素酸 1〔mL〕= ☐ 〔mg〕$KHC_6H_4(COO)_2$」

問 1 ☐ に入れるべき数値を求めよ．ただし，フタル酸水素カリウム〔$KHC_6H_4(COO)_2$〕の分子量は 204.22 である．

問 2 フタル酸水素カリウム 0.485〔g〕を精秤し，上記標定法に従って操作したところ，0.1 mol/L 過塩素酸 0.2〔mL〕を要した．0.1 mol/L 過塩素酸のファクター，(f) を求めよ．

[解答] 問 1 20.42〔mg〕 問 2 $f = 1.006$

[解説] 標準試薬フタル酸水素カリウム 1 モルは過塩素酸 1 モルと次のように反応する．

したがって

1 mol/L-HClO₄ 1000〔mL〕= 204.2〔g〕KHC₆H₄(COO)₂
↓
1 mol/L-HClO₄   1〔mL〕= 0.2042〔g〕KHC₆H₄(COO)₂
↓
0.1 mol/L-HClO₄ 1〔mL〕= 0.02042〔g〕
              = 20.42〔mg〕KHC₆H₄(COO)₂

問2 一般式（4）に各値を代入して f を求める.

$$f = \frac{1000\,m}{VMn} \quad (4)$$

M：標準液の調製に用いた物質（例えば, 1 mol/L 塩酸であれば塩酸）1 モルに対応する標準試薬などの質量〔g〕
m：標準試薬などの採取量〔g〕
V：調製した標準液の消費量〔mL〕
n：調製した標準液の規定されたモル濃度を表す数値（例えば, 濃度 0.02〔mol/L〕の標準液であれば, $n = 0.02$)

$$f = \frac{1000 \times 0.485}{(23.8 - 0.2) \times 204.22 \times 0.1} = 1.006$$

4.2 非水滴定による定量—原理と応用

原 理

酢酸 (100) に弱塩基性医薬品（例えば R_3N を溶かすと, R_3N はプロトン性溶媒*である酢酸 (100) からプロトンを受け取って, 次の電離平衡が成立する.

$$R_3N + CH_3COOH$$
$$\rightleftharpoons R_3NH^+ + CH_3COO^- \quad (4)$$

また一方滴定標準液である過塩素酸は酢酸 (100) 中では塩酸, 硫酸などに比べより強く電離している.

$$HClO_4 + CH_3COOH$$
$$\rightleftharpoons CH_3COOH_2^+ + ClO_4^- \quad (5)$$

したがって滴定する, すなわち（4）と（5）と反応させると, 次式（6）

$$R_3N + HClO_4 + 2\,CH_3COOH$$
$$\rightleftharpoons R_3NH^+ClO_4^- + 2\,CH_3COOH \quad (6)$$

が成立し滴定が可能になる. 中和滴定であるので指示薬として塩化メチルロザニリンを用いると紫色（塩基性）から黄色（酸性）に変色する点が終点になる. また α-ナフトールベンゼイン（NB）は酢酸 (100) 中で黄色であるが, HClO₄ で滴定すると帯黄緑色に変わる.

---

* プロトンを授受しうる溶媒を**プロトン性溶媒 protic solvent** といい, 水, アルコール, 酢酸, アミンなどがある. ベンゼン, クロロホルムなどはプロトンの授受が不可能なので**非プロトン性溶媒 aprotic solvent** という. またアセトン, エーテル, ジオキサンのようにプロトンを受けとる力のある溶媒を**半プロトン性溶媒 semiprotic solvent** という.

例題89 日本薬局方輸血用クエン酸ナトリウム注射液の定量法に関する次の記述について,本品のクエン酸ナトリウム ($C_6H_5Na_3O_7 \cdot 2H_2O$:294.10) の濃度〔w/v%〕の最も近い数値はどれか.

本品5〔mL〕を正確に量り,水を加えて正確に25〔mL〕とする.この液10〔mL〕を正確に量り,水浴上で蒸発乾固する.残留物を180℃で2時間乾燥した後,これに酢酸(100) 30〔mL〕を加え,加温して溶かす.冷後,0.1 mol/L 過塩素酸 (規定度係数:1.000) で滴定する (指示薬:塩化メチルロザニリン試液3滴).同様の方法で空試験を行い,補正する.その結果,0.1 mol/L 過塩素酸の消費量は20.00〔mL〕であった.

1. 3.3
2. 4.9
3. 9.8
4. 19.6
5. 29.4

解答 3

解説 クエン酸ナトリウムは3価のカルボン酸のナトリウム塩である.

$$1\,\text{mol/L-HClO}_4\ 1000\,\text{〔mL〕}$$
$$= \frac{294.10}{3}\,\text{〔g〕}\,C_6H_5Na_3O_7 \cdot 2H_2O$$
$$\therefore\ 0.1\,\text{mol/L-HClO}_4\ 1\,\text{〔mL〕}$$
$$= 9.803\,\text{〔mg〕}\,C_6H_5Na_3O_7 \cdot 2H_2O$$

本品 $\left(\dfrac{10}{25} \times 5\right)$〔mL〕をとり定量したので濃度は〔w/v%〕となる.式(3)を用いて解く.

$$\frac{10}{25} \times 5 : 0.009803 \times 20 \times 1.000 = 100 : x$$
$$x = 9.803\,\text{〔w/v%〕}$$

例題90 次の記述は,日本薬局方無水カフェインの定量法である.

「本品を乾燥し,その約0.4〔g〕を精密に量り,無水酢酸/酢酸(100) 混液 (6:1) 70〔mL〕に溶かし,0.1 mol/L 過塩素酸で滴定する (指示薬:クリスタルバイオレット試液3滴).ただし,滴定の終点は液の紫色が緑色を経て黄色に変わるときとする.同様の方法で空試験を行い,補正する.

0.1 mol/L 過塩素酸 1〔mL〕= 19.42〔mg〕$C_8H_{10}N_4O_2$」

本品を乾燥したもの 0.4000〔g〕に対し,0.1 mol/L 過塩素酸 ($f=1.010$) 20.30〔mL〕を要したとすれば,無水カフェイン $C_8H_{10}N_4O_2$ の含量は何〔%〕か.ただしこの場合 20.30〔mL〕は (滴定量−空試験量) を意味する.

解答 99.5〔w/w%〕

解説 一般式(3)に各値を代入して含量〔%〕を求める.

$$0.4000 : 0.01942 \times 20.30 \times 1.010 = 100 : x$$
$$x = 99.5\,\text{〔w/w%〕}$$

例題91 次の記述は，日本薬局方ジブカイン塩酸塩の定量法に関するものである．次の問に答えよ．

（構造式：ジブカイン塩酸塩）

「本品を乾燥し，その約0.3〔g〕を精密に量り，無水酢酸/酢酸(100)混液(7：3)50〔mL〕に溶かし，0.1〔m/L〕過塩素酸で滴定する（電位差滴定法）．同様の方法で空試験を行い，補正する．

0.1 mol/L 過塩素酸 1〔mL〕＝ ☐〔mg〕$C_{20}H_{29}N_3O_2$·HCl」

問1　☐の中に入れるべき数値はいくらか．ただし，ジブカイン塩酸塩の分子量は379.92である．

問2　本品0.3915〔g〕を量り，上記定量法に従って操作したところ，0.1 mol/L 過塩素酸 20.6〔mL〕を消費した．また空試験に 0.1 mol/L 過塩素酸 0.2〔mL〕を要した．この試料中のジブカイン塩酸塩の含量〔%〕を求めよ．ただし，この 0.1 mol/L 過塩素酸は，$f=1.010$ である．

──────────────

[解答]　問1　18.996　問2　99.97〔w/w%〕

[解説]　問1　構造式よりジブカイン塩酸塩は1モル＝2当量である．したがって

$$1\ mol/L\text{-}HClO_4\ 1000〔mL〕 = \frac{379.92}{2}〔g〕C_{20}H_{29}N_3O_2·HCl$$

$1\ mol/L\text{-}HClO_4\ \ 1〔mL〕 = 189.96〔mg〕C_{20}H_{29}N_3O_2·HCl$

$0.1\ mol/L\text{-}HClO_4\ \ 1〔mL〕 = 18.996〔mg〕C_{20}H_{29}N_3O_2·HCl$

問2　次の比例式を使って解いてみよう．

試料秤取量〔g〕：標準液 1〔mL〕当たりの対応量〔g〕×（滴定量－空試験量）× f ＝ 100：x　　　（2）

上記の比例式（2）に各値を代入し x〔%〕を求める．

$0.3915 : 0.018996 \times (20.6 - 0.2) \times 1.010 = 100 : x$

$x = 99.973〔w/w\%〕$

──────────────

例題92　次の記述は，日本薬局方イソニアジドの定量法である．

「本品を乾燥し，その約0.3〔g〕を精密に量り，酢酸(100) 50〔mL〕及び無水酢酸10〔mL〕を加えて溶かし，0.1 mol/L 塩素酸で滴定する（指示薬：α-ナフトールベンゼイン試液 0.5〔mL〕.）ただし，滴定の終点は液の黄色が緑色に変わるときとする．同様の方法で空試験を行い補正する．

0.1 mol/L 過塩素酸 1〔mL〕＝ 13.71〔mg〕$C_6H_7N_3O$」

本品を乾燥したもの 0.3000〔g〕に対し，0.1 mol/L 過塩素酸（$f=0.988$）21.2〔mL〕要したとすれば，イソニアジド $C_6H_7N_3O$ の含量は何〔%〕か．この場合 21.2〔mL〕は（滴定量－空試験量）を意味する．

──────────────

[解答]　95.72〔w/w%〕

[解説]　一般式（2）に代入して含量〔%〕を求める．

試料秤取量〔g〕：標準液1〔mL〕当たりの
　　対応量〔g〕× t〔mL〕× f = 100：x　　　（3）

したがって，この場合

$$0.3000 : 0.01371 \times 21.2 \times 0.988 = 100 : x$$

$$x = 95.72 \ [\text{w/w\%}]$$

5. 沈殿滴定

沈殿滴定とは医薬品の水溶液に，定量的に反応し，難溶性沈殿を生じる規定液を加え，その消費量から物質の純度を調べる方法である．通常硝酸銀を標準液として用いるので別名銀滴定とも呼ばれている．

5.1 フルオレセインナトリウム試液を指示薬とし，硝酸銀で直接滴定する方法

本法は塩化ナトリウム，塩化カリウム，生理食塩液など塩化物の定量に用いられている．

例題93 次の記述は，日本薬局方生理食塩液の定量法である．

「本品20〔mL〕を正確に量り，水30〔mL〕を加え，強く振り混ぜながら0.1 mol/L硝酸銀液で滴定する（指示薬：フルオレセインナトリウム試液3滴）．

0.1 mol/L硝酸銀液1〔mL〕= 5.844〔mg〕NaCl」

本品20〔mL〕に対し，0.1 mol/L硝酸銀（f = 0.998）30.4〔mL〕要したとすれば，生理食塩液中のNaClの含量〔w/v%〕はいくらか．

[解答] 0.878〔w/v%〕

[解説] 一般式（3）に各値を代入して求める．

$$20 \ [\text{mL}] : 0.005844 \times 30.4 \times 0.988 = 100 : x$$

$$x = 0.878 \ [\text{w/v\%}]$$

生理食塩液は注射剤で，定量するとき，NaCl 0.85～0.95〔w/v%〕含むと規定されている．したがって本品も合格である．

〔本定量の原理〕

$$NaCl + AgNO_3 = AgCl\downarrow + NaNO_3$$

5.2 吸着指示薬を用い，硝酸銀で滴定する方法（Fajans法）

X線造影剤など有機ヨウ素化合物は，これを亜鉛とアルカリで還元し，ヨウ素イオンI^-とし，酢酸（100）で酸性としたのち，適当な吸着指示薬を用いて，0.1 mol/L-$AgNO_3$で直接滴定する．

例題94 次の記述は日本薬局方イオタラム酸の定量法に関するものである．次の問に答えよ．

「本品を乾燥し，その約0.4〔g〕を精密に量り，けん化フラスコに入れ，水酸化ナトリウム試液40〔mL〕に溶かし，亜鉛末1〔g〕を加え，還流冷却器を付けて30分間

煮沸し，冷後，ろ過する．フラスコ及びろ紙を水 50〔mL〕で洗い，洗液は先のろ液に合わせる．この液に酢酸（100）5〔mL〕を加え，0.1 mol/L 硝酸銀液で滴定する．（指示薬：テトラブロムフェノールフタレインエチルエステル試液 1〔mL〕．ただし，滴定の終点は沈殿の黄色が緑色に変わるときとする．

$$0.1\ mol/L\ 硝酸銀液 1〔mL〕 = \boxed{}〔mg〕C_{11}H_9I_3N_2O_4$$

問 1 □ に入れるべき数値を求めよ．ただし，イオタラム酸（$C_{11}H_9I_3N_2O_4$）の分子量は 613.91 である．

問 2 本品 0.415〔g〕に対し，0.1 mol/L-硝酸銀（$f = 1.020$）19.2〔mL〕要したとすれば，イオタラム酸の含量〔w/w%〕はいくらか．

〔解答〕 問 1　20.464　問 2　96.6〔w/w%〕

〔解説〕 問 1　本品をアルカリ性で亜鉛末還元し，遊離したヨウ素をヨウ化ナトリウムに変える．そのヨウ素イオンを 0.1 mol/L 硝酸銀で滴定する方法が本定量法の原理である．構造式からわかるように 1 モルのイオタラム酸より 3 モルの NaI が生成する．したがって

$$1\ mol/L\text{-}AgNO_3\ 1000〔mL〕 = \frac{613.91}{3}〔g〕C_{11}H_9I_3N_2O_4$$

$1\ mol/L\text{-}AgNO_3$　1〔mL〕= 204.6〔mg〕$C_{11}H_9I_3N_2O_4$
$0.1\ mol/L\text{-}AgNO_3$　1〔mL〕= 20.46〔mg〕$C_{11}H_9I_3N_2O_4$

式（3）に各値を代入して求める．

問 2　$0.415 : 0.02046 \times 19.2 \times 1.020 = 100 : x$
　　　　$x = 96.6〔w/w\%〕$

5.3　過剰の硝酸銀を NH_4SCN で滴定する方法（Volhard 法）

有機医薬品の場合，前処理してハロゲン X^- を析出させたのち，これに硝酸酸性で過剰の 0.1 mol/L 硝酸銀を加え AgX を沈殿させ，残った硝酸銀を硫酸第二鉄アンモニウムを指示薬として用い，0.1 mol/L-チオシアン酸アンモニウム（NH_4SCN）で定量し，その差より医薬品の純度を求める方法がよく採用されている．もちろん KBr や NaBr は前処理する必要がない．

原　理　　$NH_4SCN + AgNO_3$
$$\longrightarrow AgSCN\downarrow + NH_4NO_3$$
$$3NH_4SCN + Fe^{3+} \longrightarrow Fe(SCN)_3 + 3NH_4^+$$
$$\text{赤かっ色（終点）}$$

例題 95　日本薬局方硝酸銀点眼液の定量法に関する次の記述について各問に答えよ．

「本品 20〔mL〕を正確に量り，水 30〔mL〕及び硝酸 2〔mL〕を加え，0.1 mol/L チオシアン酸アンモニウム液で滴定する（指示薬：□ a □ 2〔mL〕）．

$$0.1\ mol/L\ チオシアン酸アンモニウム液 1〔mL〕 = \boxed{b}〔mL〕AgNO_3$$

問 1　□ a □ の中に入れるべき指示薬はどれか．

1. フェノールフタレイン試液
2. 硫酸アンモニウム鉄（Ⅲ）試液
3. エリオクロムブラック T 試液
4. 塩化メチルロザニリン試液

5. デンプン試液

問2 計算式の b の中に入れるべき数値はどれか．ただし，硝酸銀（AgNO₃）の分子量は 169.87 である．

1. 8.494   2. 16.99   3. 33.978
4. 84.94   5. 169.87

[解答] 問1 2　問2 2

[解説] 硝酸銀点眼液は新生児の淋菌感染による失明を防ぐため用いられる．本法は Volhard 法を用いている．

問2
1 mol/L-NH₄SCN 液 1000〔mL〕= 169.87〔g〕AgNO₃
∴ 0.1 mol/L-NH₄SCN 液　1〔mL〕= 16.99〔mg〕AgNO₃

例題 96 次の記述は，日本薬局方亜硝酸アミルの定量法である．次の問に答えよ．

「メスフラスコにエタノール（95）10〔mL〕を入れ，質量を精密に量り，これに本品約 0.5〔g〕を加え，再び精密に量る．次に 0.1 mol/L 硝酸銀液 25〔mL〕を正確に加え，更に塩素酸カリウム溶液（1−20）15〔mL〕及び希硝酸 10〔mL〕を加え，直ちに密せんして 5 分間激しく振り混ぜる．これに水を加えて正確に 100〔mL〕とし，振り混ぜ，乾燥ろ紙を用いてろ過する．初めのろ液 20〔mL〕を除き，次のろ液 50〔mL〕を正確に量り，過量の硝酸銀を 0.1 mol/L チオシアン酸アンモニウム液で滴定する．（指示薬：硫酸アンモニウム鉄（Ⅲ）試液 2〔mL〕）．同様の方法で空試験を行う．

0.1 mol/L 硝酸銀液 1〔mL〕= ☐〔mg〕C₅H₁₁NO₂」

問1 ☐ の中に入れるべき数値はいくらか．ただし，亜硝酸アミルの分子量は 117.15 である．

問2 本品 0.500〔g〕を量り，上記定量法に従って操作したところ，0.1 mol/L チオシアン酸アンモニウム液 5.2〔mL〕消費した．また空試験に 0.1 mol/L チオシアン酸アンモニウム液 12.3〔mL〕を要した．この試料中の亜硝酸アミルの含量％を求めよ．ただし，この 0.1 mol/L チオシアン酸アンモニウム液は $f = 0.980$ である．

[解答] 問1 35.14　問2 97.8〔w/w%〕

[解説] 本定量法は KClO₃ を亜硝酸アミルで還元して，KCl に変え，これに AgNO₃ を反応させて生じる AgCl の白沈をろ過して除いた後，過量の AgNO₃ を NH₄SCN 液で逆滴定する方法である．

問1 KClO₃ 1 モルは亜硝酸アミル 3 モルと反応する．KCl 1 モルは AgNO₃ 1 モルと反応して AgCl 1 モルが生じる．したがって硝酸銀 1 モルに対応する亜硝酸アミルは 3 モルである．

$3C_5H_{11}ONO + KClO_3 + 3H_2O$
　　　　$= KCl + 3C_5H_{11}OH + 3HNO_3$

1 mol/L-AgNO₃ 1000〔mL〕
　　↓ = 117.15 × 3〔g〕C₅H₁₁NO₂
1 mol/L-AgNO₃　1〔mL〕
　　= 351.4〔mg〕C₅H₁₁NO₂
0.1 mol/L-AgNO₃　1〔mL〕
　　= 35.14〔mg〕C₅H₁₁NO₂

問2　本問は次の比例式（2）を使って解いて下さい．

$$\left(0.5 \times \frac{50}{100}\right)[g] : 0.03514 \times (12.3 - 5.2) \times 0.980$$
$$= 100 : x$$
$$x = \frac{0.03514 \times 7.1 \times 0.980}{0.25 [g]} \times 100$$
$$= 97.8 [w/w\%]$$

6. キレート滴定

アルカリ金属以外の金属イオン，Mg^{2+}，Ca^{2+}，Al^{3+}，Zn^{2+}などはエチレンジアミン四酢酸二ナトリウム（EDTA）液と容易に安定な1：1キレートを作るので，それを利用して容量分析が可能になる．この方法をキレート滴定という．この方法は酸化マグネシウム，硫酸亜鉛，グルコン酸カルシウム，硫酸アルミニウムカリウム，アスピリンアルミニウムなどの定量に用いられている．指示薬として，エリオクロムブラックT（EBT，青→赤），NN指示薬（青→赤），ジチゾン試液（緑色→赤色）などがある．

例題97　次の記述は日本薬局方硫酸亜鉛水和物の定量法である．

「本品約0.3 [g] を精密に量り，水に溶かし正確に100 [mL] とする．この液25 [mL] を正確に量り，水100 [mL] 及びpH 10.7のアンモニア，塩化アンモニウム緩衝液2 [mL] を加え，0.01 mol/L エチレンジアミン四酢酸二ナトリウム液で滴定する（指示薬：エリオクロムブラックT・塩化ナトリウム指示薬0.04 [g]）．

0.01 mol/L エチレンジアミン四酢酸二ナトリウム液1 [mL]
$= \boxed{}$ [mg] $ZnSO_4 \cdot 7H_2O$」

問1　$\boxed{}$の中に入れるべき数値はいくらか．ただし，硫酸亜鉛（$ZnSO_4 \cdot 7H_2O$）の分子量は287.58である．

問2　本品0.2960 [g] を量り，上記定量法に従って操作したところ，0.01 mol/L-EDTA 25.7 [mL] 消費した．

この試料中の硫酸亜鉛の含量〔%〕を求めよ．EDTA の $f = 1.000$ とする．

[解答] 問1　2.8756　問2　99.88〔w/w%〕

[解説] 問1　両者は1：1キレートを生成する．したがって，1〔mol/L〕EDTA 1000〔mL〕＝ 287.58〔g〕 $ZnSO_4 \cdot 7H_2O$ となる 常法で変換すると

0.01 mol/L EDTA 1〔mL〕＝ 2.876〔mg〕$ZnSO_4 \cdot 7H_2O$ となる．

問2　式（3）を用いて含量〔w/w%〕を求める．

$$0.2960 \times \frac{25}{100} : 0.002876 \times 25.7 \times 1.000 = 100 : x$$

$$x = 99.88 〔w/w\%〕$$

例題98　日本薬局方乾燥水酸化アルミニウムゲルの定量法に関する記述の正誤について，正しい組合せはどれか．

本品約2〔g〕を精密に量り，塩酸15〔mL〕を加え，水浴上で振り混ぜながら30分間加熱し，冷後，水を加えて正確に500〔mL〕とする．この液20〔mL〕を正確に量り，0.05 mol/L エチレンジアミン四酢酸二水素二ナトリウム液30〔mL〕を正確に加え，pH 4.8 の酢酸・酢酸アンモニウム緩衝液20〔mL〕を加えた後，5分間煮沸し，冷後，エタノール（95）〔55 mL〕を加え，0.05 mol/L 酢酸亜鉛液で滴定する（指示薬：ジチゾン試液2〔mL〕）．ただし，滴定の終点は液の淡暗緑色が淡赤色に変わるときとする．

同様の方法で空試験を行う．

a. 煮沸するのは，Al^{3+} とエチレンジアミン四酢酸二水素二ナトリウムとのキレートの生成速度が小さいためである．

b. 指示薬のはじめの色（淡暗緑色）は，Al^{3+} とジチゾンとのキレートの色である．

c. 0.05 mol/L エチレンジアミン四酢酸二水素二ナトリウム液1〔mL〕は，酸化アルミニウム（Al_2O_3：101.96）5.098〔mg〕に相当する．

	a	b	c
1	正	正	正
2	正	正	誤
3	正	誤	誤
4	誤	正	正
5	誤	誤	正

薬剤師国試（94回，一部改）

[解答] 3

[解説] a. 正．Al^{3+} が EDTA とキレート生成速度は小さい．そのため一定過量の EDTA を加え煮沸し反応を完結させた後，冷後，過量の EDTA を Zn^{2+} で滴定する．

b. 誤　淡暗緑色は分子形のジチゾンの色である．

c. 誤

1 mol/L-EDTA 1000〔mL〕＝ $\frac{101.96}{2}$〔g〕Al_2O_3

1 mol/L-EDTA　　 1〔mL〕＝ 50.98〔mg〕Al_2O_3

0.05 mol/L-EDTA 1〔mL〕＝ 2.549〔mg〕Al_2O_3

7. ジアゾ滴定

　芳香族第一アミン（ArNH$_2$）に亜硝酸ナトリウムと塩酸を作用させると，低温でジアゾニウム化合物が生成するが，この反応を利用して滴定する方法をジアゾ滴定という．スルファメチゾール，塩酸プロカインアミド，アミノ安息香酸エチル，プロカイン塩酸塩の定量に用いられている．

例題 99　次の記述は日本薬局方プロカイン塩酸塩の定量法に関するものである．

「本品を乾燥し，その約 0.4〔g〕を精密に量り，塩酸 5〔mL〕及び水 60〔mL〕を加えて溶かし，更に臭化カリウム溶液 (3→10) 10〔mL〕を加え，15℃以下に冷却した後，0.1 mol/L 亜硝酸ナトリウム液で電位差滴定法により滴定する．

　　0.1 mol/L 亜硝酸ナトリウム液 1〔mL〕
　　　　　　　= 27.28〔mg〕C$_{13}$H$_{20}$N$_2$O$_2$HCl」

　本品 0.415〔g〕を滴定するのに，0.1 mol/L 亜硝酸ナトリウム液（f = 1.000）15.0〔mL〕要したとすれば，プロカイン塩酸塩の含量〔w/w%〕はいくらか．

[解　答]　98.6〔w/w%〕

[解　説]　滴定の終点近くで亜硝酸が一滴過量になると ZnI$_2$ は亜硝酸により酸化され，I$_2$ が遊離する．I$_2$ がデンプンと反応して青色となる．

ArNH$_2$ + NaNO$_2$ + 2 HCl
　　= ArN$_2^+$Cl$^-$ + NaCl + 2 H$_2$O
2 NaNO$_2$ + 4 HCl + ZnI$_2$
　　= I$_2$ + ZnCl$_2$ + 2 NaCl + 2 H$_2$O + 2 NO

プロカイン塩酸塩と亜硝酸ナトリウムと 1 : 1 のモル比で反応する．

　式（3）に各値を代入して含量％を求める．
　　0.415〔g〕: 0.02728〔g〕× 15.0 × 1.000 = 100 : x
　　　　　x = 98.6〔w/w%〕

練習問題

8.1 日本薬局方水酸化カリウム（KOH：56.11）の定量と純度試験（炭酸カリウム，K_2CO_3：138.21）の実験に関する次の記述について各問（問1，2）に答えよ．

試料 1.500〔g〕を量り，新たに煮沸し冷却した水 40〔mL〕に溶かし，15℃に冷却した後，フェノールフタレイン試液 2 滴を加え，0.5 mol/L 硫酸（ファクター：1.000）で滴定し，液の赤色が消えたときの 0.5 mol/L 硫酸の量は 24.26〔mL〕であった．更にこの液にメチルオレンジ試液 2 滴を加え，再び 0.5 mol/L 硫酸で滴定し，液が持続する淡赤色を呈したときの 0.5 mol/L 硫酸の量は 0.20〔mL〕であった．

問1　試料中の水酸化カリウムの量〔％〕の数値は次のどれか．
　　1．89.3　　2．90.0　　3．90.7　　4．91.5　　5．92.2

問2　試料中の炭酸カリウムの量〔％〕のもっとも近い数値は次のどれか．
　　1．0.9　　2．1.2　　3．1.8　　4．3.6　　5．4.5

<u>ヒント</u>：例題 80

練習問題・解答

8.1 問1 0.5 mol/L H_2SO_4 1〔mL〕= 0.05611〔g〕KOH

本品の含量〔%〕は次の一般式（2）を使って解いて下さい．

試料採取量〔g〕：標準液1〔mL〕当たりの対応量〔g〕×$(A-B)$×$f^{H_2SO_4}$
     = 100 : x〔%〕   （2）

A〔mL〕：PPを指示薬とした場合の 0.5 mol/L H_2SO_4 の滴定量
  （KOH $\longrightarrow$ K_2SO_4 および K_2CO_3 $\longrightarrow$ $KHCO_3$ への変化に必要な量）

B〔mL〕：PPを用いて滴定したのち，MOを用いて滴定した量

水酸化カリウムの含量〔%〕をxとし，上式に値を代入して求める．

$1.5 : 0.05611 \times (24.26 - 0.2) \times 1.000 = 100 : x$

   $x = 90.0$〔w/w%〕

〔解答〕 2

問2 0.5 mol/L H_2SO_4 1000〔mL〕= $\dfrac{138.21}{2}$〔g〕K_2CO_3

∴ 0.5 mol/L H_2SO_4 1〔mL〕= 0.06910〔g〕K_2CO_3

K_2CO_3 の含量〔g〕= $0.06910 \times 2B \times f^{H_2SO_4}$
     = $0.06910 \times 2 \times 0.2 \times 1.000$
     = 0.027640〔g〕

K_2CO_3 の含量〔%〕= $\dfrac{0.027640}{1.5} \times 100$

     ≒ 1.8〔w/w%〕

〔解答〕 3

練習問題

8.2 次の記述は，日本薬局方 0.1 mol/L チオ硫酸ナトリウム液の標定法の概要である．問に答えよ．

「ヨウ素酸カリウム（標準試薬）を乾燥し，その約 0.05 g をヨウ素瓶に精密に量り，水に溶かし，ヨウ化カリウム 2〔g〕及び希硫酸 10〔mL〕を加え，密栓し，10 分間放置した後，調製したチオ硫酸ナトリウム液で滴定する（指示薬：デンプン試液）．」

ヨウ素酸カリウム（標準試薬，KIO_3：214.00）107.0〔mg〕を量り，上の条件で標定を行ったところ，0.1 mol/L チオ硫酸ナトリウム液の消費量は，空試験の値を差引いた後で 29.0〔mL〕であった．このチオ硫酸ナトリウム液のファクターはどれか．

1. 0.951　　2. 0.967　　3. 0.975　　4. 0.983　　5. 0.995
6. 1.000　　7. 1.013　　8. 1.022　　9. 1.034　　10. 1.049

薬剤師国試（93 回，一部改）

8.2 本法はヨウ素酸カリウムを用いる1次標準法である．ヨウ素酸カリウムは硫酸溶液中でヨウ化カリウムと次のように反応してヨウ素を遊離する．

$$KIO_3 + 5KI + 3H_2SO_4 \longrightarrow 3K_2SO_4 + 3H_2O + 3I_2 \quad (a)$$

このヨウ素はチオ硫酸ナトリウムを酸化する．

$$I_2 + Na_2S_2O_3 \longrightarrow 2NaI + Na_2S_4O_6 \quad (b)$$

対応量は

1 mol/L $Na_2S_2O_3$　1000 [mL] = $\left(\dfrac{214.00}{6}\right)$ [g] KIO_3

1 mol/L $Na_2S_2O_3$　　1 [mL] = 35.67 [mg] KIO_3

0.1 mol/L $Na_2S_2O_3$　1 [mL] = 3.567 [mg] KIO_3

となる．

ファクターfを求める式をこの場合に当てはめると次の式となる．この式に各値を代入すると

$$f = \dfrac{KIO_3 \text{の量 [mg]}}{0.1 \text{ mol/L } Na_2S_2O_3 \text{の滴定量 [mL]} - \text{空試験の滴定量 [mL]} \times 3.5667 \text{ [mg]}}$$

$$= \dfrac{107}{29.0 \times 3.567}$$

$$= 1.034$$

となる．

なお，こんな難しく考えずに，一般式に直接代入して解いてもよい．

$$0.1 \times f \times \dfrac{29.0}{1000} = \dfrac{0.1070}{\dfrac{214.00}{6}} \qquad \therefore \quad f = 1.034$$

練習問題

8.3 次の記述は，日本薬局方ジメルカプロールの定量法に関するものである．この定量法は，本品が，ヨウ素で定量的に酸化されて，分子内ジスルフィド結合を生成する反応によっている．☐中に入れるべき数値はどれか．

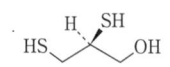

HS―CH(H)―CH(SH)―CH₂OH 及び鏡像異性体

ジメルカプロール　　　$C_3H_8OS_2$：124.23

「本品約 0.15〔g〕を共栓フラスコに精密に量り，メタノール 10〔mL〕に溶かし，直ちに 0.05 mol/L ヨウ素液で，液が微黄色に呈するまで滴定する．同様の方法で空試験を行い，補正する．

0.05 mol/L ヨウ素液 1〔mL〕= ☐〔mg〕$C_3H_8OS_2$」

1. 1.2423　　2. 3.1057　　3. 6.211　　4. 12.423　　5. 24.846

8.3 ジメルカプロールはヒ素，水銀，鉛，銅など重金属の解毒薬である．本品はヨウ素で酸化され，分子内 disulfide を形成する．

$$\begin{array}{c} CH_2SH \\ | \\ CHSH \\ | \\ CH_2OH \end{array} + I_2 \longrightarrow \begin{array}{c} CH_2-S \\ | \quad | \\ CH-S \\ | \\ CH_2-OH \end{array} + 2HI$$

0.5 mol/L-I_2　1000 [mL] = $\dfrac{124.23}{2}$ [g] $C_3H_8OS_2$

　　　　　　　　　　　= 62.11 [g] $C_3H_8OS_2$

0.5 mol/L-I_2　　1 [mL] = 62.11 [mg] $C_3H_8OS_2$

0.05 mol/L-I_2　 1 [mL] = 6.211 [mg] $C_3H_8OS_2$

[解答] 3

練習問題

8.4 日本薬局方 D-ソルビトールの定量法に関する次の記述について答えよ．

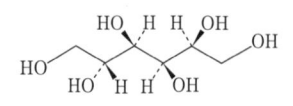

D-ソルビトール

「本品を乾燥し，その約 0.2〔g〕を精密に量り，水に溶かし，正確に 100〔mL〕とする．この液 10〔mL〕を正確に量り，ヨウ素瓶に入れ，過ヨウ素酸カリウム試液 50〔mL〕を正確に加え，水溶中で 15 分間加熱する．冷後，ヨウ化カリウム 2.5〔g〕を加え，直ちに密栓してよく振り混ぜ，暗所に 5 分間放置した後，遊離したヨウ素を 0.1 mol/L チオ硫酸ナトリウム液で滴定する（指示薬：デンプン試液 3〔mL〕．同様の方法で空試験を行う．

0.1 mol/L チオ硫酸ナトリウム液 1〔mL〕= 1.822〔mg〕$C_5H_{14}O_6$」

本品を乾燥したもの 0.1900〔g〕をとり，本法により定量したとき，0.1 mol/L チオ硫酸ナトリウム液（f = 1.020）を 40.5〔mL〕消費した．同様の方法で空試験を行ったところ 50.5〔mL〕消費した．D-ソルビトールの含量〔%〕は次のどれに最も近いか．

1. 102.3〔%〕　　2. 97.8〔%〕　　3. 92.9〔%〕
4. 10.2〔%〕　　5. 9.78〔%〕　　6. 9.29〔%〕

薬剤師国試（96 回，一部変更）

8.4 D-ソルビトールは糖質補給薬である.

本法はD-ソルビトールを過ヨウ素酸カリウムによって酸化し，ホルムアルデヒドとギ酸とし，この際生じるヨウ素酸カリウムと過量の過ヨウ素酸カリウムにヨウ化カリウムを作用させて遊離するヨウ素をチオ硫酸ナトリウム液で滴定して，空試験から差し引き含量を求めるものである.

原理　$C_6H_{14}O_6 + 5KIO_4 \longrightarrow 2HCHO + 4HCOOH + 5KIO_3 + H_2O$　　　（a）

　　　$KIO_4 + 7KI + 4H_2SO_4 \longrightarrow 4I_2 + 4K_2SO_4 + 4H_2O$　　　（b）

　　　$KIO_3 + 5KI + 3H_2SO_4 \longrightarrow 3I_2 + 3K_2SO_4 + 3H_2O$　　　（c）

　　　$I_2 + 2Na_2S_2O_3 \longrightarrow 2NaI + Na_2S_4O_6$　　　（d）

式（b）から式（c）を差し引くと式（e）が得られる.

　　　$KIO_4 + 2KI + H_2SO_4 \longrightarrow I_2 + K_2SO_4 + H_2O + KIO_3$　　　（e）

式（e）からKIO_4 1モルはI_2 1モルに対応することがわかる．D-ソルビトールは式（a）より5モルのKIO_4を消費するので，D-ソルビトール1モルは5モルのI_2に相当する.

$$1 \text{ mol/L} \quad Na_2S_2O_3 \quad 1000 \text{ [mL]} = \left(\frac{182.2}{10}\right) \text{[g]} \; C_6H_{14}O_6$$

$$0.1 \text{ mol/L} \quad Na_2S_2O_3 \quad 1 \text{ [mL]} = 0.001822 \text{ [g]} \; C_6H_{14}O_6$$

いま本試験の試料秤取量S〔g〕，標準液1〔mL〕当たりの対応量A〔g〕，本試験の滴定に要した標準液の消費量V_a〔mL〕，空試験の滴定に要した標準液の消費量V_b〔mL〕とすると，医薬品の純度x〔w/w%〕は次の式から求められる.

$$S : A(V_b - V_a) \times f = 100 : x \tag{2}$$

式（2）に各値を代入して求める.

$$0.1900 \times 1/10 : 0.001822 \times (50.5 - 40.5) \times 1.020 = 100 : x$$

$$x = \frac{0.001822 \times 10 \times 1.020 \times 100}{0.0190} \fallingdotseq 97.8 \text{〔w/w%〕}$$

解答　2

発展　D-マンニトール，キシリトールもD-ソルビトールと同じ方法で定量される.

練習問題

8.5 日本薬局方ヨウ化カリウムの定量法に関する次の記述について答えよ．

「本品を乾燥し，その約 0.5〔g〕を精密に量り，ヨウ素瓶に入れ，水 10〔mL〕に溶かし，塩酸 35〔mL〕及びクロロホルム 5〔mL〕を加え，激しく振り混ぜながら 0.05 mol/L ヨウ素酸カリウム液でクロロホルム層の赤紫色が消えるまで滴定する．ただし，滴定の終点はクロロホルム層が脱色した後，5 分以内に再び赤紫色に現れないときとする．

0.05 mol/L ヨウ素酸カリウム液　1〔mL〕= ☐〔mg〕KI」

この滴定の反応式は次のとおりである．☐ に入れるべき数値はどれか．ただし，KI = 166.00 とする．

$$2KI + KIO_3 + 6HCl = 3ICl + 3KCl + 3H_2O$$

1.　1.660　　2.　3.320　　3.　4.980　　4.　16.60　　5.　33.20

8.5 ヨウ化カリウムは去痰薬, ヨウ素補給薬, 溶解補助剤として用いられる. ヨウ化カリウムに強酸性でヨウ素酸カリウムを加えると, まずヨウ素を遊離してクロロホルム層は赤紫色を呈するが, 更にヨウ素酸カリウムを追加すると, ヨウ素は酸化されて塩化ヨウ素 (ICl) となり, クロロホルム層は脱色する. 式で示すと

$$5KI + KIO_3 + 6HCl \longrightarrow 3I_2 + 6KCl + 3H_2O$$
$$2I_2 + KIO_3 + 6HCl \longrightarrow 5ICl + KCl + 3H_2O$$

したがって KI と KIO_3 は次の反応をしたことになる.

$$2KI + KIO_3 + 6HCl \longrightarrow 3ICl + 3KCl + 3H_2O$$

上式より KI 1 モル (166.00 [g]) は 0.5 mol/L KIO_3 1000 [mL] に対応する.

$1\ mol/L\text{-}KIO_3 \quad 1000\ [mL] = (166.00 \times 2)\ [g]\ KI$

$1\ mol/L\text{-}KIO_3 \quad 1\ [mL] = 332.00\ [mg]\ KI$

$0.05\ mol/L\text{-}KIO_3 \quad 1\ [mL] = 16.60\ [mg]\ KI$

[解答] 4

練習問題

8.6 日本薬局方過マンガン酸カリウムの定量法に関する次の記述について各問に答えよ.

「本品を乾燥し，その約 0.6〔g〕を精密に量り，水に溶かし正確に 200〔mL〕とし，試料溶液とする．0.05 mol/L シュウ酸液 25〔mL〕を 500〔mL〕の三角フラスコ中に正確に量り，薄めた硫酸（1 → 20）200〔mL〕を加え，液温を 30 ～ 35℃とし，試料溶液をビュレットに入れ，穏やかに振り混ぜながら，その 23〔mL〕を速やかに加え，液の赤色が消えるまで放置する．次に 55 ～ 60℃に加温し，30 秒間持続する赤色を呈するまで，徐々に滴定する．

0.05 mol/L シュウ酸液 1〔mL〕= □〔mg〕KMnO₄」

問 1　□の中に入れるべき最も適当な数値はどれか．ただし，KMnO₄ の分子量は 158.0339 とする．

　　1．3.161　　2．3.9508　　3．5.268　　4．7.902　　5．15.803

問 2　本品 0.642〔g〕を量って試料とし，上記定量法に従って操作したところ，0.05 mol/L シュウ酸液（f = 0.999）25.0〔mL〕に対し，試料溶液 24.9〔mL〕を消費した．この試料中の過マンガン酸カリウム（KMnO₄）の含量〔w/w%〕いくらか．

8.6 問1 過マンガン酸カリウムは温希硫酸中,シュウ酸液で滴定する.終点で $KMnO_4$ は淡赤色を呈するので指示薬は必要ない.

$$2KMnO_4 + 5H_2C_2O_4 + 3H_2SO_4 = K_2SO_4 + 2MnSO_4 + 10CO_2 + 8H_2O$$

$$MnO_4^- + 8H^+ + 5e^- \longrightarrow Mn^{2+} + 4H_2O$$

0.5 mol/L シュウ酸液 1000 〔mL〕 = $\dfrac{158.03}{5}$ 〔g〕 $KMnO_4$

0.05 mol/L シュウ酸液 1 〔mL〕 = 3.161 〔mg〕 $KMnO_4$

となる.

[解答] 1

問2 本品は $\left(0.642 \times \dfrac{24.9}{200}\right)$〔g〕= 0.0797〔g〕量ったことになる.

次の一般式(3)に数値を代入して解く.

試料秤取量〔g〕:標準液 1〔mL〕当たりの対応量〔g〕× t〔mL〕× f = 100 : x (3)

0.0797〔g〕: 0.003161 × 25.0 × 0.999 = 100 : x

x = 99.05〔w/w%〕

[解答] 99.05〔w/w%〕

練習問題

8.7 次の記述は，日本薬局方フェニレフリン塩酸塩の定量法に関するものである．これについて各問に答えよ．

「本品を乾燥し，その約 0.1〔g〕を精密に量り，ヨウ素瓶に入れ，水 40〔mL〕に溶かし，0.05 mol/L 臭素液（$f = 1.000$）50〔mL〕を正確に加える．更に塩酸 5〔mL〕を加えて直ちに密栓し，振り混ぜた後，15 分間放置する．次にヨウ化カリウム試液 10〔mL〕を注意して加え，直ちに密栓してよく振り混ぜた後，5 分間放置し，遊離したヨウ素を 0.1 mol/L チオ硫酸ナトリウム液で滴定する（指示薬：デンプン試液 1〔mL〕）．同様の方法で空試験を行う．

0.05 mol/L 臭素液 1〔mL〕= ☐〔mg〕$C_9H_{13}NO_2 \cdot HCl$」

問1　フェニレフリン塩酸塩と臭素との反応の反応式を記せ．

問2　☐の中に入れるべき数値はいくらか．ただし，フェニレフリン塩酸塩（$C_9H_{13}NO_2 \cdot HCl$）の分子量は 203.67 である．

問3　本品 0.0997〔g〕をとり，上記定量法に従って，0.1 mol/L チオ硫酸ナトリウム（$f = 1.010$）で滴定したところ 21.8〔mL〕を消費した．また，このとき空試験に 50.5〔mL〕を要した．このフェニレフリン塩酸塩の含量は何〔w/w%〕か．

薬剤師国試（85回，一部改）

8.7　問1

　　本品1モルは3モルの臭素を消費する．過量の未反応の臭素はヨウ化カリウム試液と反応し，ヨウ素を遊離する．

$$2KI + Br_2 \longrightarrow 2KBr + I_2$$

　　生成したヨウ素を0.1 mol/Lチオ硫酸ナトリウム液で逆滴定し，フェニレフリン塩酸塩の含量〔%〕を求める．

$$I_2 + 2Na_2S_2O_3 \longrightarrow 2NaI + Na_2S_4O_6$$

問2　$Br_2 + 2e^- \longrightarrow 2Br^-$　本品1モルは3モルの臭素を消費するので次の式が成立する．

$$0.5\ mol/L\text{-}Br_2\ 1000\ [mL] = \frac{203.67}{6}\ [g]\ C_9H_{13}NO_2 \cdot HCl$$

$$0.5\ mol/L\text{-}Br_2\ 1000\ [mL] = 33.95\ [g]\ C_9H_{13}NO_2 \cdot HCl$$

$$0.5\ mol/L\text{-}Br_2\ \ \ \ 1\ [mL] = 33.95\ [mg]\ C_9H_{13}NO_2 \cdot HCl$$

$$0.05\ mol/L\text{-}Br_2\ \ \ \ 1\ [mL] = 3.395\ [gm]\ C_9H_{13}NO_2 \cdot HCl$$

〔解答〕3.395

問3　本品の含量〔w/w%〕は，次の式（2）から求めることができる．

　　試料秤取量〔g〕：標準液1〔mL〕当たりの対応量〔g〕
　　　　×（空試験量 − 滴定量）× $f^{Na_2S_2O_3}$ = 100：x　　　　　　　　（2）

　　上式に数値を代入して，含量〔w/w%〕を求める．

$$0.0997\ [g] : 0.003395 \times (50.5 - 21.8) \times 1.010 = 100 : x$$

$$x = 98.7\ [w/w\%]$$

〔解答〕98.7〔w/w%〕

練習問題

8.8 次の記述は日本薬局方L-トリプトファンの定量法に関するものである．

　　本品を乾燥し，その約 0.2〔g〕を精密に量り，ギ酸 3〔mL〕に溶かし，酢酸 (100) 50〔mL〕を加え，0.1 mol/L 過塩素酸（$f = 1.010$）で滴定（電位差滴定法）したところ 14.95〔mL〕要した．同様の方法で空試験を行ったところ 0.1 mol/L 過塩素酸 0.45〔mL〕消費した．L-トリプトファンの純度〔w/w%〕を求めよ．ただし，L-トリプトファン（$C_{11}H_{12}N_2O_2$）の分子量は 204.2 である．

<u>ヒント</u>：例題 92

8.9 次の記述は日薬局方L-リジン塩酸塩の定量法に関するものである

　　本品を乾燥し，その約 0.1〔g〕を精密に量り，ギ酸 2〔mL〕に溶かし，0.1 mol/L 過塩素酸 15〔mL〕を正確に加え，水浴上で 30 分間加熱する．冷後，酢酸 45〔mL〕を加え，過量の過塩素酸を 0.1 mol/L 酢酸ナトリウム液（$f = 1.10$）で電位差滴定したところ 4.50〔mL〕要した．同様の方法で空試験を行ったところ 0.1 mol/L 酢酸ナトリウム液 15.15〔mL〕を消費した．L-リジン塩酸塩の純度〔w/w%〕を求めよ．ただし，L-リジン塩酸塩（$C_6H_{14}N_2O_2 \cdot HCl$）の分子量は 182.65 である．

8.8　0.1 mol/L-過塩素酸 1〔mL〕= 20.423〔mg〕$C_{11}H_{12}N_2O_2$

　　式（2）を用いて純度 x〔%〕を求める．

　　試料秤取量〔g〕：標準液 1〔mL〕当たりの対応量〔g〕×（滴定量 − 空試験量）× f
　　　　　　　　　= 100：x　　　　　　　　　　　　　　　　　　　　　　　（2）

　　　　0.302：0.02042 ×（14.95 − 0.45）× 1.010 = 100：x

　　　　　　$x ≒ 99.02$〔w/w%〕

〔解　答〕　99.02〔w/w%〕

8.9　アミノ酸，L-ロイシン，L-イソロイシン，L-バリン，フェニルアラニンも L-トリプトファンと同じ定量法である．

　　L-リジン塩酸塩は 2 個のアミノ基をもつ．

　　したがって，

　　　　0.1 mol/L-$HClO_4$　1〔mL〕= 9.132〔mg〕$C_6H_{14}N_2O_2 \cdot HCl$

となる．式（2）を用いて純度 x〔%〕を求める．

　　　　0.108：0.009132 ×（15.15 − 4.5）× 1.10 = 100：x

　　　　　　$x ≒ 99.1$〔w/w%〕

〔解　答〕　99.1〔w/w%〕

練習問題

8.10 次の記述は，日本薬局方容量分析用標準液 0.1 mol/L ナトリウムメトキシド液の標定に関するものである．次の問に答えよ．

安息香酸をデシケーター（シリカゲル）で 24 時間乾燥し，その 0.3〔g〕を精密に量り，N,N-ジメチルホルムアミド 80〔mL〕に溶かし，チモールブルー・N,N-ジメチルホルムアミド試液 3 滴を加え，調製したナトリウムメトキシド液で青色を呈するまで滴定したところ，24.1〔mL〕要した．また空試験に 0.2〔mL〕消費した．0.1 mol/L ナトリウムメトキシドのファクターを求めよ．ただし，

0.1 mol/L ナトリウムメトキシド液 1〔mL〕= 12.21〔mg〕C_6H_5COOH

8.11 次の記述は，日本薬局方容量分析用標準液 0.1 mol/L チオシアン酸アンモニウム液の標定に関するものである．次の問に答えよ．

0.1 mol/L 硝酸銀液（$f = 1.010$）25〔mL〕を正確に量り，水 50〔mL〕，硝酸 2〔mL〕及び硫酸アンモニウム鉄（Ⅲ）試液 2〔mL〕を加え，振り動かしながら，調製したチオシアン酸アンモニウム液で持続する赤褐色を呈するまで滴定したところ 25.3〔mL〕要した．0.1 mol/L チオシアン酸アンモニウム液のファクター（f）を計算せよ．

8.10 式（4）に各値を代入して f を求める．

$$f = \frac{1000m}{VMn} \quad （ただし，M = 122.1,\ n = 0.1） \tag{4}$$

M：標準液の調製に用いた物質1モルに対応する標準試薬などの質量〔g〕
m：標準試薬などの採取量〔g〕
V：調製した標準液の消費量〔mL〕
n：調製した標準液の規定されたモル濃度を表す数値

$$f = \frac{1000 \times 0.291}{(24.1 - 0.2) \times 122.1 \times 0.1} = 0.997$$

[解 答] $f = 0.997$

8.11 次の式を用いて f_2 を求める．

$$V_2 \times f_2 = V_1 \times f_1$$

$$\therefore\ f_2 = \frac{V_1 \times f_1}{V_2} \tag{5}$$

f_1：滴定用標準液のファクター
f_2：調製した標準液のファクター
V_1：滴定用標準液の消費量〔mL〕
V_2：調製した標準液の採取量〔mL〕

式（4）に各値を入れて f_2 を求める

$$f_2 = \frac{25\,〔mL〕\times 1.01}{25.3\,〔mL〕} = 0.998$$

[解 答] $f = 0.998$

練習問題

8.12 次の記述は日本薬局方臭化カリウムの定量法である．次の問に答えよ．

「本品を乾燥し，その約 0.4〔g〕を精密に量り，水 50〔mL〕に溶かし，希硝酸 10〔mL〕を加え，更に 0.1 mol/L 硝酸銀液 50〔mL〕を正確に加えた後，過量の硝酸銀を 0.1 mol/L チオシアン酸アンモニウム液で滴定する（指示薬：硫酸アンモニウム鉄（Ⅲ）試液 2〔mL〕）．同様の方法で空試験を行う．

0.1 mol/L 硝酸銀液 1〔mL〕= ☐〔mg〕KBr」

1. ☐ の中に入れるべき数値はいくらか．ただし，臭化カリウムの式量は 119.00 である．
2. 本品 0.397〔g〕を量り，上記定量法に従って操作したところ，0.1 mol/L チオシアン酸アンモニウム液 17.3〔mL〕消費した．また空試験に 0.1 mol/L チオシアン酸アンモニウム液 50.2〔mL〕を要した．この試料中の臭化カリウムの含量〔w/w%〕を求めよ．ただし，0.1 mol/L チオシアン酸アンモニウム液の f = 1.010 である．

8.12 本定量法は，Volhard 法である．
1. KBr 1 モル = 1 モルの AgNO$_3$ と反応するので

   1 mol/L-AgNO$_3$　1000 [mL] = 119.0 [g] KBr

   1 mol/L-AgNO$_3$　　1 [mL] = 119.0 [mg] KBr

   0.1 mol/L-AgNO$_3$　1 [mL] = 11.90 [mg] KBr

   [解答] 11.900

2. 例題 81 に従って次の比例式（2）によって含量 x [%] を求める．

   試料秤取量 [g] : 標準液 1 [mL] 当たりの対応量 [g] × (空試験値 − 滴定値) × f
   　　　　　= 100 : x　　　　　　　　　　　　　　　　　　　　　　　（2）

   各値を式（2）に代入して解く．

   　0.397 [g] : 0.0119 g × (50.2 − 17.3) × 1.010 = 100 : x

   　　　　　x = 99.6 [w/w%]

   [解答] 99.6 [w/w%]

練習問題

8.13 次の記述は，日本薬局方容量分析用標準液 0.05 mol/L エチレンジアミン四酢酸二ナトリウム液の標定に関するものである．

「亜鉛（標準試薬）を希塩酸で洗い，次に水洗し，更にアセトンで洗った後，110℃で5分間乾燥した後，デシケーター（シリカゲル）中で放冷し，その約 0.8〔g〕を精密に量り希塩酸 12〔mL〕及び臭素試液5滴を加え，穏やかに加温して溶かし，煮沸して過量の臭素を追い出した後，水を加えて正確に 200〔mL〕とする．この液 20〔mL〕を正確に量り，水酸化ナトリウム溶液（1→50）を加えて中性とし，pH 10.7 のアンモニア・塩化アンモニウム緩衝液 5〔mL〕及びエリオクロムブラックT・塩化ナトリウム指示薬 0.04〔g〕を加え，調製したエチレンジアミン四酢酸二ナトリウム液で，液の赤紫色が青紫色に変わるまで滴定し，ファクターを計算する．

0.05 mol/L エチレンジアミン四酢酸二ナトリウム液 1〔mL〕= 3.271〔mg〕Zn」

この標定で，亜鉛の採取量が 0.8000〔g〕，滴定に要したエチレンジアミン四酢酸二ナトリウム液の量が 24.00〔mL〕であったとすると，ファクターは次のどれに最も近いか．
1. 1.040 　　 2. 1.020 　　 3. 1.000 　　 4. 0.980 　　 5. 0.960

8.14 次の記述は日本薬局方スルファメチゾールの定量法に関するものである．

本品を乾燥し，その 0.4〔g〕を精密に量り，塩酸 5〔mL〕及び水 50〔mL〕を加えて溶かし，更に臭化カリウム溶液（3→10）10〔mL〕を加え，15℃以下に冷却した後，0.1 mol/L 亜硝酸ナトリウム液（f = 0.998）で電位差滴定をしたところ 18.9〔mL〕要した．スルファメチゾールの純度〔w/w%〕を求めよ．ただし，スルファメチゾール（$C_9H_{10}N_4O_2S_2$）の分子量は 270.33 である．

8.13 0.05 mol/L-EDTA-Na 1〔mL〕= 3.271〔mg〕Zn なので，亜鉛の使用量 0.8000〔g〕× 20/200 = 0.08〔g〕は 0.05 mol/L-EDTA-Na x〔mL〕に相当する．

$$x\,[\mathrm{mL}] = \frac{0.08\,[\mathrm{g}]}{0.003271\,[\mathrm{g}]}$$
$$= 24.47\,[\mathrm{mL}]$$

しかし実際に滴定量は 24.00〔mL〕であったので，ファクターは

$$ファクター\,(f) = \frac{24.47\,[\mathrm{mL}]}{24.00\,[\mathrm{mL}]}$$
$$\fallingdotseq 1.020$$

となる．

[解答] 2

8.14

スルファメチゾール

　スルファメチゾールは芳香族第一アミンをもつので亜硝酸と等モル反応してジアゾ化する．そして亜硝酸が過量となるとヨウ化亜鉛デンプンから I_2 を析出し，デンプンを青色に変化させ，終点を確認する．したがって

　　0.1 mol/L-$NaNO_2$ 液 1〔mL〕= 27.03〔mg〕$C_9H_{10}N_4O_2S_2$

となる．含量〔%〕を x とすると次の比例式（3）に代入して求める．

　　0.514〔g〕: 0.02703 × 18.9〔mL〕× 0.998 = 100 : x

　　　　　x = 99.2〔w/w%〕

[解答] 99.2〔w/w%〕

第 9 章
薬物速度論 ——
　生物薬剤学への招待

1. はじめに

　生体内に投与された薬物は代謝を受けず，必要な部位に選択的に到達し，そこで必要量が滞留して作用するのが最も望ましい．しかし生体内に投与された薬物は吸収されたのち，血管中に入り，血液により運ばれて体内の各組織に分布し，代謝，排泄といった一連の過程を経て体内から消失していく．これらの過程の中で薬物は多くの障壁 barrier を通過し，その一部は作用部位に到達し薬効を発現する．薬効の発現は作用部位における薬物の感受性と濃度などによって支配される．しかし各組織の薬物の濃度を測定することは困難であるので，実際には血中濃度，排泄速度などを測定し，それらの値を速度論的に取り扱う方法がとられている．このように体内における薬物の運命を速度論を用いて解明する学問を**薬物速度論**あるいは**薬物動力学** pharmacokinetics という．

2. コンパートメントモデル

　薬物動力学では複雑な薬物の生体内動態を単純化したいくつかの区画部分，すなわちコンパートメント[*1] compartment に分けて考える．1つのコンパートメント内では薬物の分布は瞬間的で，いま血管の中に入った薬物が体内の i という組織と濃度平衡（分配平衡）となると，薬物の血中濃度 C と組織中の薬物の濃度 C_i との間には

$$K_i = \frac{C_i}{C} \qquad (1)$$

という関係が成立する．K_i は**分配係数**[*2] partition coefficient といい，薬物の濃度に関係なく一定である．

式（1）から薬物の血中濃度 C が 1/2 になると，C_i も 1/2 になる．すなわち血液中の薬物の半減期と i という組織における薬物の半減期が等しいことになり，速度論的には血液も i という組織も同一挙動を示すことになる．そして生体には濃度平衡の異なるいくつかのコンパートメントが存在するので，各コンパートメント間を速度定数によってつなぐことにより，薬物の生体内の動きを解析することができる．このような解析を**コンパートメントモデル**という．また特にコンパートメント間をつなぐすべての速度過程が一次反応で分解，消失する場合のモデルを

[*1] 生体に投与された薬物は吸収，分布，代謝，排泄などの過程を通って生体より消失していくが，生体内の薬物の動きを速度論的に扱う目的で考えられたのがコンパートメント（区分，区画）理論である．**コンパートメント**とは薬物が種々の組織を通過する中で，速度論的に同一の挙動を示す領域または体内において均一な濃度であると見なせる部分をいう．同一のコンパートメントに属する組織間では薬物は常に拡散平衡（濃度平衡）が成立している．したがって薬物は均一の濃度，もしくは濃度平衡が成立している部分では速度論的に同一挙動を示すので，この中の薬物の挙動を **1-コンパートメントモデル** one-compartmet model という．

[*2] 第 7 章 油/水分配係数と薬物の吸収を参照して下さい．

線形コンパートメントモデル linear compartment model という．

多くの薬物は一次反応により体内から消失していくが，いま血管の中に入った薬物が身体のすべての組織と瞬間的に濃度平衡に達したとすると，身体の各組織は同一のコンパートメントになるので，この中の薬物の動きは 1-コンパートメントモデルで取り扱うことができる．

1-コンパートメントモデルでは，薬物が静脈内に急速に注入されると，全身に瞬間的に分布し，薬物の血中消失速度定数 k は一般に代謝速度定数と腎および胆汁での排泄速度定数の和で表すことができる．

3. 薬物の血中消失速度論

一般に薬物の血中消失速度 v は一次反応で表され，式（2）で与えられる[*]．

$$v = -\frac{dC}{dt} = kC \qquad (2)$$

ただし $-\dfrac{dC}{dt}$：薬物の血中消失速度

C：投与後 t 時間たったときの薬物の血中濃度〔mol/L〕

k：薬物の血中消失速度定数

式（2）は微分方程式なので移項し，これを積分すると

$$-\int \frac{dC}{C} = -k \int dt$$

$$\therefore \quad -\log_e C = kt + \mathrm{I}$$

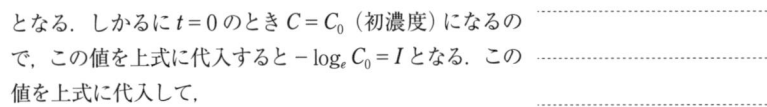

となる.しかるに $t=0$ のとき $C=C_0$（初濃度）になるので，この値を上式に代入すると $-\log_e C_0 = I$ となる.この値を上式に代入して，

$$-\log_e C = kt - \log_e C_0 \quad (3)$$

移項し，変形すると式（3）は

$$\log_e C - \log_e C_0 = -kt$$

$$\log_e \frac{C}{C_0} = -kt \quad (4)$$

となる.$\log_e x = y$ とおくと $x = e^y$ となることを使って式（4）を変形すると，

$$\frac{C}{C_0} = e^{-kt} \quad \therefore \quad C = C_0 e^{-kt} \quad (5)$$

が導かれる.薬物の血中濃度 C は時間 t がたつにつれて指数関数的に減少することが式（5）よりわかる*.

次に式（3）を移項すると

$$\log_e C = \log_e C_0 - kt \quad (6)$$

さらに式（6）を常用対数に直すと

$$2.303 \log C = 2.303 \log C_0 - kt \quad (7)$$

$$\therefore \quad \log C = \log C_0 - \frac{k}{2.303} t \quad (8)$$

となる.式（8）は x 軸に t，y 軸に $\log C$ をとると勾配（傾き）$= -k/2.303$ の一次方程式になり，直線を外挿して得られるタテ軸の切片が $\log C_0$ に等しいことを示す.

次に式（6）から薬物の血中消失速度定数 k を求める.まず式（6）を移項すると式（9）になる.

$$kt = \log_e C_0 - \log_e C = \log_e \frac{C_0}{C} \quad (9)$$

$$\therefore \quad k = \frac{1}{t}(\log_e C_0 - \log_e C) = \frac{1}{t}\log_e \frac{C_0}{C} \quad (10)$$

さらに式（10）を常用対数で表すと

$$\therefore \quad k = \frac{2.303}{t}(\log C_0 - \log C) = \frac{2.303}{t}\log \frac{C_0}{C} \quad (11)$$

となる.一次反応の速度を示すために速度定数 k が用いられるが，これに代わる便利な数値として生物学的半減期 $t_{1/2}$ がよく用いられる.

ここで生物学的半減期を式（9）から求めてみよう.$C_0 = 1$，$C = 1/2$ の場合 $C_0/C = 2$ であるから，これを式（9）に代入すると，

$$kt_{1/2} = \log_e 2$$

$\log_e 2 = \ln 2 = 0.693$ であるので生物学的半減期 $t_{1/2}$ は

$$t_{1/2} = \frac{\log_e 2}{k} = \frac{\ln 2}{k} = \frac{0.693}{k} \quad (12)$$

＊ 第 2 章 有機反応速度論を参照して下さい.

で表される．また薬物の血中消失速度定数 k は上式より

$$k = \frac{0.693}{t_{1/2}} \tag{13}$$

で表される．式（12）より生物学的半減期 $t_{1/2}$ は，初濃度 C_0 に無関係に一定であることがわかる．

例題 100 静脈内に投与したとき，未変化のままで尿中に排泄される割合が投与量の 30〔％〕の薬物がある．ある患者で，この薬物の生物学的半減期が 0.5 時間であるとき，代謝反応の速度定数〔hr^{-1}〕を求めよ．

[解答] 0.97〔hr^{-1}〕

[解説] 式（13）に $t_{1/2} = 0.5$〔hr〕を代入して，この薬物の血中消失速度定数 k を求める．

$$k = \frac{\log_e 2}{t_{1/2}} = \frac{0.693}{0.5 \,〔hr〕} = 1.386 \,〔hr^{-1}〕$$

この薬物の消失が代謝と排泄の両過程によって行われるとすると

$$k = k_m + k_{ex}{}^*$$

となる．ただし

$$k_m（代謝速度定数）= \frac{代謝物の尿中総排泄量}{投与量} \times k$$

$$k_{ex}（尿排泄速度定数）= \frac{未変化体の尿中総排泄量}{投与量} \times k$$

本問では

$$k_m = k \times 0.70 \qquad k_{ex} = k \times 0.30$$

である．したがって

$$k_m = k \times 0.70 = 1.386 \,〔hr^{-1}〕 \times 0.70 = 0.97 \,〔hr^{-1}〕$$

＊記号における添え字について

消失　elimination：消失速度定数を k, k_e, k_{el}
代謝　metabolism：代謝速度定数を k_m
排泄　excretion：排泄速度定数を k_{ex}, k_r, k_u, k_b
　　　（r は renal（腎臓）の，u は urine（尿）の，b は bile（胆汁）の略字）
吸収　absorption：吸収速度定数を k_a
静注　intravenous：AUC$_{iv}$
　などのように表す．

例題 101 ある薬物を静脈内に投与したとき，未変化のままで尿中に排泄される割合が投与量の 60〔％〕で，腎排泄の速度定数が 0.3〔hr^{-1}〕の患者がいる．この患者の腎排泄機能のみが 1/3 に減少した．この場合の生物学的半減期〔hr〕を求めよ．

[解答] 2.31〔hr〕

[解説] この薬物の血中消失速度定数 (k) を未変化体の腎排泄速度定数 (k_r) と腎以外の経路による消失速度定数 (k_{nr}) とに分けて考える．

$$k = k_r + k_{nr}$$

いま $k_r = 0.3$〔hr^{-1}〕で腎排泄は投与量の 60〔％〕であ

るから，k は次式より求められる．

$$k \times \frac{60}{100} = 0.3 \text{ [hr}^{-1}\text{]} \quad \therefore \quad k = 0.5 \text{ [hr}^{-1}\text{]}$$

$$k_{nr} = k - k_r = 0.5 - 0.3 = 0.2 \text{ [hr}^{-1}\text{]}$$

腎排泄のみ 1/3 に低下すると，そのときの k_r は

$$k_r = 0.3 \text{ [hr}^{-1}\text{]} \times \frac{1}{3} = 0.1 \text{ [hr}^{-1}\text{]}$$

となるが k_{nr} は変わらないので，腎疾患の患者の薬物血中消失速度定数（k）は

$$k = k_r + k_{nr} = 0.1 + 0.2 = 0.3 \text{ [hr}^{-1}\text{]}$$

そのときの生物学的半減期は式（12）より

$$t_{1/2} = \frac{0.693}{0.3 \text{ [hr}^{-1}\text{]}} = 2.31 \text{ [hr]}$$

となる．

例題 102 痛みを訴える患者にアスピリンを投与したところ副作用を訴えた．そこで血中サリチル酸濃度を測定したところ 25 [mg/dL] であった．3 時間後に再び血中濃度を測定したところ 19 [mg/dL] となっていた．この患者のサリチル酸の生物学的半減期はいくらか．ただし血中濃度は一次速度式によって減衰し，また最初に血中濃度を測定した時点ですでに吸収は完了しているものと仮定する．$\log 25 = 1.398$, $\log 19 = 1.279$ とする．

［解答］ 7.6 時間

［解説］ 式（11）に $C = 19$, $C_0 = 25$, $t = 3$ を代入し，k を求める．

$$k = \frac{2.303}{t}(\log 25 - \log 19)$$

$$= \frac{2.303}{3}(1.398 - 1.279)$$

$$= 0.091 \text{ [hr}^{-1}\text{]}$$

この値を式（12）に代入すると，$t_{1/2}$ が得られる．

$$t_{1/2} = \frac{\log_e 2}{k} = \frac{0.693}{0.091} = 7.6 \text{ [hr]}$$

［別解］ 読者の中には上の解説に疑問を持たれた人もいると思う．初濃度は $C_0 = 25$ [mg/dL] ではなく測定されていないのになぜ使えるのだろうか？ 実は式（11）を変形すると式（8）で表すことができる．式（8）は x 軸に t, y 軸に $\log C$ をとると，傾き $-k/2.303$ の一次方程式である．したがって式（11）に $C_0 = 25$ を代入してもよいことになる．式（8）に各値を代入し，正攻法で求めてみよう．

$$1.398 = \log C_0 - \frac{k}{2.303} \times 0$$

$$-)\ 1.279 = \log C_0 - \frac{k}{2.303} \times 3$$

$$0.119 = \frac{3k}{2.303}$$

$$\therefore \quad k = 0.091 \text{ [hr}^{-1}\text{]}$$

式（12）に $k = 0.091$ [hr^{-1}] を代入し，生物学的半減期を求める．

$$t_{1/2} = \frac{0.693}{k} = \frac{0.693}{0.091} = 7.6 \text{ [hr]}$$

例題 103 静脈注射後の薬物の血中濃度は次式で表されるものとする.

$$\log_e C = \log_e C_0 - kt \quad (6)$$

この式で, C は薬物の t 時間後における血中濃度, C_0 は 0 時間の血中濃度, k は薬物の血中よりの消失速度定数を示している.

ある薬物を 100 〔mg〕静脈注射し, 1 および 4 時間後の血中濃度を測定したところ, それぞれ 26 および 18 〔μg/mL〕という値が得られた. $\log_e 26 = 3.26$, $\log_e 18 = 2.90$, $\log_e 10 = 2.30$ を用いて, この薬物の生物学的半減期を求めよ. 次にこの薬物の有効血中濃度を 10 〔μg/mL〕とし, 投与後有効血中濃度以下になる時間を求めよ.

[解答] $t_{1/2} = 5.8$ 時間
有効血中濃度以下になる時間:9 時間以降

[解説] 式(6)を用いて解くことができる. すなわち $\log_e C = \log_e C_0 - kt$ に各値を代入し, 前問と同様に解いて $t_{1/2}$ を求める.

$$\log_e 26 = \log_e C_0 - k \times 1$$
$$-) \underline{\log_e 18 = \log_e C_0 - k \times 4}$$
$$\log_e 26 - \log_e 18 = 3k$$
$$3.26 - 2.90 = 3k$$
$$\therefore k = \frac{0.36}{3} = 0.12 \ [\text{hr}^{-1}]$$

$$t_{1/2} = \frac{0.693}{k} = \frac{0.693}{0.12} \doteqdot 5.8 \ [\text{hr}]$$

また $\log_e C_0 = \log_e 26 + k \times 1 = 3.26 + 0.12 = 3.38$ なので有効血中濃度 10 〔μg/mL〕となる時間は

$\log_e 10 = \log_e C_0 - kt$ に $\log_e 10 = 2.30$, $k = 0.12$ を代入し, t を求める.

$$2.30 = 3.38 - 0.12t$$
$$t = \frac{3.38 - 2.30}{0.12} = 9 \ [\text{hr}]$$

例題 104 体内動態を 1-コンパートメントモデルにより表される薬物がある. その静注後の体内からの消失は次のような複数の過程によるものとする. そのおのおのの消失経路の速度定数は次のとおりである.

代謝速度定数　　$k_m = 0.175$ 〔hr^{-1}〕
腎排泄速度定数　$k_r = 0.150$ 〔hr^{-1}〕
胆汁排泄速度定数 $k_b = 0.500$ 〔hr^{-1}〕

問 1　この薬物の静注後の生物学的半減期はいくらか.
問 2　フェノバルビタールを連用したため代謝酵素が誘導され, 代謝速度が 2 倍になっている場合の生物学的半減期はいくらか.

[解答] 問 1　0.84 〔hr〕　問 2　0.693 〔hr〕
[解説] 問 1　この薬物の血中消失速度定数 k は代謝,

腎排泄, 胆汁排泄の各速度定数の和になる.

$$k = k_m + k_r + k_b$$

$$\therefore \quad k = 0.175 + 0.150 + 0.500 = 0.825 〔\text{hr}^{-1}〕$$

式 (12) により生物学的半減期を求める.

$$t_{1/2} = \frac{0.693}{k} = \frac{0.693}{0.825} = 0.84 〔\text{hr}〕$$

問 2　k_m のみ 2 倍 ($0.175 \times 2 = 0.350$) とし, 前式に代入し, k を求める.

$$k = k_m + k_r + k_b = 0.350 + 0.150 + 0.500$$
$$= 1.000 〔\text{hr}^{-1}〕$$

次に式 (12) に $k = 1.000$ を代入し生物学的半減期を求める.

$$t_{1/2} = \frac{0.693}{k} = \frac{0.693}{1.000} = 0.693 〔\text{hr}〕$$

4. 分布容積

薬物の体内動態を調べる際, 実際に測定できるものは投与量, 尿中排泄量などの物質の量と血中濃度, 唾液中濃度などの濃度がある. そこでこれら, 量と濃度との関係を結びつけるために考えられた換算係数 (比例定数) を**分布容積** distribution volume とよび一般に V_d で表す. 物質の量＝容積×濃度の関係があるので, この関係を急速静注における薬物投与量 (D) と薬物の初期血中濃度 (C_0) との関係にあてはめると

$$分布容積　V_d = \frac{D (薬物投与量)}{C_0 (初期血中濃度)} \quad (14)$$

($t = 0$ のとき) が成立する. また任意の時間 $t = t_1$ における薬物の体内量 (X) が, このときの血中濃度 (C) に比例していると仮定すると式 (15) も成立する.

$$V_d = \frac{X (t_1 時間後の薬物の体内量)}{C (t_1 時間後の血中濃度)} \quad (15)$$

投与された薬物は代謝, 排泄によってのみ血液中から消失するのではなく, 他の組織への分布によっても血中から消失していく. いま静注直後の薬物を考えてみると, 代謝, 排泄による消失は無視できても, 薬物は組織へ若干移行 (分布) するので血中濃度は投与量に比べそれだけ低下する.

例題 105　次の記述は, 薬物の生体内挙動が 1-コンパートメントモデルに基づいて解析されるときの分布容積に関するものである. 誤っているものは次のどれか.

1. 薬物が組織に分布しやすければしやすいほど分布容積の値は大きくなる.
2. 分布容積は急速静注における薬物投与量 (D) と初期血中濃度 (C_0) の商 (D/C_0) で計算される.
3. 薬物が血液から組織への移行性が大きいほど, 分布容積の値は大きくなる.
4. 分布容積は薬物が血液以外の組織へも, 血中濃度が等しい濃度で分布したと仮定したときの, 薬物が分布する全体の体液量を意味する.
5. 薬物が血液から組織への分布が大きいほど, 分布容

積の値は小さくなる.

[解答] 5

例題106 ある薬物が静脈内に急速に注入されるとき，その生体内移行が一次式で表されるものとする．投与量を D，血漿中濃度を C，急速静注後の時間を t，消失速度定数を k，分布容積を V_d とするとき，次の問に答えよ．ただし，$k = 0.462$ 〔hr^{-1}〕，$D = 30$〔mg/kg〕とする．

問1 この薬物の生物学的半減期を求めよ．

問2 $t = 0$ に外挿して得られた血漿中薬物濃度は 15〔μg/mL〕であった．この薬物の分布容積〔L/kg〕はいくらか．

問3 生体側の要因によって k が 0.462〔hr^{-1}〕の 1/2 になった場合，この薬物の血漿*中濃度が 1/8 になるのに要する時間はいくらか．

[解答] 問1 1.5〔hr〕 問2 2〔L/kg〕 問3 9〔hr〕
[解説] 問1 式(12)を用いて

$$t_{1/2} = \frac{0.693}{k} = \frac{0.693}{0.462} = 1.5 \text{〔hr〕}$$

問2 $t = 0$ に外挿して得られた血漿中薬物濃度は，いわゆる初濃度 C_0 に相当するので，式(14)に各値を入れて V_d を求める．

$$V_d = \frac{D}{C_0} = \frac{30\text{〔mg/kg〕}}{15\text{〔μg/mL〕}} = \frac{30,000\text{〔μg/kg〕}}{15\text{〔μg/mL〕}}$$

$= 2,000$〔mL/kg〕$= 2$〔L/kg〕

問3 消失速度定数 k が 1/2 になるので式(12)より半減期 $t_{1/2}$ は 2 倍になる．すなわち問1より $t_{1/2} = 1.5 \times 2 = 3$〔hr〕になる．したがって

3〔hr〕後 ⟶ 1/2
6〔hr〕後 ⟶ 1/4
9〔hr〕後 ⟶ 1/8

となる．すなわち 1/8 になるには 9〔hr〕かかる．

---

* **血漿について**：血液の重量はヒトでは体重の約 1/13 を占める．その有形成分として赤血球，白血球，血小板があり，液体成分として血漿がある．血漿は血液の全重量の半分以上を占め，その約 90% は水分である．そのほかにはタンパク質（アルブミン，グロブリン，プロトロンビン，フィブリノーゲンなど），脂質，糖（血糖）などが血漿に含まれている．したがって血液中から血球（赤血球，白血球，血小板）を取り除いた液体成分を血漿 blood plasma といい，血漿から血液凝固因子（フィブリノーゲンなど）を取り除いたものを血清 blood serum という．

例題107 ある薬物が静脈内に急速に注入されるとき，その体内挙動が次のモデルで解析されるものとして次の問に答えよ．

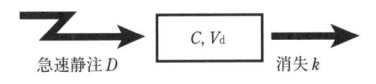

急速静注 D → [C, V_d] → 消失 k

ただし，投与量を D，血漿中濃度を C，初回急速静注後の時間を t，一次反応の消失速度定数を k，分布容積を V_d とする．また $k = 0.231$ 〔hr^{-1}〕，$V_d = 2$ 〔L/kg〕とし，$t = 0$ と $t = 6$ 〔hr〕において，それぞれ $D = 16$ 〔mg/kg〕の急速静注を行うものとする．

問1 この薬物の生物学的半減期を求めよ．
問2 初回投与後の最高血漿中濃度はいくらか．
問3 初回投与後6時間目に行われた第2回投与後の最高血漿中濃度はいくらか．
問4 第2回目の投与を行って6時間後の血漿中濃度はいくらか．

[解答] 問1 3.00 〔hr〕 問2 8.00 〔µg/mL〕
問3 10.00 〔µg/mL〕 問4 2.50 〔µg/mL〕

[解説] 問1 式 (12) に $k = 0.231$ 〔hr^{-1}〕を代入して $t_{1/2}$ を求める．

$$t_{1/2} = \frac{0.693}{k} = \frac{0.693}{0.231 〔\text{hr}^{-1}〕} = 3.00 〔\text{hr}〕$$

問2 式 (14) に各値を代入して C_0 を求める．

$$C_0 = \frac{D}{V_d} = \frac{16 〔\text{mg/kg}〕}{2 〔\text{L/kg}〕} = 8 〔\text{mg/L}〕= 8.00 〔µg/mL〕$$

問3 まず初回投与後6時間目の血漿中濃度を求める．生物学的半減期は3時間なので6時間目には初期血漿中濃度の $1/2 \times 1/2 = 1/4$ になる．

$$\frac{1}{4} \times C_0 = \frac{1}{4} \times 8.00 〔µg/mL〕 = 2.00 〔µg/mL〕$$

この値に第2回投与による血漿中濃度の増加分（問2で求めた C_0）を加えると6時間後の血漿中濃度となる．

$$2.00 〔µg/mL〕 + 8.00 〔µg/mL〕 = 10.00 〔µg/mL〕$$

問4 問3の解答より2回目投与直後の血漿中濃度は 10.00 〔µg/mL〕なので，さらに6時間後の濃度は $t_{1/2} = 3$ 〔hr〕であるので

$$10.00 〔µg/mL〕 \times \frac{1}{2} \times \frac{1}{2} = 2.50 〔µg/mL〕$$

となる．

〔別解〕（問4） 問3の場合と同様に考えると，$t_{1/2} = 3$ 〔hr〕なので

初 回 8.00 〔µg/mL〕投与 ——→

12 〔hr〕経過 $8.00 \times \left(\frac{1}{2}\right)^4 = 0.50$ 〔µg/mL〕

第2回 8.00 〔µg/mL〕投与 ——→

6 〔hr〕経過 $8.00 \times \left(\frac{1}{2}\right)^2 = 2.00$ 〔µg/mL〕

∴ $0.50 + 2.00 = 2.50$ 〔µg/mL〕

となる．

例題 108 静脈内に急速に注入された薬物の血漿中濃度 (C_p) が次式で表されているとき，投与後8時間における血漿中濃度はいくらか．

$$C_p = \frac{D_0}{V_d} exp(-k_{el} t)$$

ただし，投与量 D_0 は 80 〔mg/kg 体重〕，分布容積 V_d は 2.0 〔L/kg 体重〕，生物学的半減期 $t_{1/2}$ は 2 〔hr〕とし，

k_{el} を消失速度定数とし，t は投与後の時間とする．

[解答] 2.5〔μg/mL〕

[解説] まず下式から薬物の血漿中初濃度 C_0 を求める．
$$D = V_d \cdot C_0$$
$$\therefore C_0 = \frac{D}{V_d} = \frac{80\,〔\text{mg/kg 体重}〕}{2.0\,〔\text{L/kg 体重}〕}$$
$$= 40\,〔\text{mg/L}〕 = 40\,〔\mu\text{g/mL}〕$$

一方，生物学的半減期 $t_{1/2} = 2$〔hr〕であるから 8 時間後の血漿中濃度は
$$C_0 \times \left(\frac{1}{2}\right)^{\frac{8}{2}} = 40〔\mu\text{g/mL}〕 \times \left(\frac{1}{2}\right)^4 = 2.5〔\mu\text{g/mL}〕$$
となる．

〔注〕$e^x = exp(x)$ と表すので問題の式は次のように変形される．
$$C_p = \frac{D}{V_d} exp(-k_{el} \cdot t)$$
$$= \frac{D}{V_d} \cdot e^{-k_{el} \cdot t}$$
$$= C_0 e^{-k_{el} \cdot t}$$

すなわちこの薬物の血中消失速度は一次反応速度式に従うことを意味する．この式より薬物の血漿中濃度 C_p は時間 t がたつにつれて指数関数的に減少することがわかる．この問では $t_{1/2} = 2$〔hr〕が与えられており，この値は 8〔hr〕の約数なので，この式を用いなくても解ける．式（5）を参照して下さい．

例題 109 ある薬物 100〔mg〕を静注したところ，図に示す血中濃度と時間の関係を示した．

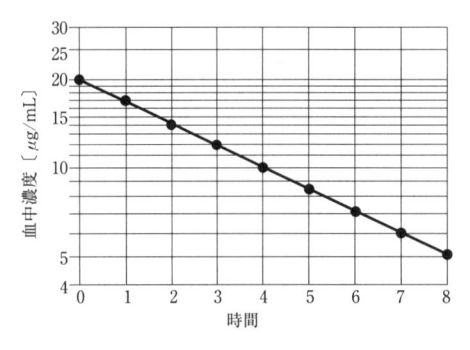

この薬物を 4 時間ごとに 100〔mg〕静注して得られる定常状態での平均血中濃度として最も近いものはどれか．

ただし，定常状態での平均血中濃度 $\overline{C}_{ss}$〔μg/mL〕は
$$\overline{C}_{ss} = \frac{X_0}{kV_d\tau} \quad \text{で表される．}$$
k：消失速度定数　V_d：分布容積
τ：投与間隔　　　X_0：投与量

1. 18.9　2. 28.9　3. 48.9
4. 100　5. 489

[解答] 2

[解説] まずグラフをよく見ると次表にまとめることができる．

初濃度 ($t=0$)	20 〔μg/mL〕
($t=4$ 〔hr〕)	10 〔μg/mL〕
($t=8$ 〔hr〕)	5 〔μg/mL〕

上表より半減期 $t_{1/2} = 4$ 〔hr〕が得られるので，この値を式 (13) に代入して消失速度定数 k を求める．

$$\therefore k = \frac{0.693}{t_{1/2}} = \frac{0.693}{4 〔hr〕} = 0.173 〔hr^{-1}〕$$

なお消失速度定数 k は半減期がわからなくても，初濃度と t 時間後の濃度がわかれば式 (4) を用いて求めることができる．たとえば本問では初濃度 $C_0 = 20$ 〔μg/mL〕，8 時間後の濃度，$C = 5$ 〔μg/mL〕なので，これらの値を式 (3) から導いた式 (3′) に代入し求める．

$$\log_e C_0 - \log_e C = kt \qquad (3')$$
$$\log_e 20 - \log_e 5 = k \times 8$$
$$\log_e (4 \times 5) - \log_e 5 = k \times 8$$
$$\log_e 2^2 + \log_e 5 - \log_e 5 = k \times 8$$

$$\therefore k = \frac{\log_e 2^2}{8} = \frac{2 \times 0.693}{8} = 0.173 〔hr^{-1}〕$$

分布容積 V_d は式 (14) より

$$V_d = \frac{静注薬物投与量}{初期血中濃度} = \frac{100 〔mg〕}{20 〔μg/mL〕} = \frac{100,000 〔μg〕}{20 〔μg/mL〕}$$
$$= 5,000 〔mL〕$$

また $\tau = 4$ 〔hr〕，$X_0 = 100$ 〔mg〕$= 100,000$ 〔μg〕であるから，定常状態での平均血中濃度 $\overline{C}_{ss}$ は

$$\overline{C}_{ss} = \frac{X_0}{kV_d\tau} = \frac{100,000 〔μg〕}{0.173 〔hr^{-1}〕 \times 5,000 〔mL〕 \times 4 〔hr〕}$$

$$\fallingdotseq 28.9 〔μg/mL〕$$

なお，$\overline{C}_{ss}$ に関する式の誘導については次節を参照して下さい．

5. 全身クリアランス

静注後体内に入った薬物は肝代謝および腎臓，胆汁などを経由する排泄を受けて体内から消失するものとし，体内からの薬物の消失速度は薬物の血中濃度に比例すると仮定すると式 (16) が成立する．

$$-\frac{dX}{dt} = CL_{tot} \cdot C \qquad (16)$$

ただし，$-\dfrac{dX}{dt}$：全身から消失する薬物の消失速度

X：薬物を静注後 t 時間経過した時点における体内薬物量〔mg〕

C：循環血中の薬物濃度〔mg/L〕

CL_{tot}：全身クリアランス〔L/min〕

全身クリアランス (CL_{tot}) とは，身体全体のもつ薬物を除去する（clear する）能力を示し，薬物が身体全体から消失していく速度の血中薬物濃度に対する割合である．CL_{tot} は薬物に固有な定数で，通常 1 分間に何 mL の血液が清浄化されるか〔mL/min〕で表される．

式 (16) の両辺を時間 t に関して 0 から ∞ まで積分すると

$$-\int_{X^0}^{\infty} dX = CL_{tot} \int_0^{\infty} C dt$$

上式の左辺は全身から消失した薬物量であるが，これ

は循環血中に入った薬物量 X_0 にほかならない.

$X_0 =$ 静注した量 D^* を意味するので,これを上式に代入し,変形すると,

$$CL_{tot} = \frac{D}{\int_0^\infty C dt} = \frac{D}{AUC_{iv}} = \frac{X_0}{AUC_{iv}} \quad (17)$$

となる.ここで分母は薬物の血中濃度−時間曲線下面積(area under curve)と称し **AUC** と略されるものである.AUC は吸収された薬物量に比例するので bioavailability を求める際に重要である.血中濃度をタテ軸,時間をヨコ軸にとったとき AUC は血中濃度曲線とヨコ軸(時間)に囲まれた部分の面積を意味する.式(15)から t_1 時間後の薬物の体内量 X は

$$X = V_d \cdot C \quad (V_d \text{は比例定数,分布容積})$$

が得られるので,これを式(16)に代入し,式(16)の両辺を V_d で除すると

$$-\frac{dC}{dt} = \frac{CL_{tot}}{V_d} \cdot C \quad (18)$$

となる.式(18)を式(2)と比較すると

$$k = \frac{CL_{tot}}{V_d} \quad (19)$$

が導かれる.したがって全身クリアランス CL_{tot} は

$$CL_{tot} = k \cdot V_d \quad (20)$$

となる.静注した量(投与量)D は式(17)から

$$D = CL_{tot} \cdot AUC_{iv} = k \cdot V_d \cdot AUC_{iv}$$

---

* 投与量を D として表すと $X_0 = f \cdot D$ となる.f は吸収率であり静注の場合 $f = 1$ と考えてよいので $X_0 = D$ となる.

$$\therefore AUC_{iv} = \frac{D}{CL_{tot}} = \frac{D}{k \cdot V_d} \quad (21)$$

ここで式(14)より $D = C_0 \cdot V_d$ なので,この式を式(21)に代入すると

$$AUC_{iv} = \frac{C_0}{k} \quad (22)$$

となる.

bioavailability は製剤として投与された薬物が吸収される度合を示すものであるが,実際には体循環血中の薬物量の,投与薬物量に対する比率と定義されている.

$$\text{bioavailability} [\%] = \frac{体循環血中の薬物量}{投与薬物量} \times 100$$

しかしこの式を適用するには,実測可能で,かつ右辺の分子と分母が同一単位になるようなパラメーターを使わねばならない.そのため実際には AUC_{iv} が用いられる.

薬物を静脈内に投与した場合の吸収率を 100 [%] とみなし,経口あるいは筋注用の試験製剤の吸収率を表す**絶対的バイオアベイラビリティ** absolute bioavailability と同一の薬物を主成分とする同種の製剤間の吸収率を比較する**相対的バイオアベイラビリティ** comparative bioavailability は次のように定義される.

$$\text{absolute bioavailability} = \frac{試験製剤の AUC}{静注の AUC} \times 100 \quad (23)$$

$$\text{comparative bioavailability} = \frac{\text{試験製剤の bioavailability}}{\text{標準製剤の bioavailability}} \times 100 \quad (24)$$

多くの薬物は血中濃度を維持するために，ある時間ごとに同量の薬物を反復投与される．いま X_0 を静注したときの時間 0 における血中濃度を C_0 として投与間隔 τ とすると，定常状態での**平均血中濃度** $\overline{C}_{ss}$ は式 (25) で表される．

$$\overline{C}_{ss} = \frac{\int_0^\tau \overline{C}_{ss}\, dt}{\tau} = \frac{\text{AUC}_{iv}}{\tau} \quad (25)$$

ここで $\int_0^\tau \overline{C}_{ss}\, dt$ は定常状態での投与直後から投与間隔 τ 時間までの AUC_{iv} である．$D = X_0$ とし，式 (21)，(22) を使うと式 (26) が導かれる．

$$\text{AUC}_{iv} = \int_0^\tau \overline{C}_{ss}\, dt = \frac{C_0}{k} = \frac{C_0}{k \cdot V_d} \quad (26)$$

また式 (26) の値を式 (25) に代入し，式 (20) を用いてまとめると，

$$\overline{C}_{ss} = \frac{X_0}{k \cdot V_d \cdot \tau} = \frac{X_0}{CL_{tot} \cdot \tau} \quad (27)$$

したがって，静注によって k，V_d の値が測定されていると式 (27) を用いて X_0（維持用量），τ（投与間隔）の値に対応する平均血中濃度 $\overline{C}_{ss}$ の値を算出することができる．$\overline{C}_{ss}$ の値は式 (13) を用い，生物学的半減期 $t_{1/2}$ を使って表すと

$$\overline{C}_{ss} = \frac{X_0}{\tau} \cdot \frac{t_{1/2}}{0.693 \cdot V_d}$$

となる．

例題 110 ある医薬品をヒトに静注したときのデータを次に示した．

投与量〔mg〕　　　　　　　　100
AUC〔μg·mL^{-1}·min〕　　90
消失速度定数〔min^{-1}〕　　 0.05

このデータに基づき全身クリアランス CL_{tot} と分布容積 V_d の値を求めよ．

[解答] $CL_{tot} = 1.11$〔L/min〕　$V_d = 22.2$〔L〕
[解説] 式 (17) に各値を代入し CL_{tot} を求める．

$$CL_{tot} = \frac{D}{\text{AUC}_{iv}} = \frac{100\,\text{〔mg〕}}{90\,\text{〔}\mu\text{g·mL}^{-1}\text{·min〕}}$$

$$= \frac{100\,\text{〔mg〕}}{90\,\text{〔mg·L}^{-1}\text{·min〕}} = 1.11\,\text{〔L/min〕}$$

式 (19) を変形して各値を入れて V_d を求める．

$$V_d = \frac{CL_{tot}}{k} = \frac{1.11\,\text{〔L/min〕}}{0.05/\,\text{〔min〕}} = 22.2\,\text{〔L〕}$$

例題 111 急速静注後の薬物血中濃度 C〔μg/mL〕が投与後の経過時間 t〔hr〕とともに次式に従って減少するとき，下記の問に答えよ．

$$C = C_0 e^{-kt}$$

ただし，投与量 D が 1.2〔g〕のときの初濃度 C_0 は 20〔μg/mL〕であり，生物学的半減期 $t_{1/2}$ は 1.0〔hr〕，k は 1 次の消失速度定数である．この薬物の全身クリアランス CL_{tot}〔mL/min〕の値を求めよ．

[解答] 6.93×10^2〔mL/min〕

[解説] 197 頁の式 (13) を用いて k を求める．

$$k = \frac{0.693}{t_{1/2}} = \frac{0.693}{1.0 \,〔hr〕}$$
$$= 0.693 \,〔hr^{-1}〕 = 0.01155 \,〔min^{-1}〕$$

次に式 (14) を用いて V_d を求める．

$$V_d = \frac{D}{C_0} = \frac{1{,}200{,}000 \,〔μg〕}{20 \,〔μg/mL〕} = 60{,}000 \,〔mL〕$$

両者の値を式 (20) に代入し，CL_{tot} を求める．

$$CL_{tot} = k \cdot V_d$$
$$= 0.01155 \,〔min^{-1}〕 \times 60{,}000 \,〔mL〕$$
$$= 693 \,〔mL/min〕$$
$$= 6.93 \times 10^2 \,〔mL/min〕$$

例題 112 ある薬物を静脈内注射したときの全身クリアランスは 0.5〔L・min^{-1}〕であった．同一人にこの薬物 100〔mg〕を経口投与したときの血中濃度-時間曲線下面積（AUC）の値が 80〔mg・L^{-1}・min〕であるとするとき，絶対的バイオアベイラビリティ（absolute bioavailability）の推定値〔%〕として，正しいものはどれか．

1. 20   2. 40   3. 50   4. 80   5. 100

[解答] 2

[解説] 205 頁の式 (21) を用いて静注時の AUC_{iv} を求める．

$$AUC_{iv} = \frac{D}{CL_{tot}} = \frac{100 \,〔mg〕}{0.5 \,〔L \cdot min^{-1}〕}$$
$$= 200 \,〔mg \cdot L^{-1} \cdot min〕$$

次に式 (23) を用いて経口投与時の絶対的バイオアベイラビリティを求める．

$$\text{ab. bioavailability} = \frac{80 \,〔mg \cdot L^{-1} \cdot min〕}{200 \,〔mg \cdot L^{-1} \cdot min〕} \times 100$$
$$= 40 \,〔\%〕$$

第9章 薬物速度論——生物薬剤学への招待

例題113 薬物の点滴静注における時間 t と血中濃度 C の関係は次式で表される.

$$C = \frac{k_0}{CL_{tot}}(1 - e^{-kt})$$

ただし, k_0 は点滴静注速度, k は血中からの薬物の消失速度定数, CL_{tot} は全身クリアランスである.

定常状態での血中濃度を 10〔μg/mL〕としたい. 点滴静注速度〔mg/min〕として, 最も適当なものはどれか. ただし, この薬物の CL_{tot} を 20〔mL/min〕とする.

1. 0.1　　2. 0.15　　3. 0.2
4. 0.25　　5. 0.3

[解答] 3

[解説] 点滴を続けて定常状態で $t \to \infty$ になると $e^{-kt} \to 0$ となるので式は次のようになる.

半減期の長い薬物は k が小さいので $e^{-kt} \to 0$ に近づくのに時間がかかるので, 定常状態になるのに長時間要する.

$$\overline{C}_{ss} = \frac{k_0}{CL_{tot}} = \frac{k_0}{k \cdot V_d} \quad (28)$$

$\overline{C}_{ss}$: 薬物の消失速度と点滴静注速度の等しい状態, すなわち定常状態 steady state での薬物の血中濃度

式 (28) に $\overline{C}_{ss} = 10$〔μg/mL〕, $CL_{tot} = 20$〔mL/min〕を代入して k_0 を求める.

$$\begin{aligned}
k_0 &= \overline{C}_{ss} \times CL_{tot} = 10〔μg/mL〕\times 20〔mL/min〕\\
&= 200〔μg/min〕\\
&= 0.2〔mg/min〕
\end{aligned}$$

例題114 くりかえし投与で, 血中濃度推移が一定となった (定常状態) ときの維持用量 (1回急速静注) を, 下記の定数より計算するとき, 正しい近似値はどれか.

分布容積 (V) : 50〔L〕
消失速度定数 (k) : 0.008〔min^{-1}〕
全身クリアランス (CL_{tot}) : 400〔mL・min^{-1}〕
面積平均血中濃度 (AUC/τ) : 2〔μg・mL^{-1}〕
投与間隔 (τ) : 8〔hr〕

1. 3.5〔g〕　　2. 380〔mg〕　　3. 120〔mg〕
4. 40〔mg〕　　5. 24〔mg〕

[解答] 2

[解説] 式 (27) に与えられたデータを代入して X_0 (維持量) を求める. ただし, 式 (25) より

$$\overline{C}_{ss} = \frac{AUC_{iv}}{\tau} = 2〔μg・mL^{-1}〕= 2〔mg・L^{-1}〕$$

となる. 206頁の式 (27) を変形した下式に各値を代入し, 求める.

$$k = 0.008〔min^{-1}〕= 0.008 \times 60〔hr^{-1}〕= 0.48〔hr^{-1}〕$$

$$\begin{aligned}
X_0 &= \overline{C}_{ss} \cdot k \cdot V_d \cdot \tau = 2〔mg・L^{-1}〕\times 0.48〔hr^{-1}〕\\
&\quad \times 50〔L〕\times 8〔hr〕\\
&= 384〔mg〕
\end{aligned}$$

第9章 薬物速度論 ―― 生物薬剤学への招待

例題 115 ある薬物を速やかに静脈注射した場合、血中薬物濃度 C が投与後の時間 t とともに次式によって減少した。

$$C = C_0 e^{-kt}$$

ここで、C_0 は初濃度、k は消失速度定数である。投与量 1〔g〕に対する初濃度を 10〔μg/mL〕とし、生物学的半減期を 7 時間とするとき、血中濃度-時間曲線下面積（AUC）に最も近い値〔μg・hr/mL〕はどれか。

1. 1.5   2. 15   3. 100
4. 150   5. 1000

[解答] 3

[解説] 196 頁の式（5）すなわち $C = C_0 e^{-kt}$ は血中濃度が時間とともに指数関数的に減少することを示す。すなわち、血中濃度が高いほど、その減少速度は大きく、時間の経過とともに減少の速度も小さくなる。この反応は反応速度が反応物質の濃度に比例するので一次反応である。

式 (14) より V_d を求める。1〔g〕= 1,000,000〔μg〕なので

$$V_d = \frac{D}{C_0} = \frac{1,000,000〔μg〕}{10〔μg/mL〕} = 100,000〔mL〕$$

となる。次に式 (13) より $t_{1/2}$ を求める。

$$k = \frac{0.693}{t_{1/2}} = \frac{0.693}{7〔hr〕} = 0.099〔hr^{-1}〕$$

両値を式 (21) に代入し AUC を求める。

$$AUC = \frac{D}{k \cdot V_d} = \frac{1,000,000〔μg〕}{0.099〔hr^{-1}〕 \times 100,000〔mL〕}$$
$$= 101〔μg \cdot hr/mL〕$$

例題 116 ある薬物を静注後、経時的に血中濃度を測定し、次のグラフを得た。この薬物の無限大時間までの血中濃度-時間曲線下面積（AUC）として最も近い値で、かつ、その単位が正しいものはどれか。

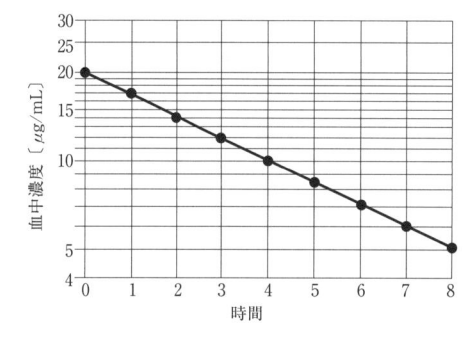

1. 116〔μg・hr・mL^{-1}〕   2. 205〔μg・hr^{-1}・mL〕
3. 210〔μg・hr・mL^{-1}〕   4. 256〔μg・hr^{-1}・mL^{-1}〕
5. 316〔μg・hr・mL^{-1}〕

[解答] 1

[解説] グラフより血中濃度：20〔μg/mL〕 0〔hr〕
10〔μg/mL〕 4〔hr〕
5〔μg/mL〕 8〔hr〕

したがって、$t_{1/2} = 4$〔hr〕。この値を式 (13) に代入すると

$$k = \frac{0.693}{4\,[\text{hr}]} = 0.173\,[\text{hr}^{-1}]$$

となる．またグラフより，初期血中濃度 $C_0 = D/V_d$ は $20\,[\mu\text{g/mL}]$ なので，これらの値を式 (26) に代入して AUC_{iv} を求める．

$$\text{AUC}_{iv} = \frac{C_0}{k} = \frac{20\,[\mu\text{g/mL}]}{0.173\,[\text{hr}^{-1}]} = 115.6\,[\mu\text{g}\cdot\text{hr}\cdot\text{mL}^{-1}]$$

6. 腎クリアランス

腎臓が血漿中から薬物を除去する（clear する）能力を示す特性値を腎クリアランス（renal clearance, CL_r）という．通常，1分間に何 [mL] の血漿が clear されるか [mL/min] で示される．すなわち尿中の薬物濃度 U，1分間排泄された尿量 V，血漿中の薬物濃度 P とすると**腎クリアランス CL_r** は式 (29) で与えられる．

$$CL_r = \frac{U \cdot V}{P} \tag{29}$$

また生体が1-コンパートメントモデルで表されるとき，CL_r と V_d がわかっていれば式 (30) から尿中排泄速度定数 k_{ex} を求めることができる．

$$k_{ex} = \frac{CL_r}{V_d} \tag{30}$$

式 (29) と (30) をまとめると式 (31) が導ける．

$$CL_r = \frac{U \cdot V}{P} = k_{ex} \cdot V_d \tag{31}$$

腎には糸球体ろ過，尿細管分泌，尿細管再吸収の三つの機能があるが，もし薬物が糸球体ろ過だけを受け，尿細管分泌や再吸収を受けなければ，腎クリアランス CL_r は**糸球体ろ過速度**（glomerular filtration rate, GFR）に等しくなる．

$$\text{GFR} = CL_r = \frac{U \cdot V}{P} = k_{ex} \cdot V_d \tag{32}$$

腎クリアランスの測定には通常血漿中のタンパク質と結合せず，糸球体でろ過されるが，尿細管では分泌も再

吸収されないクレアチニン，イヌリンが用いられる．

もし薬物の体内からの消失が肝臓での代謝および腎臓からの排泄のみによる場合

全身クリアランス ＝ 肝クリアランス（CL_h）
　　　　　　　　＋ 腎クリアランス（CL_r）

ただし

$$CL_h = \frac{肝臓での代謝量}{AUC_{iv}} \quad (33)$$

$$CL_r = \frac{未変化体の尿中総排泄量}{AUC_{iv}} \quad (34)$$

なので，肝クリアランス CL_h は式（17）を適用して

$$CL_h = CL_{tot} - CL_r = \frac{D - (尿中総排泄量)}{AUC_{iv}} \quad (35)$$

となる．

例題 117 血中薬物濃度が 5〔μg/mL〕の腎障害患者に血液透析が実施された．透析装置への血液の流入速度は 50〔mL/min〕，流出部の血中薬物濃度は 2.4〔μg/mL〕であった．また，患者自身の薬物クリアランス値は 10〔mL/min〕であった．透析による患者の薬物クリアランス値は上昇したが，そのときの患者の薬物クリアランス値はいくらか．

[解答] 36〔mL/min〕

[解説] 透析された尿中の薬物濃度（U）は
$$5 - 2.4 = 2.6 〔μg/mL〕$$
なので，これを式（29）に代入し $CL_{透析}$ の値を求める．

$$CL_{透析} = \frac{U \cdot V}{P} = \frac{2.6 〔μg/mL〕 \times 50 〔mL/min〕}{5 〔μg/mL〕}$$
$$= 26 〔mL/min〕$$

透析をした腎障害患者の薬物クリアランス値は
$$CL_r + CL_{透析} = 10 〔mL/min〕 + 26 〔mL/min〕$$
$$= 36 〔mL/min〕$$

となる．

例題 118 1-コンパートメントモデルでその生体内挙動が解析される薬物をヒトに静注して次のデータを得た。この薬物の腎クリアランス〔L/hr〕を求めよ。

投与量 100〔mg〕，半減期 3〔hr〕，分布容積 100〔L〕
未代謝物の尿中総排泄量　　　　　　　　80〔mg〕
代謝物の尿中総排泄量（未代謝物に換算）　20〔mg〕

[解答] 18.5〔L/hr〕

[解説] 例題 100 を参考にして解いて下さい。

$$k = k_m + k_{ex} = \frac{0.693}{3} = 0.231 \, [\text{hr}^{-1}]$$

この場合，100〔mg〕投与すると 80〔mg〕が未変化体で排泄されるので k_{ex} は

$$k_{ex} = \frac{\text{未変化体の尿中総排泄量}}{\text{投与量}} \times k$$

$$= \frac{80}{100} \times 0.231 = 0.185 \, [\text{hr}^{-1}]$$

つぎに式 (31) にこの値を代入して CL_r を求める。

$$CL_r = k_{ex} \cdot V_d = 0.185 \, [\text{hr}^{-1}] \times 100 \, [\text{L}]$$

$$= 18.5 \, [\text{L/hr}]$$

7. 初回通過効果

　薬物を錠剤，液剤などの剤型で経口投与すると，薬物は胃，小腸などの消化管，門脈を通って肝臓に入るがその際薬物の一部は消化管粘膜や肝臓で代謝を受け，吸収された総薬物量の一部分しか体循環血に入らないこともある．このような現象を**初回通過効果** first-pass effect といい，経口投与時の bioavailability を評価するのに大切な事柄である．

　薬物の初回通過効果を避けるためには種々の試みがなされている．たとえば，舌下錠（口腔粘膜から吸収），坐薬（直腸から吸収）など投与ルートの変更，肝臓で代謝を受けないよう化学構造を変えたプロドラッグなどがある．

　顕著な初回通過効果を示す薬物として，プロプラノロール，ニトログリセリン，イミプラミン，アスピリン，リドカイン，プロゲステロンなどがよく知られている．また代謝物の中には副作用を引き起こすものもあり，初回通過効果を受けただけ，薬物の投与量を増やせば解決できる問題ではなく内容は大変複雑である．

例題 119 体内挙動が線形モデルに従う薬物をヒトに静注及び経口投与したときのデータを次に示す. ただし, この薬物は消化管から完全に吸収され, 一部は胆汁に排泄される. また, 代謝は肝臓でのみ行われ, 代謝物は全量尿中に排泄されることが判明している.

	静注	経口投与
投与量 [mg]	100	100
AUC [μg・hr/mL]	100	50
消失速度定数 [hr^{-1}]	0.15	0.15
代謝物の尿中総排泄量 (未代謝物量に換算 [mg])	75	85

問1 経口投与での絶対的バイオアベイラビリティ [%] を求めよ.
問2 肝臓の初回通過効果で受けた代謝物量 [mg] を求めよ.

[解答] 問1 50 [%]　問2 47.5 [mg]

[解説] 問1 205頁の式 (23) を用いて解く. この場合下式を用いる.

試験製剤の absolute bioavailability

$$= \frac{経口投与での AUC}{同量を静注したときの AUC} \times 100$$

$$= \frac{50}{100} \times 100$$

$$= 50 \, [\%]$$

$$\therefore \quad 50 \, [\%]$$

問2 経口投与した製剤は初回通過効果を受け投与された総薬物量の半分しか体循環血流に入らないが静注の場合投与量 (100 [mg]) は直接体循環血流に入り, 体循環後その 75 [mg] は肝臓で代謝される. 一方経口投与で体循環血流に入った 50 [mg] は静注の場合と同じ生体内運命をたどり, 体循環後肝臓に戻り, その 75 [%] はそこで代謝される.

$$経口投与時, 体循環後の代謝量 = 50 \, [mg] \times \frac{75}{100}$$

$$= 37.5 \, [mg]$$

初回通過効果量は代謝物の総排泄量から上記代謝量を引けば得られる.

85 [mg] − 37.5 [mg] = 47.5 [mg]　　47.5 [mg]

体循環血流に入る前に経口投与では 50 [%] 失っているので 50 [mg] − 47.5 [mg] = 2.5 [mg] は胆汁排泄, 口腔粘膜からの吸収, 胃腸での分解などで失ったと推定される.

練習問題

9.1 ある薬物を速やかに静脈注射した場合，血中薬物濃度 C が投与後の時間 t とともに次式によって減少した．

$$\log_e C = \log_e C_0 - kt \tag{6}$$

ここで，C_0 は初濃度，k は消失速度定数である．ある薬物 100〔mg〕をヒトに静脈注射し，1 および 5 時間後の血中濃度を測定したところ，それぞれ 30 および 15〔μg/mL〕という値が得られた．$\log_{10} 30 = 1.48$, $\log_{10} 15 = 1.18$, $\log_{10} 5 = 0.7$, $\log_e 10 = 2.303$ を用いてこの薬物の生物学的半減期を求めよ．次に血中薬物濃度が 5〔μg/mL〕になる時間を求めよ．

<u>ヒント</u>：例題 102, 103

9.1 196頁の式（6）を常用対数に直して表すと

$$2.303 \log C = 2.303 \log C_0 - kt \quad (7)$$

$$\therefore \quad \log C = \log C_0 - \frac{k}{2.303} t \quad (8)$$

式（8）に各値を代入し $t_{1/2}$ を求める．

$$\log 30 = \log C_0 - k/2.303 \times 1$$
$$-\,)\,\log 15 = \log C_0 - k/2.303 \times 5$$
$$\log 30 - \log 15 = 4k/2.303$$
$$1.48 - 1.18 = 4k/2.303$$

$$k \fallingdotseq 0.173 \,[\mathrm{hr}^{-1}] \qquad \therefore \quad t_{1/2} = \frac{\log_e 2}{k} = \frac{0.693}{0.173} = 4 \,[\mathrm{hr}]$$

[別解] しかしこの問題をよく眺めると一次反応で，(30 → 15) すなわち濃度が半減しているので上のような難しい計算をしなくても (5 − 1 = 4 [hr]) を簡単に出せる．

[解答] $t_{1/2} = 4$ 時間

つぎに $\log C_0 = \log 30 + k/2.303 \times 1 = 1.48 + 0.173/2.303 = 1.56$ なので
5 [μg/mL] になる時間を式（8）を用いて求める．

$$\log 5 = 1.56 - 0.173/2.303 \times t$$
$$t = \frac{1.56 - 0.7}{0.075} \fallingdotseq 11.5 \,[\mathrm{hr}]$$

[解答] 11.5 時間

練習問題

9.2 代謝を受けず，腎からのみ排泄される薬物1〔g〕を静脈注射し，尿中排泄量を測定し次の結果を得た．見かけの分布容積を求めよ．

採尿時間	尿中排泄量	体内残存量
0〜3時間	350〔mg〕	650〔mg〕
3〜6時間	200〔mg〕	450〔mg〕
6〜9時間	90〔mg〕	360〔mg〕

注射9時間後の血中濃度は0.03〔mg/mL〕

9.3 ある医薬品をヒトに静注及び経口投与したときのデータを次に示した．

	静注	経口
投与量〔mg〕	100	150
AUC〔μg・mL^{-1}・min〕	90	60
消失速度定数〔min^{-1}〕	0.05	0.05
代謝物の尿中総排泄量（未代謝物量に換算：〔mg〕）	75	130

　このデータに基づき，次の問に答えよ．ただし，この医薬品の体内での動きについては，1-コンパートメントモデルで，一次消失速度過程が成立するものとする．

問1　この医薬品の全身クリアランス（CL_{tot}）を求めよ．
問2　この医薬品の分布容積（V_d）を求めよ．
問3　経口投与の場合，循環血中に投与量の何〔%〕が入ったか．

9.2 200頁の式 (15) を用いて解く.

$$V_\mathrm{d} = \frac{X}{C} = \frac{360 \,\mathrm{[mg]}}{0.03 \,\mathrm{[mg/mL]}} = 12 \,\mathrm{[L]}$$

[解答]　12 [L]

9.3　問1　205頁の式 (17) を用いて CL_tot を求める.

$$CL_\mathrm{tot} = \frac{D}{\mathrm{AUC_{iv}}}$$

$$= \frac{100 \,\mathrm{[mg]}}{90 \,\mathrm{[\mu g \cdot mL^{-1} \cdot min]}} = \frac{100 \,\mathrm{[mg]}}{90 \,\mathrm{[mg \cdot L^{-1} \cdot min]}} = 1.11 \,\mathrm{[L \cdot min^{-1}]}$$

[解答]　1.11 [L・min^{-1}]

問2　205頁の式 (19) を用いて解く.

$$k = \frac{CL_\mathrm{tot}}{V_\mathrm{d}}$$

$$\therefore V_\mathrm{d} = \frac{CL_\mathrm{tot}}{k} = \frac{1.11 \,\mathrm{[L \cdot min^{-1}]}}{0.05 \,\mathrm{[min^{-1}]}} = 22.2 \,\mathrm{[L]}$$

[解答]　22.2 [L]

問3　205頁の式 (21) における静注した量 D は経口投与の場合, 体循環に有効量として吸収された量を意味するので

$$D = CL_\mathrm{tot} \times \mathrm{AUC_{iv}}$$

$$= 1.11 \,\mathrm{[L \cdot min^{-1}]} \times 60 \,\mathrm{[\mu g \cdot mL^{-1} \cdot min]}$$

$$= 1.11 \,\mathrm{[L \cdot min^{-1}]} \times 60 \,\mathrm{[mg \cdot L^{-1} \cdot min]}$$

$$= 66.6 \,\mathrm{[mg]}$$

経口投与量 150 [mg] なので $\dfrac{66.6 \,\mathrm{[mg]}}{150 \,\mathrm{[mg]}} \times 100 = 44.4 \,\mathrm{[\%]}$

[解答]　44.4 [%]

練習問題

9.4 1錠中に同じ抗菌性薬物（分子量 250）200〔mg〕を含有する錠剤 A 及び B がある．この抗菌性薬物は体内で一部分代謝物であるアセチル体（分子量 300）となるが，未変化体と共にすべて尿中に排泄されることが知られている．経口投与後の尿中排泄量から錠剤 A 及び B 中の抗菌性薬物の生物学的利用率（bioavailability）を調べる目的で実験を行い，次に示す結果を得た．

	未変化体の総排泄量	アセチル体の総排泄量
錠剤 A	200〔mg〕	192〔mg〕
錠剤 B	160〔mg〕	144〔mg〕

錠剤 A 及び B の生物学的利用率を求めよ．ただし，錠剤はそれぞれ 2 錠ずつ投与したものとし，生物学的利用率は投与薬物量に対する割合〔%〕で示せ．

9.5 ある薬物 400〔mg〕を静脈内に投与し，尿中に排泄される未変化体を完全に回収したところ投与量の 80〔%〕であった．同じ人に同じ量を筋肉内投与した場合，尿中の未変化体の回収量は 240〔mg〕であった．絶対的な生物学的利用率を求めよ．ただし，絶対的な生物学的利用率とは静脈内投与の場合の尿中の未変化体の全回収量を基準とし，他の投与経路による場合の尿中未変化体の全回収量の割合〔%〕で示される．

9.4 まず未変化体としての総排泄量を計算する．

錠剤 A　アセチル体の総排泄量 192〔mg〕を未変化体として換算する．

$$192 \text{〔mg〕} : 300 = x : 250 \quad \therefore \quad x = 192 \text{〔mg〕} \times \frac{250}{300} = 160 \text{〔mg〕}$$

錠剤 B　$144 \text{〔mg〕} : 300 = y : 250 \quad \therefore \quad y = 144 \text{〔mg〕} \times \frac{250}{300} = 120 \text{〔mg〕}$

錠剤 2 錠（400〔mg〕）をそれぞれ投与し

　錠剤 A　200〔mg〕+ 160〔mg〕= 360〔mg〕
　錠剤 B　160〔mg〕+ 120〔mg〕= 280〔mg〕

排泄されたので投与薬物量（400〔mg〕）に対する割合は

　錠剤 A　$\dfrac{360}{400} \times 100 = 90$〔%〕

　錠剤 B　$\dfrac{280}{400} \times 100 = 70$〔%〕

となる．

[解答]　錠剤 A　90〔%〕　錠剤 B　70〔%〕

9.5 本問の定義に従って解く．

$$\text{絶対的な生物学的利用率} = \frac{240 \text{〔mg〕}}{400 \text{〔mg〕} \times \dfrac{80}{100}} \times 100 = 75 \text{〔%〕}$$

[解答]　75〔%〕

練習問題

9.6 3種の薬物 (A, B, C) の分布容積 (V_d) と腎クリアランス (CL_r) のデータを次に示した．1-コンパートメントモデルでその生体内動態が解析でき，薬物の消失過程は腎排泄のみによるとすれば，これらの薬物の生物学的半減期を大きい順に並べよ．

薬物	V_d (L)	CL_r [mL/min]
A	50	130
B	50	40
C	75	260

9.6 210頁の式 (31) より $k_{ex} = \dfrac{CL_r}{V_d}$

となる．この式に与えられた値を代入して k_{ex} を求めたのち，この値を式 (12) に代入して $t_{1/2}$ を求める．

$$t_{1/2} = \dfrac{0.693}{k_{ex}}$$

薬物	V_d 〔L〕	CL_r 〔mL/min〕	k_{ex} 〔min^{-1}〕	$t_{1/2}$ 〔min〕
A	50	130	0.0026	266.5
B	50	40	0.0008	866.3
C	75	260	0.0035	198.0

したがって $t_{1/2}$ の大きい順に並べると B＞A＞C となる．

[解答] B＞A＞C

練習問題

9.7 急速静注後体内から一次速度過程で消失する薬物を，投与間隔 τ で繰り返し急速静注して得られる定常状態において，その平均血中濃度 $\bar{C}$ は次の式（1）で定義され，さらに（2）が成立することが知られている．この式（1），（2）に基づいた正しい記述は次のどれか．ただし，投与量を D, 1回投与後の血中濃度を C, 投与後の時間を t, 分布容積を V_d, 消失一次速度定数を k_e とする．

$$\bar{C} = \frac{D}{V_d \cdot k_e \cdot \tau} \qquad (1)$$

$$\int_0^\infty C dt = \frac{D}{V_d \cdot k_e} \qquad (2)$$

1. 投与量を2倍にすると，$\bar{C}$ は 1/2 になる．
2. 投与間隔を2倍にすると $\bar{C}$ は2倍になる．
3. 消失速度定数が 1/2 になると，$\bar{C}$ は 1/2 になる．
4. 1回投与後の血中濃度曲線下面積を $\bar{C}$ で割ると，投与間隔 τ が得られる．
5. $\bar{C}$ を1回投与後の血中濃度曲線下面積で割ると，投与間隔 τ が得られる．

9.8 消化管粘膜及び肝臓において初回通過効果を受ける薬物がある．この薬物を経口投与した場合，消化管粘膜で粘膜透過量の 20〔%〕，門脈に流入した薬物量の 50〔%〕が肝臓で代謝を受ける．消化管粘膜透過量が投与量の 80〔%〕であるとすれば，この薬物のバイオアベイラビリティは投与量の何〔%〕か．次のうち正しい値に最も近いものはどれか．

    1. 10〔%〕   2. 20〔%〕   3. 30〔%〕   4. 40〔%〕   5. 50〔%〕

9.7 1. 本問の式（1）の D を $2D$ にすると $\bar{C}$ は $2\bar{C}$ になる．すなわち，投与量 D を2倍にすると平均血中濃度 $\bar{C}$ は2倍になる．誤り．
2. 式（1）において投与間隔 τ を 2τ にすると平均血中濃度は $1/2\bar{C}$ になる．誤り．
3. 消失速度定数 k_e が $1/2$ になると式（1）より $\bar{C}$ は2倍になる．誤り．
4. 問の式（2）を式（1）に代入して整理する．

$$\bar{C} = \frac{D}{V_d \cdot k_e} \times \frac{1}{\tau}$$

$$= \int_0^\infty C dt \times \frac{1}{\tau} \qquad \therefore \quad \tau = \frac{\int_0^\infty C dt}{\tau}$$

$\int_0^\infty C dt$ は血中濃度-時間曲線面積と称し AUC と略されるものである．正しい．

5. 4と逆なので誤り．

[解答] 4

9.8 投与量の80〔%〕が消化管粘膜透過，その80〔%〕の20/100が代謝を受ける．そして代謝を受けないで門脈に流入した薬物の50〔%〕がまた代謝を受ける．

したがって，代謝を受けないで血中に入った薬物量は

$$80〔\%〕 \times \frac{100-20}{100} \times \frac{50}{100} = 32〔\%〕$$

[解答] 3

練習問題

9.9 一次速度で体内から消失する薬物を静脈注射したとき，全身クリアランスの正しいものの組合せはどれか．

ただし，投与量を D，血中からの消失速度定数を k，見かけの分布容積を V_d，血中濃度-時間曲線下面積を AUC で表すとする．

a. $k \cdot V_d$ b. $k \cdot V_d / 2.303$ c. $D/(\mathrm{AUC})$
d. $(\mathrm{AUC})/V_d$ e. $(\mathrm{AUC})/D$

1. (a, c)   2. (b, c)   3. (b, d)
4. (a, e)   5. (b, e)

<u>ヒント</u> 全身クリアランス（204 頁）

9.10 ある薬物のヒトにおける静脈内投与後の血中濃度推移のデータによると，投与量50〔mg〕のときのAUCが41.66〔μg·mL^{-1}·min〕であった．この薬物は肝臓の代謝によってのみ消失することが知られている．この薬物を経口投与したときの量的バイオアベイラビリティー（F）を推定せよ．

ただし，$F = \dfrac{Q_h}{Q_h + CL_h}$ である．

ここで，CL_h はヒトの肝クリアランス，肝血流量（Q_h）は，1.5〔L/min〕とし，消化管における吸収率は100〔%〕とする．

1. 0.22   2. 0.4   3. 0.55   4. 0.88   5. 1.00

9.9 205 頁の式 (21) より

$$\mathrm{AUC} = \frac{D}{k \cdot V_\mathrm{d}} \qquad (21)$$

したがって

$$k \cdot V_\mathrm{d} = \frac{D}{\mathrm{AUC}}$$

となる．

[解答] 1

9.10 まず単位をそろえる．

$41.66\,[\mu\mathrm{g}] = 41.66 \times 10^{-6}\,[\mathrm{g}] = 41.66 \times 10^{-3}\,[\mathrm{mg}]$

$41.66\,[\mu\mathrm{g}\cdot\mathrm{mL}^{-1}] = 41.66\,[\mathrm{mg}\cdot\mathrm{L}^{-1}]$

205 頁の式 (17) より

$$CL_\mathrm{h} = \frac{D}{\mathrm{AUC}} = \frac{50\,[\mathrm{mg}]}{41.66\,[\mathrm{mg}\cdot\mathrm{L}^{-1}\cdot\mathrm{min}]} = 1.2\,[\mathrm{L/min}]$$

したがって

$$F = \frac{Q_\mathrm{h}}{Q_\mathrm{h} + CL_\mathrm{h}} = \frac{1.5\,[\mathrm{L/min}]}{1.5\,[\mathrm{L/min}] + 1.2\,[\mathrm{L/min}]} \fallingdotseq 0.55$$

[解答] 3

練習問題

9.11 体内挙動が線形である医薬品をヒトに静注及び経口投与したときのデータを次に示した．経口投与時の未変化体の尿中総排泄量〔mg〕として理論的に期待される値はどれか．

	静注	経口
投与量〔mg〕	100	200
AUC〔μg·mL^{-1}·min〕	100	60
未変化体の尿中総排泄量〔mg〕	20	〔　〕

1. 12　　2. 16　　3. 20　　4. 24　　5. 28

9.12 全身クリアランスが100〔mL/min〕の薬物の散剤を経口投与して，定常状態の血漿中濃度を10〔μg/mL〕としたい．散剤1〔g〕中薬物100〔mg〕を含有する製剤を6時間毎に投与する場合，散剤の投与量〔g〕として正しいものはどれか．ただし，この散剤における薬物のバイオアベイラビリティは100〔%〕である．

1. 1.7　　2. 2.0　　3. 2.4　　4. 3.6　　5. 5.6

練習問題・解答

9.11 経口投与時の未変化体の尿中総排泄量は，静注の AUC と経口投与の AUC の比をとればよいので

$$100 : 60 = 20 : x$$
$$x = 12 \,[\text{mg}]$$

[解答] 1

9.12 206 頁の式（27）に各値を代入して求める．

$$\begin{aligned}
X_0 &= \bar{C}_{ss} \times CL_{tot} \times \tau \\
&= 10 \,[\mu\text{g/mL}] \times 100 \,[\text{mL/min}] \times 360 \,[\text{min}] \\
&= 360,000 \,[\mu\text{g}] = 360 \,[\text{mg}]
\end{aligned}$$

散剤 1 [g] 中薬物 100 [mg] 含有している製剤なので，360 [mg] 投与するためには散剤は 10 倍量の 3.6 [g] 投与しなければならない．

[解答] 4

練習問題

9.13 体重 70〔kg〕の心筋梗塞の患者に，リドカイン 200〔mg〕をリンゲル液 500〔mL〕に溶解した注射液を点滴静注した．リドカイン 4〔μg/mL〕の血中濃度を得るための静注速度〔mL/min〕は次のどれか．ただし，リドカインの全身クリアランスは 10〔mL/min/kg〕である．

    1. 7   2. 10   3. 14   4. 17   5. 20

9.14 線形 1-コンパートメントモデルに従うことが知られている薬物 A を 50〔mg〕経口投与した後の AUC は 80〔mg・hr/L〕で生物学的半減期は 8 時間であった．繰り返し投与を行い，定常状態における平均血中濃度が 10〔mg/L〕になるようにしたい．12 時間ごとに経口投与するとき 1 回当たりどれだけ投与すればよいか．

    1. 6〔mg〕   2. 35〔mg〕   3. 75〔mg〕   4. 100〔mg〕
    5. 150〔mg〕

9.13 208頁の式 (28) より

$$k_0 = \bar{C}_{ss} \cdot CL_{tot}$$

であるので，この式に各値を代入して求める．

$$k_0 = 4\,[\mu g/mL] \times 10\,[mL/min/kg] \times 70\,[kg]$$

$4\,[\mu g] = 0.004\,[mg]$ であるので

$$k_0 = 0.004\,[mg] \times 10/[min] \times 70$$
$$= 2.8\,[mg/min]$$

注射液はリドカイン 200 [mg] をリンゲル液 500 [mL] に溶解しているので，リドカイン 2.8 [mg] は

$$200\,[mg] : 500\,[mL] = 2.8\,[mg] : x$$
$$x = 7\,[mL]$$

7 [mL] に相当する．したがって静注速度は 7 [mL/min] とする．

[解答] 1

9.14 206頁の式 (27) に各値を代入して求める．

$$\bar{C}_{ss} = \frac{X_0}{CL_{tot} \times \tau} \qquad (27)$$

$$X_0 = \bar{C}_{ss} \times CL_{tot} \times \tau \qquad (27')$$

ただし，CL_{tot} は 205 頁の式 (21) より

$$CL_{tot} = \frac{D}{AUC_{iv}} = \frac{50\,[mg]}{80\,[mg \cdot hr/L]} = 0.63\,[L/hr]$$

である．各値を式 (27') に代入すると

$$X_0 = 10\,[mg/L] \times 0.63\,[L/hr] \times 12\,[hr]$$
$$= 75.6\,[mg]$$

[解答] 3

練習問題

9.15 生物学的半減期3時間の薬物を，注入速度100〔mg/hr〕で点滴静注したとき定常状態の血漿中濃度として20〔μg/mL〕が得られた．分布容積〔L〕として最も近い値はどれか．
  1. 22 2. 32 3. 42 4. 52 5. 62

<u>ヒント</u>　例題113, 115

9.16 腎排泄のみで消失し，腎臓を1回通過することにより完全に血漿中から除去される薬物がある．この薬物を静注した場合の分布容積は50〔L〕であった．腎血漿流量を650〔mL/min〕とすれば，この薬物の生物学的半減期〔min〕として最も近い値はどれか．ただし，$\ln 2 = 0.693$ とする．
  1. 50 2. 100 3. 170 4. 220 5. 600

9.15 例題 113 より

$$\bar{C}_{ss} = \frac{k_0}{kV_d} \tag{28}$$

であるから

$$V_d = \frac{k_0}{\bar{C}_{ss} \cdot k} \tag{28'}$$

となる．ただし

$$k = \frac{0.693}{t_{1/2}} = \frac{0.693}{3} = 0.231/[\text{hr}]$$

$$20\,[\mu\text{g}] = 20 \times 10^{-6}\,[\text{g}] = 20 \times 10^{-3}\,[\text{mg}] = 0.02\,[\text{mg}]$$

したがって

$$V_d = \frac{100\,[\text{mg/hr}]}{0.02\,[\text{mg/mL}] \times 0.231/[\text{hr}]}$$
$$= 21.6\,[\text{L}]$$

〔解 答〕 1

9.16 210頁の式（30）より尿中排泄速度定数（k_{ex}）を求めると，

$$k_{ex} = \frac{CL_r}{V_d} = \frac{650\,[\text{mL/min}]}{50 \times 10^3\,[\text{mL}]} = 1.3 \times 10^{-2}\,[\text{min}^{-1}]$$

となる．半減期 $t_{1/2}$ は式（12）より

$$t_{1/2} = \frac{0.693}{k_{ex}} = \frac{0.693}{1.3 \times 10^{-2}\,[\text{min}^{-1}]} = 53.3\,[\text{min}]$$

が得られる．

〔解 答〕 1

練習問題

9.17 全身クリアランスが100〔L/hr〕で，体内動態が1-コンパートメントモデルで表される薬物を，静脈内に点滴注入した場合，定常状態において，血中濃度を1〔μg/mL〕に維持するためには，注入速度をどの値〔mg/hr〕に設定すればよいか．
　　1. 0.1　　2. 4.3　　3. 69.3　　4. 100.0　　5. 230.0

9.17 点滴静注において，その血中濃度は徐々に上昇し，やがて定常状態に達する．点滴注入速度を k_0，消失速度定数を k，分布容積 V_d，全身クリアランスを CL_{tot} とすると，その血中濃度 C は次式で与えられる．

$$C = \frac{k_0}{k \cdot V_d}(1 - e^{-kt}) = \frac{k_0}{CL_{tot}}(1 - e^{-kt})$$

定常状態 $(t \to \infty)$ においては $e^{-kt} \fallingdotseq 0$ になるので

$$\bar{C}_{ss} = \frac{k_0}{k \cdot V_d} = \frac{k_0}{CL_{tot}}$$

$$k_0 = \bar{C}_{ss} \times k \times V_d = \bar{C}_{ss} \times CL_{tot}$$

に近似される．上式に各値を代入して求める．

1 〔μg/mL〕= 1 〔mg/L〕であるので

k_0 = 1 〔mg/L〕× 100 〔L/hr〕
   = 100 〔mg/hr〕

となる．

[解答] 4

練習問題

9.18 体重60〔kg〕の患者に生物学的半減期2時間の抗生物質を点滴静注し，血中濃度を5〔μg/mL〕に保ちたい．点滴速度は次のどれか．ただし，分布容積は，0.5〔L/kg〕，$\log_e 2 = 0.693$として計算せよ．

 1. 5〔mg/hr〕 2. 26〔mg/hr〕 3. 52〔mg/hr〕
 4. 75〔mg/hr〕 5. 104〔mg/hr〕

9.19 ある患者についての臨床検査値及び薬物投与後の定常状態における血漿中薬物濃度などについて次のデータが得られている．

   血漿中薬物濃度 $P = 10$〔μg/mL〕
   尿中薬物濃度 $U = 200$〔μg/mL〕
   毎分の尿量 $V = 2.0$〔mL/min〕

 ただし，この薬物は血漿たん白質には結合しない．この薬物の腎クリアランス〔mL/min〕として正しいものは次のどれか．

  1. 10 2. 20 3. 30 4. 40 5. 50

<u>ヒント</u> 例題117

9.18 定常状態における点滴静注において,その注入速度 (k_0) は式 (28) より次式で与えられる.

$$k_0 = \bar{C}_{ss} \times k \times V_d$$

血中濃度 ($\bar{C}_{ss}$) = 5 [μg/mL] = 5 [mg/L]

消失速度定数 (k) = $\dfrac{0.693}{2 [\text{hr}]}$ = 0.347 [hr^{-1}]

分布容積 (V_d) = 0.5 [L/kg] × 60 [kg] = 30 [L]

これらの値を上式に代入して求める.

k_0 = 5 [mg/L] × 0.347 [hr^{-1}] × 30 [L]
 = 52 [mg/hr]

[解答] 3

9.19 腎クリアランス (CL_r) は 210 頁の式 (32) で与えられる.

$CL_r = \dfrac{UV}{P} = \dfrac{200 [\mu\text{g/mL}] \times 2.0 [\text{mL/min}]}{10 [\mu\text{g/mL}]}$
 = 40 [mL/min]

[解答] 4

練習問題

9.20 肝臓での代謝および尿中への排泄の両過程により体内から消失するある薬物の，静注時の全身クリアランスが 1.2 [L/min] であり，尿中の未変化体総排泄量は投与量の 10 [%] であった．この薬物を経口投与した際，肝初回通過効果により消失する割合 [%] は次のどれか．ただし，経口投与したこの薬物はすべて消化管粘膜を透過するものとし，肝血流量は 1.5 [L/min] とする．

  1. 28 2. 34 3. 66 4. 72 5. 84

9.21 肝臓でのみ代謝を受け，代謝物及び未変化体とも全て腎から排泄される薬物について次のデータを得た．

この薬物 100 [mg] を経口投与したとき，肝臓で受ける初回通過効果は投与量の何 [%] か．ただし，この薬物は消化管から 100 [%] 吸収されるものとする．

全身クリアランス	1.3 [L/min]
腎クリアランス	100 [mL/min]
肝血流量	1.5 [mL/min]

  1. 40 2. 50 3. 60 4. 70 5. 80

9.20 全身クリアランス CL_{tot} は題意より肝臓での代謝すなわち肝クリアランス CL_h と腎クリアランス CL_r の和として与えられる．

$$CL_{tot} = CL_h + CL_r$$

題意から

$$CL_{tot} = 1.2 \, [\text{L/min}]$$

$$CL_h = CL_{tot} \times \frac{90}{100} = 1.08 \, [\text{L/min}]$$

$$CL_r = 1.2 - 1.08 = 0.12 \, [\text{L/min}]$$

肝クリアランス CL_h は肝血流量を Q_h，肝抽出比を E_h とすると

$$CL_h = Q_h \times E_h$$

で与えられる．また肝初回通過効果は肝抽出比にほかならないので

$$E_h = \frac{CL_h}{Q_h} = \frac{1.08 \, [\text{L/min}]}{1.5 \, [\text{L/min}]} = 0.72$$

となる．すなわち，72 [%] は初回通過効果を受ける．

[解答] 4

9.21 題意より

$$\text{肝クリアランス}(CL_h) = CL_{tot} - CL_r$$
$$= (1300 - 100) \, [\text{mL/min}]$$
$$= 1200 \, [\text{mL/min}]$$

肝初回通過効果は肝抽出比にほかならないので

$$E_h = \frac{CL_h}{Q_h} = \frac{1200}{1500} = 0.8$$

すなわち，80 [%] が初回通過効果を受ける．

[解答] 5

総合演習

―最近の薬剤師国家試験問題から―

第1章　薬学の基礎　単位と濃度

例題1　1.0 mol/L の塩化ナトリウム溶液（原液）がある．0.9〔w/v%〕の塩化ナトリウム溶液 100〔mL〕の調製に要する原液の量〔mL〕に最も近い数値は次のどれか．ただし，ナトリウムと塩素の原子量はそれぞれ 23.0 と 35.5 とする．
1. 1.54　2. 3.08　3. 5.27　4. 15.4　5. 30.8　6. 52.7

薬剤師国試（83回）

［解答］ 4
［解説］ NaCl の式量 58.5 であるから，原液の濃度は，
$$1.0 \text{〔mol/L〕} = 5.85 \text{〔g/100 mL〕}$$
0.9〔w/v%〕NaCl 溶液 100〔mL〕の濃度は，0.9〔g/100 mL〕である．したがって，次の比例式より原液の量 x〔mL〕を求めることができる．
$$5.85 : 100 = 0.9 : x$$
$$x ≒ 15.4 \text{〔mL〕}$$

例題2　経口摂取が不可能な患者に中心静脈から，50〔%〕(A) 及び 20〔%〕(B) ブドウ糖注射液を用いて，熱量として 1,500〔kcal〕を投与したい．A，B を合わせた液量は 900〔mL〕とする．A 及び B の液量について，正しいものの組合せはどれか．ただし，糖質 1〔g〕は 4〔kcal〕とする．

	A	B
1	350〔mL〕	550〔mL〕
2	450〔mL〕	450〔mL〕
3	550〔mL〕	350〔mL〕
4	650〔mL〕	250〔mL〕
5	750〔mL〕	150〔mL〕

薬剤師国試（92回）

［解答］ 4
［解説］ 各濃度のブドウ糖注射液 1〔mL〕あたりの熱量は

50〔%〕：

$$1\,〔mL≒g〕×\frac{50\,〔g〕}{100\,〔mL〕}×4\,〔kcal/g〕=2\,〔kcal〕$$

20〔%〕：

$$1\,〔mL≒g〕×\frac{20\,〔g〕}{100\,〔mL〕}×4\,〔kcal/g〕=0.8\,〔kcal〕$$

50〔%〕ブドウ糖注射液の液量を x〔mL〕とすると

$$2x+0.8(900-x)=1500$$
$$∴\ x=650\,〔mL〕$$

20% ブドウ糖注射液の液量は

$$900-650=250\,〔mL〕$$

となる．

例題 3 Total parenteral nutrition (TPN) 輸液の調製において，ブドウ糖含有率 30〔%〕の基本液（1,200〔mL〕）に，アミノ酸含有率 10〔%〕の総合アミノ酸製剤（1 バッグ，200〔mL〕）を 3 バッグ，さらに高カロリー輸液用微量元素製剤（1 アンプル，2〔mL〕），総合ビタミン剤（1 バイアル，5〔mL〕）をクリーンベンチ内で混合した．この TPN 輸液の全カロリー量として最も近い数値はどれか．

1. 500〔kcal〕　　2. 700〔kcal〕　　3. 1,000〔kcal〕
4. 1,500〔kcal〕　　5. 1,700〔kcal〕

薬剤師国試（91 回）

〔解答〕 5
〔解説〕 ビタミン剤はカロリーを持たないので評価しなくてよい．輸液療法のカロリー計算である．

ブドウ糖の熱量は

$$1200\,〔mL〕×\frac{30\,〔g〕}{100\,〔mL〕}×4.1\,〔kcal/g〕=1476\,〔kcal〕$$

アミノ酸の熱量は

$$200\,〔mL〕×\frac{10\,〔g〕}{100\,〔mL〕}×3×4.1\,〔kcal/g〕=246\,〔kcal〕$$

これらの全カロリー量は

$$1476+246=1722\,〔kcal〕$$

となる．

例題 4 高カロリー輸液の調製において，ブドウ糖含有率 30〔%〕の基本輸液（1,200〔mL〕）に，アミノ酸含有率 10〔%〕の総合アミノ酸輸液（200〔mL〕，総窒素量 3〔g〕）を 3 バッグ，さらに高カロリー輸液用微量元素製剤（2〔mL〕），総合ビタミン剤（5〔mL〕）を混合した．この高カロリー輸液の非蛋白熱量/総窒素比（NPC/N 比）として最も近い数値はどれか．

1. 80　　2. 160　　3. 200　　4. 320　　5. 480

薬剤師国試（93 回）

[解答] 2

[解説] 30〔%〕ブドウ糖注射液には

$$1200〔\mathrm{mL}〕 \times \frac{30〔\mathrm{g}〕}{100〔\mathrm{mL}〕} = 360〔\mathrm{g}〕$$

のブドウ糖が含有され,その熱量は

$$360〔\mathrm{g}〕 \times 4〔\mathrm{kcal/g}〕 = 1440〔\mathrm{kcal}〕$$

となる.

1バッグ中に3〔g〕含まれている総合アミノ酸輸液を3バッグ混合しているので,総窒素量は3〔g〕×3 = 9〔g〕である.

したがって,NPC (non protein calorie)/N 比は

$$\frac{1440}{9} = 160$$

となる.

総合演習

第2章　有機反応速度論

例題1　ある薬物の水溶液中における分解の1次速度定数は 0.05 $[hr^{-1}]$ で，溶解度は 1 $[w/v\%]$ である．溶解速度が分解速度に比べて充分に速い状態において，この薬物 200 $[mg]$ を 5 $[mL]$ の水に懸濁させ，分解物の生成を時間の関数としてモニターしたところ，最初は直線的に増加したが，□□□□時間をすぎると，分解物の生成はその直線からずれた．

□□□□の中に入るべき数値は次のどれか．

1. 10　2. 20　3. 40　4. 60　5. 80

薬剤師国試（90回）

解答　4

解説　懸濁剤の分解の溶解速度は分解速度より速いので見かけ上零次反応で進行する．懸濁液中の固相が消失すると一次反応で分解するので，直線からずれてくる．したがって，薬物が 1.0 $[w/v\%]$（懸濁固体が消失）になるまでの時間を求めればよい．見かけ上零次反応の分解速度を k' とすると

$$k' = k_1 \cdot C_s = 0.05\,[hr^{-1}] \times 1.0\,[w/v\%] = 0.05\,[hr^{-1} \cdot w/v\%]$$

したがって，初濃度 4 $[w/v\%]$ の懸濁液の濃度が 1.0 $[w/v\%]$ になるまでの時間 t は 12 頁式（8）に

$$C = -kt + C_0 \qquad (8)$$

に代入すると

$$1.0\,[w/v\%] = -0.05\,[hr^{-1} \cdot w/v\%] \times t + 4.0\,[w/v\%]$$

$$\therefore\ t = 60\,[hr]$$

例題2　薬物 A の水溶液中（初濃度 40 $[mg/mL]$）での分解過程について，時間 $[hr]$ に対して濃度 C $[mg/mL]$ の常用対数値をプロットしたところ，下のグラフのようになった．次の記述の正誤について，正しい組合せはどれか．ただし $\log 2 = 0.3$ とする．

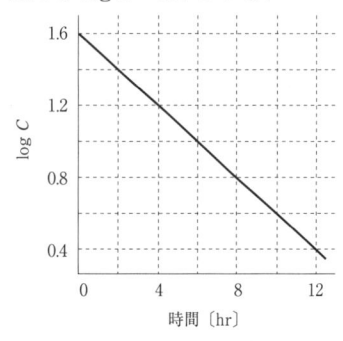

	a	b	c	d
1	正	正	誤	誤
2	正	正	誤	正
3	正	誤	正	誤
4	誤	正	正	誤
5	誤	誤	正	正
6	誤	誤	誤	正

a. 分解は0次反応速度式に従っている．
b. 反応の半減期は約8時間である．
c. 反応速度定数は，0.1 $[hr^{-1}]$ である．
d. 反応開始から20時間後には，薬物 A の約 99 $[\%]$ が分解することが予測される．

薬剤師国試（91回）

解答　6

241

総合演習

解説 a誤．縦軸に濃度の対数，横軸に時間をとったときのグラフが直線となるのは一次反応である．

b誤．濃度が 40 [mg/mL] から 20 [mg/mL] となる時間が半減期であるので

$$\log 40 = \log 2^2 + \log 10 = 2 \times 0.3 + 1.0 = 1.6$$
$$\log 20 = \log 2 + \log 10 = 0.3 + 1.0 = 1.3$$

よって，グラフより半減期は約 3 時間である．

c誤．$k = \dfrac{0.693}{t_{1/2}} = \dfrac{0.693}{3} = 0.231$ [hr^{-1}] である．

d正．本文 15 頁式 (16) から，$\log \dfrac{C}{C_0} = -\dfrac{k}{2.303}t$ となる．

20 時間後の薬物残存率は上式に各値を代入すると，

$$\log \dfrac{C}{C_0} = -\dfrac{0.231}{2.303} \times 20 \fallingdotseq -2$$

$$\therefore \ \dfrac{C}{C_0} = 10^{-2} = 0.01$$

となり，約 99 [%] 分解されていると判断できる．

例題 3 水溶液中において，薬物 A は 1 次反応速度式に従い，薬物 B は 0 次反応速度式に従って分解する．濃度 C_0 の薬物 A, B それぞれの水溶液を調製して，一定条件下で保存したところ，1 年後に両者とも濃度が $\dfrac{1}{2}C_0$ となった．さらに，同一条件で保存し続けたところ，分解反応が進行し，ある時点で薬物 B の濃度は 0 になった．その時点での薬物 A の濃度として正しいものはどれか．

1. 0　2. $\dfrac{1}{4}C_0$　3. $\dfrac{1}{8}C_0$　4. $C_0 \ln 2$　5. $\dfrac{1}{2}C_0 \ln 2$

薬剤師国試（86 回）

解答 2

解説 1 年後 A, B 共 $\dfrac{1}{2}C_0$ になったことから，A と B の半減期は 1 年である．B の分解は 2 年で 0 になるが，A は 2 年で $\dfrac{1}{4}C_0$，3 年で $\dfrac{1}{8}C_0$ になる．したがって $\dfrac{1}{4}C_0$ が正しい．

例題 4 次の文章の □ に入る数値の正しい組合せはどれか．

化合物 A の 200℃ での分解反応の半減期は初濃度が 1 [mol/L] の時は 30 分，2 [mol/L] の時は 15 分であった．この分解反応は 0 次，1 次，2 次反応のうち a 反応に従って分解し，初濃度が 3 [mol/L] の場合，化合物 A が 90 [%] 分解するのに要する時間は b 分である．

	a	b
1	0	162
2	1	100
3	2	90
4	0	324
5	1	200
6	2	180

薬剤師国試（89 回）

解答 3

解説 初濃度と半減期が反比例の関係にあるので二次反応である．一次反応では初濃度と半減期は無関係である．本

文19頁式(22)に各値を代入して求める.

$$t_{1/2} = \frac{1}{ka} \qquad (22)$$

$$\therefore k = \frac{1}{t_{1/2} \times a} = \frac{1}{30 \text{(min)} \times 1 \text{(mol/L)}}$$
$$= \frac{1}{30} \text{(L·mol}^{-1}\text{·min}^{-1})$$

この値を19頁の式(21)の $a - x = C$ $a = C_0$ として表すと,式(32)となる.

$$\frac{1}{C} = kt + \frac{1}{C_0} \qquad (32)$$

上式に各値を代入すると

$$\frac{1}{0.1C_0} = \frac{1}{30} \times t + \frac{1}{3}$$

$$\therefore t = 90 \text{(min)}$$

例題5 3種類の薬物 A, B 及び C の分解は,それぞれ 0 次,1 次及び 2 次反応に従う.次の記述のうち,正しいものの組合せはどれか.

a. A の残存量は,時間と共に直線的に減少する.
b. B の残存量の対数は,時間と共に直線的に減少する.
c. C の残存量の逆数の対数は,時間と共に直線的に増加する.
d. いずれの薬物も,その初濃度と半減期が同じ場合,半減期以降での薬物の分解量の最も少ないのは A である.

1. (a, b) 2. (a, c) 3. (a, d)
4. (b, c) 5. (b, d) 6. (c, d)

薬剤師国試(88回)

〔解 答〕 1

〔解説〕 a. 正. A は零次反応であるので,本文12頁式(8)に従い,薬物残存量は,時間と共に直線的に減少する.

$$C = -kt + C_0 \qquad (8)$$

b. 正. B は一次反応であるので,本文14頁式(11)に従い,薬物残存量の対数は時間と共に直線的に減少する.

$$\ln C = -kt + \ln C_0 \qquad (11')$$

c. 誤. C は二次反応であるので,式(32)に従い,薬物残存量の逆数は時間と共に直線的に増加する.問の「の対数」を取れば正しい.

d. 誤. 半減期以降の薬物の分解量が最も少ないのは二次反応のCである. A は直線的に減少するので分解量は最も多い. 半減期以降の薬物の分解量は A > B > C の順となる.

例題6 薬物 A〜D について,それぞれ3種類の異なる含量の水性注射剤(2〔mL〕溶液,アンプル入り)を調製し,それらの40℃における経時的安定性を試験した.次の記述のうち,正しいものの組合せはどれか.

a. 薬物 A について,初期含量に対する残存率が90%となるまでの時間を求めたところ,初期含量に無関係であっ

た．この結果から，薬物 A の分解は 0 次反応であることがわかった．
b. 薬物 B について，初期含量に対する残存率が 90% となるまでの時間を求めたところ，初期含量に反比例していた．この結果から，薬物 B の分解は 2 次反応であることがわかった．
c. 薬物 C について，初期含量に対する残存率が 50% となるまでの時間を求めたところ，初期含量に無関係であった．この結果から，薬物 C の分解は 1 次反応であることがわかった．
d. 薬物 D について，初期含量に対する残存率が 50% となるまでの時間を求めたところ，初期含量の 2 乗に比例した．この結果から，薬物 D の分解は 2 次反応であることがわかった．

1. (a, b)　　2. (a, c)　　3. (a, d)
4. (b, c)　　5. (b, d)

薬剤師国試（85 回）

[解答] 4

[解説] a 誤．残存時間が初期含量に無関係なのは一次反応である．
b 正．残存時間が初期含量に反比例するのは二次反応である．
c 正．残存時間が初期含量に無関係なので一次反応である．
d 誤．二次反応では残存時間は初期含量に反比例するので，零次，一次，二次反応のいずれにも該当しない．

例題 7　物質 X が物質 Y へと変化する反応が二次反応速度式に従うとする．この反応に関する記述の正誤について，正しい組合せはどれか．

a. 反応速度は X の濃度と Y の濃度との積に比例する．
b. 反応温度が一定のとき，X の半減期は X の初濃度に逆比例する．
c. 反応速度定数 k の次元は，〔時間$^{-1}$〕である．
d. X の濃度の逆数は時間とともに直線的に増加する．

	a	b	c	d
1	正	誤	正	誤
2	誤	正	正	誤
3	誤	正	誤	正
4	正	誤	誤	正
5	正	正	誤	正

薬剤師国試（92 回）

[解答] 3

[解説] a. 誤．本文 19 頁に示すように二次反応の速度は
$$-\frac{d[X]}{dt} = k[X]^2$$
で示される．
すなわち反応物質 X の 2 乗に比例する．

b. 正．X の半減期 $t_{1/2}$ は本文 19 頁式（22）に示したように
$$t_{1/2} = \frac{1}{k[X_0]} \qquad (22)$$
で表され，X の半減期は X の初濃度に逆比例（反比例）する．

c. 誤．反応速度定数 k は次式（22'）で示され，k の次元は（時間$^{-1}$）（濃度$^{-1}$）である．

$$k = \frac{1}{t_{1/2}[X_0]} \quad (22')$$

d. 正. 二次反応の速度式は 245 頁の式 (32) で示され, 反応物質の濃度の逆数は時間と共に直線的に増加する. 正しい.

$$\frac{1}{C} = kt + \frac{1}{C_0} \quad (32)$$

例題 8 化合物 A の 25°C での分解反応は 2 次反応である. A の初濃度が 0.2 [mol/L] のとき, 20 秒で 50 [%] が分解した. この反応の反応速度定数 [L/(mol·s)] はいくらか.
1. 0.13   2. 0.25   3. 0.50   4. 1.0   5. 4.0

薬剤師国試 (94 回)

[解答] 2

[解説] 245 頁の式 (32) を用いて 2 次反応速度定数を求める.

$$\frac{1}{C} = kt + \frac{1}{C_0} \quad (32)$$

$$\therefore k = \left(\frac{1}{C} - \frac{1}{C_0}\right)/t = \left(\frac{1}{0.1} - \frac{1}{0.2}\right)/20$$

$$= 0.25 \text{ [L/(mol·s)]}$$

k と $t_{1/2}$ との次の関係式を用いても k は求められる.

$$k = \frac{1}{t_{1/2}C_0} = \frac{1}{20 \times 0.2} = 0.25 \text{ [(L/(mol·s)]}$$

例題 9 化合物 A, B 及び C の分解過程はみかけ上, 0 次反応, 1 次反応, 又は 2 次反応のいずれかで起こっている. 図は 3 つの化合物の初濃度が 10 [mg/mL] のときの, 化合物濃度の経時変化を示しており, いずれの場合も半減期は 4 h であった. この初濃度を 20 [mg/mL] に変えたとき, A, B 及び C の半減期はそれぞれ [a] h, [b] h 及び [c] h である.
[ ] に入れるべき数値の正しい組合せはどれか.

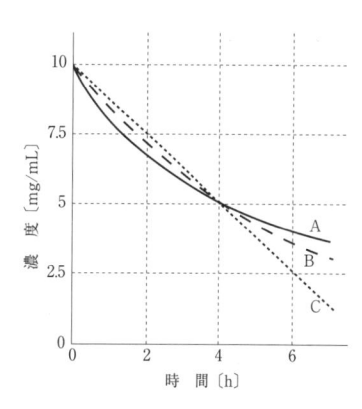

	a	b	c
1	2	4	2
2	2	8	8
3	2	4	8
4	8	8	8
5	8	4	2
6	8	2	2

薬剤師国試 (95 回)

[解答] 3

[解説] 化合物 A：2次反応である．$t_{1/2} = \dfrac{1}{kC_0}$ （22″）

初濃度が2倍になるので半減期は1/2になる．
4〔hr〕→ 2〔hr〕

化合物 B：1次反応である．$t_{1/2} = \dfrac{\ln 2}{k}$ （19）

半減期は初濃度によって変わらない．

化合物 C：0次反応である．$t_{1/2} = \dfrac{C_0}{2k}$ （9）

半減期は初濃度に比例する．したがって初濃度が2倍になると半減期は2倍になる．
4〔hr〕→ 8〔hr〕

例題 10 水溶液中において，薬物 X は 0 次反応速度式に従い，薬物 Y は 1 次反応速度式に従い分解する．濃度 C_0 の薬物 X 及び Y それぞれの水溶液を調製して，一定条件下で保存したところ，3 か月後に薬物 X 及び Y の濃度はそれぞれ $\dfrac{5}{8} C_0$, $\dfrac{1}{2} C_0$ になった．両薬物の濃度が等しくなるのは溶液調製何か月後か．最も近い値はどれか．

1. 2   2. 4   3. 6   4. 8   5. 10

薬剤師国試（96 回）

[解答] 3

[解説] ヒント　36 頁練習問題 2.12

0 次反応では一定の時間間隔をとると，反応物の減少量は一定となる．すなわち，反応物の濃度によって反応速度は変化しない．したがって，3 か月後には $5/8\,C_0$，なれば 6 か月後には $2/8\,C_0$ となる．

$$1 \xrightarrow{3\text{か月}} \frac{5}{8} C_0 \xrightarrow{3\text{か月}} \frac{2}{8} C_0 = \frac{1}{4} C_0$$

1 次反応では濃度は反応時間に対し，指数関数で減少する．1 次反応では 3 か月後に $1/2\,C_0$ となれば 6 か月後には $1/4\,C_0$ となる．両薬物の濃度は 6 か月後に等しくなる．

例題 11 固体薬物 A は拡散律速によって溶解し，溶解速度は以下に示す Noyes–Whitney の式に従う．

$$dC/dt = kS(C_s - C)$$

dC/dt：溶解速度，k：見かけの溶解速度定数，S：固体薬物 A の有効表面積，C_s：薬物 A の溶解度，C：溶液中の薬物 A の濃度

固体薬物 A を円盤状に圧縮成形し，回転円盤法を用いて 37℃ で溶解実験を行った結果をグラフに示した．X 軸，Y 軸，Y 切片として正しいものの組合せはどれか．ただし，$t = 0$ のとき $C = 0$ とする．

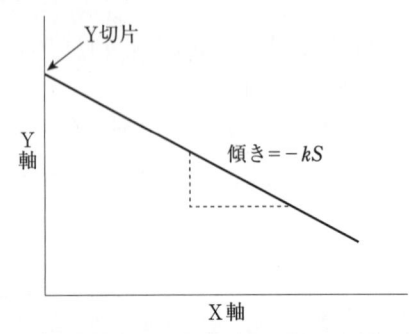

	X軸	Y軸	Y切片
1	t	$\ln(C_s - C)$	$\ln C_s$
2	$\ln(C_s - C)$	t	$\ln C_s$
3	t	C_s	$\ln C_s$
4	t	$C_s - C$	$\ln k$
5	C_s	$\ln(C_s - C)$	$\ln k$

薬剤師国試（96回）

[解答] 1

[解説] 21頁 Noyes-Whitney 式 (25)

$$\ln \frac{C_s}{C_s - C} = kSt \tag{25}$$

の両辺にマイナスを掛け移項すると (25′) 式となる

$$\ln (C_s - C) = -kSt + \ln C_0 \tag{25′}$$

この式は $y = -ax + b$ の型であるので解答は1となる．

例題12 Noyes-Whitney 式に関する記述の正誤について，正しい組合せはどれか．

$$\frac{dC}{dt} = k \cdot S \cdot (C_s - C)$$

C：溶液中の溶質濃度，C_s：固体の溶解度，S：表面積，k：見かけの溶解速度定数，t：時間

a. 溶解過程が拡散律速の場合についてのみ成立する式である．

b. シンク条件 $(C < C_s)$ についてのみ成立する式である．

c. 溶解速度定数 k の値は，溶解過程での撹拌条件により変化する

d. 結晶性医薬品を数 μm 程度まで微細化すると，表面積の増大とともに C_s も著しく増大するため，溶解速度は顕著に大きくなる．

薬剤師国試（93回）

	a	b	c	d
1	正	正	誤	正
2	正	誤	正	正
3	正	誤	正	誤
4	誤	正	誤	正
5	誤	正	誤	誤

[解答] 3

[解説] a. 正．溶解速度が拡散速度に比べて速い場合に拡散過程が律速となり，Noyes-Whitney 式 (24) が成立する．

b. 誤．シンク条件に限らず成立する．

c. 正．$k = \dfrac{D}{V \cdot h}$ で表される．ただし，D は拡散係数，V は溶液の体積，h は拡散層の厚さである．撹拌により h は小さくなるので，k の値は増大する．

d. 誤．C_s は S に依存しない独立したパラメーターである．固体医薬品を微細化すると，溶解速度は大きくなるが，溶解度は変化しない．

例題13 固体薬物の溶解速度を測定した結果，下記のデータを得た．みかけの溶解速度定数〔$cm^{-2} \cdot min^{-1}$〕として最も近い値はどれか．ただし，薬物の溶解度は 2.0〔mg/mL〕，固体薬物の有効表面積は 1〔cm^2〕であり，実験中表面積は変化しないものとする．この時間内ではシンク条件が成立しているものとする．

時間〔min〕	0	1	2	3	5
溶液の薬物濃度〔mg/mL〕	0	0.021	0.039	0.061	0.100

1. 0.01   2. 0.02   3. 0.03   4. 0.04   5. 0.05

薬剤師国試（91回）

解答 1

解説 21頁の式（24）に $S = 1$〔cm^2〕, $C_s = 2.0$〔mg/mL〕, $C = 0$, 表より $\dfrac{dC}{dt} = \dfrac{0.1}{5}$ を代入して求める。

$$\frac{dC}{dt} = kS(C_s - C) \tag{24}$$

設問中のこの時間内ではシンク条件（$C_s \gg C$）が成立しているので $C \fallingdotseq 0$ として

$$\frac{0.1}{5} = k \times 1 \times 2.0 \text{〔mg/mL〕}$$

$$\therefore\ k = 0.01 \text{〔cm}^{-2} \cdot \text{min}^{-1}\text{〕}$$

例題 14 図は可逆反応のポテンシャルエネルギー曲面である。ただし，E_a 及び E_b は活性化エネルギーである。次の記述の正誤について，正しい組合せはどれか。

a. 正反応の速度定数 k と絶対温度 T の関係は，

$$k = A \exp\left(\frac{E_a}{RT}\right)$$

で表される。ここで，A は頻度因子，R は気体定数である。

b. E_b は，正反応の活性化エネルギーである。
c. 正反応は，吸熱反応である。
d. 正反応の速度定数は，逆反応の速度定数より大きい。

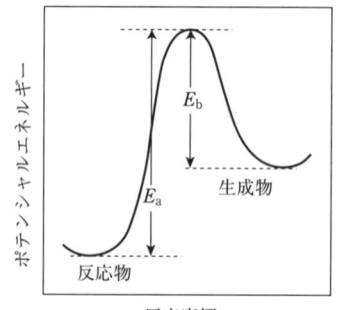

	a	b	c	d
1	正	正	誤	誤
2	誤	誤	正	正
3	誤	正	誤	正
4	正	誤	正	誤
5	誤	誤	正	誤

薬剤師国試（95回）

解答 5

解説 a. 誤．アレニウス式は式（29'）で表され，問題にはマイナス（－）記号がぬけている

$$k = A \exp\left(-\frac{E_a}{RT}\right) \tag{29'}$$

b. 誤．E_b は逆反応の活性化エネルギーである。
c. 正．生成物のエネルギーが増加しているので吸熱反応である。
d. 誤．式（29'）から反応速度定数 k は活性化エネルギー（E_a）と頻度因子（A）によって決まるが，A の記述がないため正反応と逆反応の k の大小はわからない。

例題15 図は2種類の薬物A及びBの分解反応について種々の温度Tで速度定数kを測定し,横軸$1/T$に対して縦軸に$\ln k$の値をプロットしたものである.次の記述の正誤について,正しい組合せはどれか.

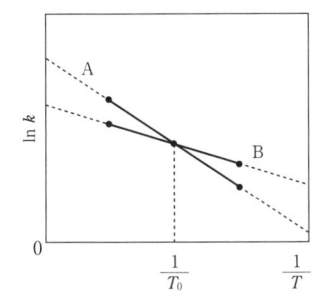

	a	b	c	d	e
1	誤	正	誤	正	正
2	正	誤	誤	正	誤
3	正	正	誤	誤	正
4	誤	誤	正	誤	正
5	正	誤	正	誤	誤

a. このプロットはアレニウスプロットとよばれる.
b. グラフのy(縦軸)切片から頻度因子が求まる.
c. 温度が上昇すると,A及びBの分解反応の速度定数は減少する.
d. 温度T_0より高温ではAの方がBよりも安定である.
e. Aの分解反応の活性化エネルギーはBより大きい.

薬剤師国試(93回)

[解答] 3

[解説] 本文22～23頁参照.
a. 正.式(28′)の傾きE_a/Rが右下がりの直線である.

$$\log_e k = -\frac{E_a}{R}\cdot\frac{1}{T} + \log_e A \qquad (28')$$

b. 正.
c. 誤.図からわかるように,温度が上昇するとAもBも速度定数が増大している.
d. 誤.図からわかるように,温度T_0より高温側では,Aの分解速度定数がBより大きいので分解が速くなり不安定になる.
e. 正.E_aはAはBよりも大きいので傾きが大きくなる.

例題16 アレニウスの式における分解反応速度定数kと絶対温度Tの関係は,

$$k = Ae^{-\frac{E_a}{RT}}$$

で表される(A:定数,E_a:活性化エネルギー,R:気体定数).これに関する記述のうち,正しいものの組合せはどれか.

a kは温度上昇とともに指数関数的に減少する.
b アレニウスプロット(縦軸に$\ln k$,横軸に$1/T$をプロット)をすると右下がりの直線となり,その傾きがE_aの値である.
c 定数Aはアレニウスプロットのy切片より求めることができ,kと同じ単位をもつ.
d 一般にE_aの値が大きいと分解速度は小さい.

1. (a, b) 2. (a, c) 3. (a, d)
4. (b, c) 5. (b, d) 6. (c, d)

薬剤師国試(92回)

[解答] 6

解説 a. 誤. E_a は常に正であるので，温度 T が上昇すると $e^{-\frac{E_a}{RT}}$ の項は指数関数的に増加するので，k は指数関数的に増加する．

b. 誤. アレニウス式の両辺の自然対数をとると，$\ln k = \ln A - \frac{E_a}{R} \cdot \frac{1}{T}$ となり，y 軸を $\ln k$，x 軸を $\frac{1}{T}$ でプロットすると，その傾きは $-\frac{E_a}{R}$ となる．E_a そのものではない．

c. 正. y 切片は $\ln A$ であるから，A は k と同じ単位で求まる．定数 A は頻度因子とよばれ，反応速度定数と同じ単位である．

d. 正. 活性化エネルギー E_a が大きいと分解速度定数 k が小さくなるため，分解速度は小さくなる．

例題17 ある薬物の苛酷試験を 50℃，70℃，90℃ で行い，アレニウス式に基づいて，その分解反応速度定数 k の自然対数と絶対温度 T との関係をプロットすると右図のようになった．図中の回帰直線は，$\ln k = 20.5 - 8,400 \cdot (1/T)$ であった．このときの分解反応の活性化エネルギー〔J/mol〕に最も近い値はどれか．ただし，アレニウス式は $k = A \cdot e^{-E_a/RT}$ で表され，A は頻度因子，E_a は活性化エネルギー，R は気体定数である．また R は 8.3〔J/K・mol〕とする．

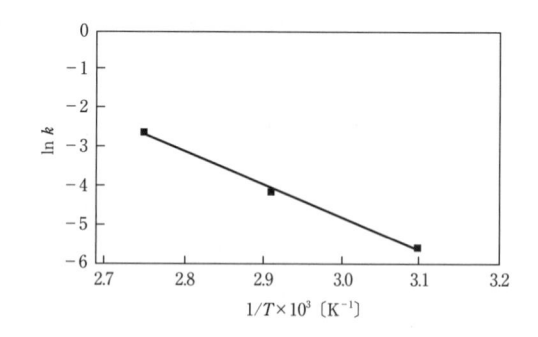

1. 1.1×10^4　　2. 3.6×10^4　　3. 4.5×10^4
4. 5.5×10^4　　5. 7.0×10^4

薬剤師国試（89回）

解答 5

解説 本文22頁の式(27)に各値を代入すると

$$\log_e k = -\frac{E_a}{RT} + \log_e A \qquad (27)$$

$$= -8400 \times \frac{1}{T} + 20.5$$

$$\frac{E_a}{R} = 8400$$

∴ $E_a = 8400 \times R = 8400$〔K〕$\times 8.31$〔J/K・mol〕
　　$= 6.972 \times 10^4$〔J/mol〕

例題 18

反応の進行に伴うエネルギー変化に関する記述の正誤について，正しい組合せはどれか．

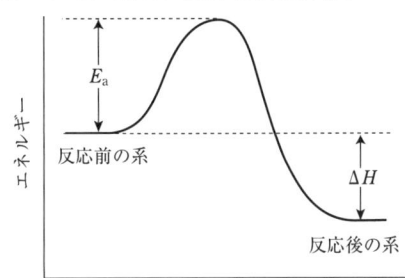

a. 反応速度定数 k がアレニウスの式に従う場合，k と活性化エネルギー E_a は $\dfrac{d\ln k}{dT} = -\dfrac{E_a}{RT^2}$ で関係づけられる．
b. E_a の値は，0，1，2次反応のいずれの場合でも，反応速度定数と反応温度との関係から求めることができる．
c. 反応熱 ΔH の値が大きいほど，その平衡状態は反応温度の低下と共に反応前の系に傾く．
d. 標準自由エネルギーが反応前より反応後の系で大きい場合，平衡は反応前の系に傾いている．

薬剤師国試 (91回)

	a	b	c	d
1	正	正	誤	誤
2	誤	誤	正	正
3	正	正	誤	正
4	誤	誤	正	誤
5	誤	正	誤	正

解答 5

解説 a. 誤．22頁のアレニウスの式 (27) は，
$$\ln k = -\frac{E_a}{RT} + \ln A \tag{27}$$
両辺を T で微分すると
$$\frac{d\ln k}{dT} = \frac{E_a}{RT^2} \text{ となる．} \tag{26}$$
となる

b. 正．アレニウス式に従う場合，反応次数に関係なく，反応速度定数と温度の関係式から活性化エネルギーを求めることができる．

c. 誤．反応熱 $\Delta H < 0$，発熱反応であるので反応温度の低下と共に反応後の系に傾く．

d. 正．$\Delta G > 0$ ならば $\Delta G = -RT\ln k$ において $\ln k < 0$，すなわち $k < 1$ となる．したがって，平衡は反応前の系に傾いている．$\Delta G > 0$ ならば反応は生成系へ傾いている．

第3章　機器による医薬品の分析

例題1　ある医薬品（分子量：300）の2.00〔mg/100 mL〕のエタノール溶液につき，日本薬局方一般試験法の紫外可視吸光度測定法により測定したところ，250 nm における吸光度は0.520であった．
この医薬品の比吸光度（$E_{1cm}^{1\%}$）とモル吸光係数（ε）との正しい組合せはどれか．

	比吸光度	モル吸光係数
1	130	2600
2	520	5200
3	780	3900
4	260	7800
5	2600	15600

薬剤師国試（82回）

[解答]　4
[解説]　50頁式（6），（8）に各値を代入して求める．

$$E_{1cm}^{1\%} = \frac{A}{C\,[\text{w/v\%}] \times l\,[\text{cm}]} \quad (l = 1\,\text{cm}) \quad (6)$$

$$= \frac{0.520}{0.002 \times 1} = 260$$

$$\varepsilon = \frac{A}{C\,[\text{mol/L}] \times l\,[\text{cm}]} \quad (l = 1\,\text{cm}) \quad (8)$$

$$= \frac{0.520}{\frac{0.02}{300} \times 1} = 7800$$

例題2　ある医薬品（分子量：200）の1.00〔mg〕を水に溶かして正確に50〔mL〕とし，この水溶液につき層長1 cm で波長250 nm における吸光度を測定した．このとき得られる吸光度の値は次のどれか．ただし，この医薬品の水溶液の250 nm における比吸光度$E_{1cm}^{1\%}$は125である．

1.　0.025　2.　0.050　3.　0.125　4.　0.250　5.　0.500

薬剤師国試（91回）

[解答]　4
[解説]　式（6）を変形した式に各値を代入して求める．

$$E_{1cm}^{1\%} = \frac{A}{C\,[\text{w/v\%}] \times l\,[\text{cm}]} \quad (l = 1\,\text{cm}) \quad (6)$$

$$\therefore\ A = E_{1cm}^{1\%} \times C\,[\text{w/v\%}] \times l$$

$$= 125 \times \frac{1 \times 10^{-3}\,[\text{g}]}{50\,[\text{mL}]} \times 100 \times 1$$

$$= 0.250$$

例題3　医薬品X（分子量：500）10.0〔mg〕をメタノールに溶かして正確に50〔mL〕とする．この溶液10〔mL〕を正確に量り，メタノールを加えて正確に100〔mL〕とする．この溶液につき層長1 cm で波長360 nm における吸光度を測定する．このとき得られる吸光度の値は　a　であり，Xの360 nm におけるモル吸光係数（ε）は　b　で

総合演習

ある. ただし, X の 360 nm における比吸光度 $E_{1cm}^{1\%}$ は 250 である.

□ に入れるべき数値の正しい組合せはどれか.

	a	b
1	0.050	1250
2	0.050	12500
3	0.250	1250
4	0.250	12500
5	0.500	1250
6	0.500	12500

薬剤師国試 (95 回)

[解答] 6

[解説] a. 51 頁式 (10) に各値を代入して求める.

$$A = E_{1cm}^{1\%} \times C [\text{w/v\%}] \times l [\text{cm}] \quad (10)$$

$$= 250 \times \frac{2 \times 10^{-3} [\text{g}]}{100} \times 100 \times 1$$

$$= 0.500$$

b. 52 頁式 (14) に各値を代入して求める.

$$\varepsilon = E_{1cm}^{1\%} \times \frac{M}{10} \quad (14)$$

$$= 250 \times \frac{500}{10}$$

$$= 12500$$

例題 4 次の文章中の □ に入る字句について, 正しい組合せはどれか.

ランベルト–ベールの法則によると, 吸光度 (A) は光の透過距離 l [cm] と物質の濃度 C [mol/L^{-1}] に比例する. 比例定数を ε とすると, A, c 及び ε の関係は式 [a] で表される. この比例定数 ε は [b] とよばれ, 単位は [c] である.

ある有機化合物の紫外部吸収スペクトルは 360 nm に $\varepsilon_{max} = 2 \times 10^4$ [c] の吸収極大を示した. 光の透過距離 1.0 cm のセルを用いて, この化合物の紫外部吸収スペクトルを測定したところ, 同じ波長における吸光度は 0.66 であった. この濃度は [d] mol L^{-1} である.

	a	b	c	d
1	$A = \varepsilon cl$	比吸光度	cm mol L	3.3×10^{-4}
2	$A = \varepsilon cl$	モル吸光係数	cm^{-1} mol^{-1} L	3.3×10^{-5}
3	$\varepsilon = A cl$	透過度	cm mol^{-1} L^{-1}	3.3×10^{-6}
4	$\varepsilon = A cl$	モル吸光係数	cm^{-1} mol^{-1} L	3.3×10^{-3}
5	$A = \varepsilon cl$	モル吸光係数	mol^{-1} L	3.3×10^{-5}

薬剤師国試 (88 回)

[解答] 2

[解説] 50 頁式 (8) に各値を代入して濃度を求める.

$$\varepsilon = \frac{A}{C [\text{mol/L}] \times l [\text{cm}]} \quad (8)$$

総合演習

$$\therefore C = \frac{A}{\varepsilon \times l \text{ (cm)}} = \frac{0.66}{2 \times 10^4 \times 1.0}$$
$$= 3.3 \times 10^{-5} \text{ (mol/L)}$$

例題 5 日本薬局方メチルプレドニゾロン（$C_{22}H_{30}O_5$：374.47）の定量法に関する記述の正誤について，正しい組合せはどれか．

本品を乾燥し，その約 10〔mg〕を精密に量り，メタノールに溶かし，正確に 100〔mL〕とする．この液 5〔mL〕を正確に量り，メタノールを加えて正確に 50〔mL〕とする．この液につき，層長 1 cm のセルを用いて，紫外可視吸光度測定法により試験を行い，波長 243 nm 付近の吸収極大の波長における吸光度 A を測定する．

メチルプレドニゾロン（$C_{22}H_{30}O_5$）の量〔mg〕$= \dfrac{A}{400} \times 10000$

ただし，400 は波長 243 nm 付近の吸収極大の波長におけるメチルプレドニゾロンの比吸光度である．

a. この定量法において，メチルプレドニゾロンの標準品は必要ではない．
b. 波長 243 nm 付近の吸収極大の波長におけるメチルプレドニゾロンのモル吸光係数は，おおよそ 15000 である．
c. 層長 0.5 cm のセルを用いて吸光度を測定した場合，上記計算式中の係数は 10000 ではなく 20000 である．

	a	b	c
1	正	正	正
2	正	正	誤
3	誤	正	正
4	誤	誤	正
5	正	誤	誤
6	誤	誤	誤

薬剤師国試（93 回）

【解答】 1

【解説】 a. 正．比吸光度が与えられているので，標準品は必要ではない．
b. 正．52 頁式（14）に各値を代入して求める．

$$\varepsilon = E_{1\text{cm}}^{1\%} \times \frac{M}{10} \quad (14)$$
$$= 400 \times \frac{374.47}{10} = 15000$$

c. 正．試料約 10〔mg〕中に含まれる純物質の質量を x〔mg〕とする．

50 頁式（7）の C〔w/v%〕は試料溶液 100〔mL〕中に含まれている純物質の質量を〔g〕単位で表した数値であるので換算しなければならない．最初 100〔mL〕にしているので，ここでは換算する必要がない．

$$E_{1\text{cm}}^{1\%} = \frac{A}{C \text{(w/v\%)} \times 1} \quad (7)$$
$$= \frac{A}{\left(x \times \dfrac{5}{50} \times \dfrac{1}{1000}\right) \times 0.5} = \frac{A \times 20000}{x}$$

$$\therefore x \text{(mg)} = \frac{A}{400} \times 20000$$

計算式中に入れるべき数値は，20000 である．

総合演習

第4章 溶液の性質 —— 浸透圧と等張化

例題1 涙液と等張な 1.0〔w/v%〕コカイン塩酸塩点眼剤を，100〔mL〕調製するのに必要なホウ酸の量〔g〕に最も近い値はどれか．ただし，コカイン塩酸塩，ホウ酸及び塩化ナトリウムの 1.0〔w/v%〕溶液の氷点降下度（℃）は，それぞれ，0.09，0.28 及び 0.58 とする．

1. 0.15　　2. 0.36　　3. 0.75
4. 1.1　　5. 1.3　　6. 1.5

薬剤師国試（89回）

[解答] 6
[解説] 氷点降下度法の 72 頁の式（8）に代入して求める．
$$a + bx = 0.52 \quad (8)$$
ホウ酸の量 x〔g〕は
$$0.09 \times 1 + 0.28x = 0.52$$
$$x \fallingdotseq 1.54 \text{〔g〕}$$

例題2 硫酸亜鉛 0.1〔g〕とホウ酸 0.65〔g〕からなる点眼剤を 50〔mL〕調製するとき，等張化のために必要な塩化ナトリウムの量〔g〕に最も近い値はどれか．ただし，硫酸亜鉛及びホウ酸の食塩価は，それぞれ，0.15 及び 0.50 とする．

1. 0.1　　2. 0.3　　3. 0.5
4. 0.7　　5. 1.1　　6. 1.4

薬剤師国試（90回）

[解答] 1
[解説] 等張化の問題は 100〔mL〕中の溶質の量を考えると解きやすい．この場合 100〔mL〕中に硫酸亜鉛 0.2〔g〕，ホウ酸 1.3〔g〕を含むので食塩価は
$$0.2 \times 0.15 + 1.3 \times 0.5 = 0.68 \text{〔g〕}$$
100〔mL〕中に必要な塩化ナトリウムの量 x〔g〕は 73 頁の式 (11) を用いて
$$x = 0.9 - a$$
$$= 0.9 - 0.68$$
$$= 0.22 \text{ g}$$
50〔mL〕では 0.11〔g〕となり 1 が正解となる．

例題3 次の処方で体液と等張なエフェドリン塩酸塩の溶液を調製するのに必要なブドウ糖の量〔g〕はどれか．ただし，エフェドリン塩酸塩，クロロブタノール，ブドウ糖の食塩当量はそれぞれ 0.30，0.24，0.18 である．

処方	エフェドリン塩酸塩	0.60〔g〕
	クロロブタノール	0.15〔g〕
	ブドウ糖	☐〔g〕
	精製水	適量
	全量	30〔mL〕

総合演習

1. 0.20 2. 0.30 3. 0.40 4. 0.50 5. 0.60

薬剤師国試（96回）

解答 2

解説 食塩当量とは，ある医薬品の一定量（1〔g〕）と同じ浸透圧を示す塩化ナトリウムの〔g〕数である．全量が30〔mL〕なので，100〔mL〕に処方を書き直し，食塩当量を用いて，食塩に換算すると

エフェドリン塩酸塩　$2.0 \times 0.30 = 0.6$
クロロブタノール　$0.5 \times 0.24 = 0.12$
ブドウ糖　　　　　　$x \times 0.18$

したがって，73頁の式（11）に代入すると

$x = 0.9 - a$ 　　　　　　　　　　　　(11)
$x \times 0.18 = 0.9 - 0.6 - 0.12$
$x = 1.0$

この値を30〔mL〕中に換算すると

0.30〔g〕となる．

例題4 涙液と等張な 1.5〔w/v%〕硝酸銀溶液を 50〔mL〕調製するのに必要な硝酸ナトリウムの量〔g〕に最も近い値は次のどれか．ただし，硝酸銀の等張容積価は36.7，硝酸ナトリウムの食塩当量は0.68である．

1. 0.3 2. 0.4 3. 0.6 4. 0.8 5. 1.3

薬剤師国試（86回）

解答 1

解説 1.5〔w/v%〕硝酸銀 50〔mL〕中に含まれる硝酸銀の量〔g〕は

$$\frac{1.5}{100} \times 50 = 0.75 \text{〔g〕}$$

硝酸銀の等張容積価は 36.7〔mL〕なので，0.75〔g〕の硝酸銀では

$1 : 36.7 = 0.75 : x$
　　　　$x = 27.5$〔mL〕が等張溶液である．

等張化に必要な水の体積は

$50 - 27.5 = 22.5$〔mL〕

であるので，これを等張化するには食塩 y〔g〕

$0.9 : 100 = y : 22.5$
　　　　$y = 0.203$〔g〕

必要となる．硝酸ナトリウムの食塩当量 0.68〔g〕ということは，硝酸ナトリウム 1〔g〕は食塩 0.68〔g〕と同じ浸透圧を示すので，硝酸ナトリウム z〔g〕を用いて等張化するためには

$1 : 0.68 = z : 0.203$
　　　$z = 0.30$〔g〕

となる．

例題5 涙液と等張な 1.0〔w/v%〕コカイン塩酸塩点眼薬を，100〔mL〕調製するのに必要なホウ酸の量〔g〕に最も近い値は次のどれか．ただし，コカイン塩酸塩及びホウ酸の食塩当量は，それぞれ，0.16〔g〕，0.50〔g〕である．

1. 0.37 2. 0.74 3. 1.16
4. 1.32 5. 1.48 6. 1.68

総合演習

薬剤師国試（83回）

[解答] 5

[解説] ある医薬品の一定量（1〔g〕）と同じ浸透圧を示す塩化ナトリウムのg数をその医薬品の食塩当量という．涙液は塩化ナトリウム0.9〔w/v%〕水溶液と等張である．1.0〔w/v%〕コカイン塩酸塩点眼薬の100〔mL〕には，1〔g〕のコカイン塩酸塩が含まれているので，必要なホウ酸をx〔g〕とすると，

$$0.5x = 0.9 - 0.16 \times 1$$
$$x = 1.48 〔g〕$$

となる．等張溶液100〔mL〕の調製なので，必要なホウ酸量は1.48〔g〕となる．

例題6 涙液と等張な1.5〔w/v%〕硝酸銀溶液を200〔mL〕調製するのに必要な硝酸カリウムの量〔g〕に最も近い値はどれか．ただし，硝酸銀の等張容積価〔mL〕は36.7，硝酸カリウムの食塩当量〔g〕は0.56である．

1. 0.6　　2. 0.8　　3. 1.0　　4. 1.2　　5. 1.4

薬剤師国試（95回）

[解答] 5

[解説] 等張容積価は医薬品1〔g〕を溶かして等張溶液とするために必要な水の量〔mL〕である．

1.5〔w/v%〕硝酸銀溶液200〔mL〕中に含まれる硝酸銀の質量は，

$$1.5 〔g〕/ 100 〔mL〕\times 200 〔mL〕= 3.0 〔g〕$$

よって硝酸銀の等張容積は

$$1〔g〕: 36.7〔mL〕= 3.0〔g〕: X〔mL〕$$
$$\therefore \quad X〔mL〕= 110〔mL〕$$

したがって200〔mL〕－110〔mL〕＝90〔mL〕の水に硝酸カリウムを添加して等張にすればよいのであるが，しかし，硝酸カリウムの食塩当量しか与えられていないので，90〔mL〕の水を等張にするために必要な硝酸カリウムの量を直接求めることができない．そこで，90〔mL〕の水を塩化ナトリウムで等張にすると仮定すると，塩化ナトリウムは0.9〔w/v%〕溶液が等張溶液であることを利用して

$$100〔mL〕: 0.9〔g〕= 90〔mL〕: Y〔g〕$$
$$\therefore \quad Y = 0.81〔g〕$$

等張化に必要な硝酸カリウムの量（Z〔g〕）は

$$1 : 0.56 = Z : 0.81$$
$$\therefore \quad Z ≒ 1.45〔g〕$$

総合演習

第5章 酸・塩基の基礎 —— pH と K_a, mEq

例題1 ある弱塩基 B ($K_b = 5.0 \times 10^{-5}$) を水に溶解し，1.0×10^{-3} [mol/L] の溶液を調製した．この溶液の pH に関する文章の □ の中に入れるべき数値を求めよ．
弱塩基 B の水溶液中での解離は式(1)，水の自己解離は式(2)で表される．

$$B + H_2O \rightleftarrows BH^+ + OH^- \quad (1)$$
$$H_2O \rightleftarrows H^+ + OH^- \quad (2)$$

水の自己解離を無視すればこの溶液の pH は □ となる．ただし，水のイオン積 $K_w = 1.0 \times 10^{-14}$，log 2 = 0.30 とする．

薬剤師国試（92回，改）

[解答] pH = 10.35

[解説] 93頁の式(13)に各値を代入し，[OH⁻] を求める．

$$[OH^-] = \sqrt{K_b C} \quad (13)$$
$$= \sqrt{(5.0 \times 10^{-5}) \times (1.0 \times 10^{-3})}$$
$$= \sqrt{5.0} \times 10^{-4} \text{ [mol/L]}$$

つぎに，本文91頁式(7)から pH を求める．

$$pH = -\log[H^+] = -\log \frac{K_w}{[OH^-]} \quad (7)$$

$$= -\log \frac{1.0 \times 10^{-14}}{\sqrt{5.0} \times 10^{-14}} = -\log \frac{1.0 \times 10^{-10}}{\sqrt{\frac{10}{2}}}$$

$$= 10 + \frac{1}{2}\log 10 - \frac{1}{2}\log 2$$

$$= 10 + 0.5 - \frac{1}{2} \times 0.3$$

$$= 10.35$$

例題2 次の組成をもつ人工腎臓用透析液中の Mg^{2+} の mEq/L 値に最も近い数値はどれか．ただし，$MgCl_2 \cdot 6H_2O$ の分子量は 203.30 とする．

処方		
NaCl	5.727	[g]
KCl	0.149	[g]
$CaCl_2 \cdot 2H_2O$	0.257	[g]
$MgCl_2 \cdot 6H_2O$	0.153	[g]
CH_3COONa	3.035	[g]
Glucose	2.000	[g]
注射用水	適	量
全 量	1000	[mL]

1. 1.0   2. 1.5   3. 2.0   4. 2.5   5. 3.0

[解答] 2

[解説] $MgCl_2 \cdot 6H_2O$ の分子量 = 203.30 なので
203.30 [g/L] ⟶ 2 [Eq/L]
203.30 [mg/L] ⟶ 2 [mEq/L]

総合演習

処方の $MgCl_2 \cdot 2H_2O$ 153 mg は
$$203.30 : 2 = 153 : x$$
$$x = 1.5 \text{ (mEq/L)}$$
となる.

例題3 次の処方は Lactated Ringer's Solution と呼ばれるものである．この溶液中の Na^+ の濃度〔mEq/L〕として最も適当なものはどれか．ただし，原子量もしくは分子量を Na：23.0　Cl：35.5　K：39.1　Ca：40.1　乳酸：90.1 とする.

塩化ナトリウム	6.0〔g〕
塩化カリウム	0.3〔g〕
塩化カルシウム	0.2〔g〕
乳酸ナトリウム	3.1〔g〕
注射用水	適　量
全　量	1000〔mL〕

1. 130　2. 140　3. 150　4. 160　5. 170

〔解答〕　1

〔解説〕　$1 \text{(mEq)} = \dfrac{\text{原子量〔mg〕}}{\text{原子価}}$ なので NaCl〔1 mEq = 58.5 mg〕

乳酸ナトリウム（分子量, 112.1）1〔mEq〕= 112.1〔mg〕となる．
　塩化ナトリウム　6000〔mg〕/58.5〔mg〕= 102.6〔mEq/L〕
　乳酸ナトリウム　3100〔mg〕/112.1〔mg〕= 27.7〔mEq/L〕

Na^+ の濃度の合計
　102.6 + 27.7 = 130.3〔mEq/L〕

例題4 フロセミド錠（40 mg）を1日1回服用中のうっ血性心不全患者（男性，70歳）で，血清カリウム値が 2.5 mEq/L に低下したため，15% 塩化カリウム（KCl）注射液 20 mL を 5% ブドウ糖注射液 500 mL に混合したものを1回分として，1日2回点滴静注した．これにより本患者に供給されるカリウム量は1日何 mEq か．最も近い値を選べ．
　ただし，K及びClの原子量はそれぞれ39.0及び35.5とする．
1. 4　2. 40　3. 52　4. 80　5. 400

薬剤師国試（84回）

〔解答〕　4

〔解説〕　15〔%〕KCl注射液20〔mL〕を1日2回投与
$$20 \times \dfrac{15}{100} \times 2 = 6.0 \text{ (g)}$$

6.0〔g〕のKClのうちK$^+$の量は，KClの式量74.5であるので
$$6.0 \times \dfrac{39}{74.5} = 3.141 \text{ (g)} (K^+)$$

K^+　1〔mEq〕= 39〔mg〕なので，投与された K^+ の量は
$$(3.141 \times 1000) \text{ (mg)} \times \dfrac{1}{39 \text{ (mg)}} = 80.53 \text{ (mEq)}$$

例題 5 低カリウム血症の患者に対してカリウムの補給のため，7.46% 補正用塩化カリウム液（20 mL）1 アンプルを 5% ブドウ糖注射液 500 mL に混合し，1 回分として調製した．この場合補給されるカリウム量は何 mEq となるか．最も近い値を選べ．

ただし，K, Cl の原子量はそれぞれ 39.0 および 35.5 とする．
1. 2　　2. 10　　3. 20　　4. 40　　5. 750

薬剤師国試（90 回）

[解答] 3

[解説] 体液中の電解質濃度は一般に，95 頁の式 (14) に従ってミリグラム当量〔mEq〕で表す．

$$1 \, [\text{mEq}] = \frac{\text{原子量〔mg〕}}{\text{原子価}} \quad (14)$$

7.46〔%〕KCl 液 20〔mL〕（1 アンプル）には，KCl を

$$20 \, [\text{mL}] \times \frac{7.46}{100} = 1.492 \, [\text{g}]$$

含む．したがって，KCl の式量は 74.5 であるので，1〔mEq〕= 74.5〔mg〕

$$\frac{1.492 \, [\text{g}]}{74.5 \, [\text{g}]} = 0.02 \, [\text{Eq}] = 20 \, [\text{mEq}]$$

となる．

例題 6 ある輸液を調製するため Cl⁻ 30 mEq 分の補正が必要になった．補正に必要な 10% 塩化ナトリウム液量（mL）に最も近い数値はどれか．
1. 2　　2. 7　　3. 10　　4. 18　　5. 30　　6. 70

薬剤師国試（96 回）

[解答] 4

[解説] 30〔mEq〕の Cl⁻ の質量は

$$35.5 \, [\text{mg}] \times 30 = 1.065 \, [\text{g}]$$

となる．10〔%〕NaCl 1〔mL〕には Cl⁻ は

$$0.1 \times \frac{35.5}{58.5} = 0.061 \, [\text{g}]$$

含まれる．したがって次の比例式から液量 x〔mL〕を求めることができる．

$$1 : 0.061 = x : 1.065$$
$$x = 17.46 \, [\text{mL}]$$

総合演習

第6章 酸と塩基 —— その応用
(弱電解質のpHとpK_a・溶解度,緩衝溶液)

例題1 次の記述の,□に入れるべき数値の正しい組合せはどれか.

ある弱酸($K_a = 8.0 \times 10^{-5}$)の0.20 mol/L 水溶液の pH は □a□ であり,この水溶液と0.20 mol/L 水酸化ナトリウムを2:1の割合で混合したときに得られる pH は,□b□ となる.ただし,$\log 2 = 0.30$,$\log 4 = 0.60$,$\log 8 = 0.90$ とする.

	a	b
1	1.7	3.9
2	1.7	5.4
3	2.4	4.1
4	2.4	5.1
5	3.1	4.7

薬剤師国試(89回)

[解答] 3

[解説] 92頁の式(10),91頁の式(7)を用いてpHを求める.

$$[\mathrm{H}^+] = \sqrt{K_a C} \qquad (10)$$
$$\phantom{[\mathrm{H}^+]} = \sqrt{(8.0 \times 10^{-5}) \times 0.2}$$
$$\phantom{[\mathrm{H}^+]} = 4.0 \times 10^{-3} \,[\mathrm{mol/L}]$$

$$\mathrm{pH} = -\log [\mathrm{H}^+] \qquad (7)$$
$$\phantom{\mathrm{pH}} = -\log(4.0 \times 10^{-3})$$
$$\phantom{\mathrm{pH}} = -\log(2^2 \times 10^{-3})$$
$$\phantom{\mathrm{pH}} = -2\log 2 + 3 = 2.4$$

次に,この水溶液を0.20 [mol/L] 水酸化ナトリウム水溶液と2:1で混合すると

$$[\mathrm{Acid}] = \frac{0.20}{3}\,[\mathrm{mol/L}], \quad [\mathrm{Salt}] = \frac{0.10 \times 2}{3}\,[\mathrm{mol/L}]$$

となる.

これらの値を112頁式(5)に代入すると

$$\mathrm{pH} = \mathrm{p}K_a + \log\frac{[\mathrm{Salt}]}{[\mathrm{Acid}]} \qquad (5)$$
$$\phantom{\mathrm{pH}} = \mathrm{p}K_a + \log\frac{0.10 \times 2/3}{0.2/3} = \mathrm{p}K_a + \log 1$$
$$\phantom{\mathrm{pH}} = -\log(8.0 \times 10^{-5})$$
$$\phantom{\mathrm{pH}} = 5.0 - \log 8$$
$$\phantom{\mathrm{pH}} = 5.0 - 0.90$$
$$\phantom{\mathrm{pH}} = 4.1$$

例題2 次の文章の□内に入れるべき数値を求めよ.
大気と平衡にある水は 1.5×10^{-5} [mol L^{-1}] の二酸化炭素 CO_2 を溶解している.反応は次のように表される.

$$CO_2 + H_2O \longrightarrow H_2CO_3 \quad (1)$$

$$H_2CO_3 \underset{}{\overset{K_{a1}}{\rightleftharpoons}} H^+ + HCO_3^- \quad (2)$$

$$HCO_3^- \underset{}{\overset{K_{a2}}{\rightleftharpoons}} H^+ + CO_3^{2-} \quad (3)$$

式（2）の $pK_{a1} = 6.46$，及び（3）の $pK_{a2} = 10.25$ である．水溶液は酸性であるため，式（3）と水自身の解離によるプロトンの影響を無視できるとすると，弱酸の溶液の pH を求める次式を用いて水溶液の pH が求められる．

$$pH = \frac{1}{2}pK_{a1} - \frac{1}{2}\log C_A$$

ここで $C_A = 1.5 \times 10^{-5}$ 〔mol L^{-1}〕および $\log 1.5 = 0.18$ とすると pH = □ となる．

薬剤師国試（88回，改）

[解答] pH = 5.64

[解説] 問の式に各値を代入して求める．

$$pH = \frac{1}{2}pK_{a1} - \frac{1}{2}\log C_A$$
$$= \frac{1}{2} \times 6.46 - \frac{1}{2}\log(1.5 \times 10^{-5})$$
$$= 3.23 - \frac{1}{2}(0.18 - 5)$$
$$= 5.64$$

例題 3 0.05 mol/L 酢酸水溶液と 0.05 mol/L 酢酸ナトリウム水溶液を容積比 1 : 2 の割合で混合したときに得られる水溶液の pH の値に最も近いものは次のどれか．ただし，酢酸の $pK_a = 4.5$，また $\log 2 = 0.30$, $\log 3 = 0.48$, $\log 7 = 0.85$ とする．

1. 3.0 2. 4.0 3. 5.0 4. 6.0 5. 7.0

薬剤師国試（86回，改）

[解答] 3

[解説] 本文 112 頁式（5）は酢酸の化学式で表すと

$$pH = pK_a + \log\frac{[CH_3COO^-]}{[CH_3COOH]} \quad (5)$$

となり，この式に各値を代入して求める．

$$pH = 4.5 + \log\frac{0.05 \times \frac{2}{3}}{0.05 \times \frac{1}{3}}$$
$$= 4.5 + \log 2$$
$$= 4.8$$

例題 4 図は三塩基酸（H_3Y）の各分子種のモル分率と pH の関係を示したものである．次の記述の正誤について，正しい組合せはどれか．

a. 曲線の交点 A では，H_3Y と H_2Y^- のモル比は 1 : 1 である．

b. 点 D の pH では，ほとんどが H_2Y^- として存在し，

	a	b	c	d	e
1	正	正	誤	誤	誤
2	正	誤	正	誤	正
3	正	正	正	正	誤
4	誤	正	正	正	正
5	誤	正	誤	誤	正

点 E の pH では，ほとんどが HY^{2-} として存在している．
c. 曲線の交点 B の pH 値は，H_2Y^- の pK_a 値である．
d. pH 14 では，ほとんどが Y^{3-} であり，HY^{2-} は 10 % 以下である．
e. 三種の化学種 H_2Y^-，HY^{2-}，Y^{3-} が同量存在するのは pH 7 である．

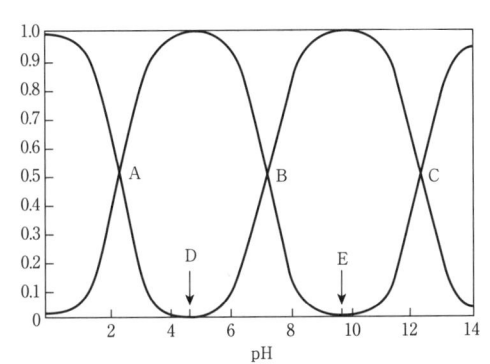

薬剤師国試 (90 回)

解答 3

解説 pH が大きくなると
$$H_3Y \rightleftharpoons H^+ + H_2Y^- \rightleftharpoons 2H^+ + HY^{2-} \rightleftharpoons 3H^+ + Y^{3-}$$
へ解離するため，グラフの山の頂点は低い pH から H_3Y，H_2Y^-，HY^{2-}，Y^{3-} である．
a. 正．交点 A は H_3Y と H_2Y^- のモル分率が等しく 0.5 である．
b. 正．$H_3Y \rightleftharpoons H^+ + H_2Y^-$ 右辺となる．
c. 正．$H^+ + H_2Y \rightleftharpoons 2H^+ + HY^{2-}$ の中間点である．
d. 正．
e. 誤．pH 7 では交点 B (H_2Y^- と HY^{2-} のモル分率が等しい) であり，$[H_2Y^-] = [HY^{2-}]$ となる．

例題 5 解離定数に関する記述の正誤について，正しい組合せはどれか．
a. pK_a の値が小さいほど，酸性の強さは小さい．
b. pK_b の値が大きいほど，塩基性の強さは大きい．
c. pK_a の値は，解離している分子種と解離していない分子種が等モル量存在している溶液の pH に等しい．
d. 25 ℃ における弱電解質水溶液では，$pK_a \times pK_b = 14$ として取り扱える．
e. pK_b 8 の塩基性薬物は，pH 9 の水溶液においてはほとんどがイオン型で存在している．

	a	b	c	d	e
1	正	正	誤	誤	正
2	誤	誤	正	誤	正
3	正	正	誤	正	誤
4	誤	誤	正	誤	誤
5	誤	正	正	正	正

薬剤師国試 (88 回)

解答 4

解説 a. 誤．本文 112 頁参照．$pK_a = -\log K_a$
b. 誤．本文 114 頁参照　$pK_b = -\log K_b$
c. 正．本文 111〜114 頁の説明参照．
d. 誤．$pK_a + pK_b = 14$ として取り扱える．
e. 誤．$pK_b = 8$ の塩基性薬物は，$pK_a = 6$ である．

$$\log \frac{[分子型]}{[イオン型]} = \mathrm{pH} - \mathrm{p}K_\mathrm{a} = 9 - 6 = 3$$

したがって[分子型]/[イオン型] = 10^3 で，この薬物はほとんど分子型で存在している．

例題6 活量及びイオン強度に関する記述のうち，正しいものの組合せはどれか．

a. 理想溶液では，活量係数は1である．
b. Na^+, Cl^- の活量係数をそれぞれ γ_+, γ_- とすると，NaClの平均活量係数 $\gamma_\pm$ は，$\gamma_\pm = \sqrt{\gamma_+ \gamma_-}$ で表される．
c. 1.0×10^{-6} mol/L $CaCl_2$ 水溶液のイオン強度は，1.0×10^{-6} mol/L である．
d. 溶液中ではイオン間に相互作用が働くため，イオン強度が増大すると，平均活量係数は1より大きくなる．

1. (a, b)　　2. (a, c)　　3. (a, d)
4. (b, c)　　5. (b, d)　　6. (c, d)

薬剤師国試 (95回)

[解答] 1
[解説] a 正．
b 正．
c 誤．124頁式 (33) を用いて求める．
$$CaCl_2 \rightleftharpoons Ca^{2+} + 2Cl^-$$
と解離するので，
Ca^{2+} : $C = 1.0 \times 10^{-6}$ [mol/L], $Z = +2$
Cl^- : $C = 2 \times 1.0 \times 10^{-6}$ [mol/L], $Z = -1$
を式 (33) に代入すると，
$$I = \frac{1}{2}[1.0 \times 10^{-6}\mathrm{[mol/L]} \times (+2)^2$$
$$+ 2 \times 1.0 \times 10^{-6}\mathrm{[mol/L]} \times (-1)^2]$$
$$= 3.0 \times 10^{-6} \mathrm{[mol/L]}$$
となる．
d 誤．平均活量係数はイオン強度が増大すると，イオン間に強い相互作用が働くため，1より小さくなる．

総合演習

第8章 医薬品の定量法

例題1 日本薬局方容量分析用標準液の標定に関する記述のうち，正しいものの組合せはどれか．

	容量分析用標準液	滴定の種類	使用する標準試薬	指示薬
a	1 mol/L 塩酸	酸塩基滴定	水酸化ナトリウム	メチルレッド試液
b	1 mol/L 水酸化ナトリウム液	酸塩基滴定	アミド硫酸（スルファミン酸）	ブロモチモールブルー試液
c	0.05 mol/L ヨウ素液	酸化還元滴定	チオ硫酸ナトリウム	デンプン試液
d	0.1 mol/L チオ硫酸ナトリウム液	酸化還元滴定	ヨウ素酸カリウム	デンプン試液

1. (a, b)　2. (a, c)　3. (a, d)
4. (b, c)　5. (b, d)　6. (c, d)

薬剤師国試（87回）

解答 5

解説 a. 正．使用する標準試薬は炭酸ナトリウムである．
b. 正．
c. 誤．使用する標準試薬は三酸化二ヒ素であり，指示薬はメチルオレンジである．
d. 正．

例題2 日本薬局方医薬品フェノール（C_6H_6O：94.11）の定量法に関する記述のうち，正しいものの組合せはどれか．

本品約 1.5〔g〕を精密に量り，水に溶かし正確に 1000〔mL〕とし，この液 25〔mL〕を正確に量り，ヨウ素瓶に入れ，正確に 0.05 mol/L 臭素液 30〔mL〕を加え，更に塩酸 5〔mL〕を加え，直ちに密栓して 30 分間しばしば振り混ぜ，15 分間放置する．次にヨウ化カリウム試液 7〔mL〕を加え，直ちに密栓してよく振り混ぜ，クロロホルム 1〔mL〕を加え，密栓して激しく振り混ぜ，遊離したヨウ素を 0.1 mol/L チオ硫酸ナトリウム液で滴定する．

a. ここで「約 1.5〔g〕」とは，1.5〔g〕の ± 10〔%〕の範囲をいう．
b. フェノールは臭素と反応し，2,6-ジブロモフェノールを生成する．
c. この滴定は，指示薬を必要としない．
d. 0.05 mol/L 臭素液 1〔mL〕は，フェノールの 1.569〔mg〕に相当する．

1. (a, b)　2. (a, c)　3. (a, d)
4. (b, c)　5. (b, d)　6. (c, d)

薬剤師国試（95回）

解答 3

解説
a. 正.
b. 誤. 1モルのフェノールは3モルの臭素と反応し，2,4,6-トリブロモフェノールを生成する．
c. 誤. デンプン試薬を指示薬として用いる．
d. 正. 臭素3モルと反応するので

$$0.5\,\text{mol/L Br}_2\ 1000\,[\text{mL}] = \frac{94.11}{6}\,[\text{g}] \quad C_6H_6O$$

$$0.5\,\text{mol/L Br}_2 \quad 1\,[\text{mL}] = 15.69\,[\text{mg}] \quad C_6H_6O$$

$$0.05\,\text{mol/L Br}_2 \quad 1\,[\text{mL}] = 1.569\,[\text{mg}] \quad C_6H_6O$$

となる．

例題3 日本薬局方クロロブタノール（$C_4H_7Cl_3O$：177.46）の定量法に関する記述のうち，正しいものの組合せはどれか．

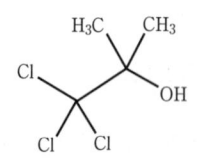

本品約0.1〔g〕を精密に量り，200〔mL〕の三角フラスコに入れ，エタノール(95) 10〔mL〕に溶かし，<u>水酸化ナトリウム試液10〔mL〕を加え，還流冷却器を付けて10分間煮沸する</u>．冷後，希硝酸40〔mL〕及び正確に0.1 mol/L硝酸銀液25〔mL〕を加え，よく振り混ぜ，ニトロベンゼン3〔mL〕を加え，沈殿が固まるまで激しく振り混ぜた後，過量の硝酸銀を0.1 mol/Lチオシアン酸アンモニウム液で滴定する（指示薬：硫酸アンモニウム鉄(Ⅲ)試液2〔mL〕）．同様の方法で空試験を行う．

a. 下線部の反応により，塩素（Cl_2）が生成する．
b. ニトロベンゼンを加えるのは，硝酸銀との反応により生成した沈殿とチオシアン酸アンモニウムとの反応を防ぐためである．
c. 空試験の方が，本試験よりチオシアン酸アンモニウム液の滴加量は少ない．
d. 0.1 mol/Lの硝酸銀液1〔mL〕はクロロブタノールの5.915 mgに相当する．

1. (a, b)　　2. (a, c)　　3. (a, d)
4. (b, c)　　5. (b, d)　　6. (c, d)

薬剤師国試（92回）

解答 5
解説 a. 誤. クロロブタノールの加水分解生成物は塩化水素である．

$$(CH_3)_2C(OH)CCl_3 + 2H_2O \longrightarrow (CH_3)_2C(OH)COOH + 3HCl$$

b. 正.
c. 誤. 空試験の方が，本試験よりチオシアン酸アンモニウム液の滴加量は多い．
d. 正. $AgNO_3$は3モルのHClと反応するので

$$1\,\text{mol/L AgNO}_3\ 1000\,[\text{mL}] = \frac{177.46}{3}\,[\text{g}]\,\text{クロロブタノール}$$

$$1\,\text{mol/L AgNO}_3 \quad 1\,[\text{mL}] = 59.15\,[\text{mg}]\,\text{クロロブタノール}$$

$$0.1\,\text{mol/L AgNO}_3 \quad 1\,[\text{mL}] = 5.915\,[\text{mg}]\,\text{クロロブタノール}$$

例題 4 日本薬局方医薬品アスピリンアルミニウム ($C_{18}H_{15}AlO_9$：402.29) 中のアルミニウム (Al：26.98) の定量法に関する記述のうち，□ の中に入れるべき数値を求めよ．

本品約 0.4〔g〕を精密に量り，水酸化ナトリウム試液 10〔mL〕に溶かし，1 mol/L 塩酸試液を滴加して pH を約 1 とし，更に pH 3.0 の酢酸・酢酸アンモニウム緩衝液 20〔mL〕及び Cu-PAN 試液 0.5〔mL〕を加え，煮沸しながら，0.05 mol/L エチレンジアミン四酢酸二水素二ナトリウム液で滴定する．ただし，滴定の終点は液の色が赤色から黄色に変わり，1 分間以上持続したときとする．同様の方法で空試験を行い，補正する．

0.05 mol/L エチレンジアミン四酢酸二水素二ナトリウム液 1〔mL〕= □〔mg〕Al

薬剤師国試（87 回，一部改）

[解答] 1.349〔mg〕

[解説] 本品 1 分子は腸内で分解してアスピリン 2 分子となって吸収される．塩酸試液で pH 1 に調整し，生じた Al を EDTA-2Na 液で滴定する．

Cu-PAN 試液は金属指示薬である．

EDTA-2Na は 2 価以上の金属イオンと 1：1 で反応する．したがって

0.5mol/L EDTA-2Na 液　1000〔mL〕= $\dfrac{26.98}{2}$〔g〕Al

0.05mol/L EDTA-2Na 液　1〔mL〕= 1.349〔mg〕Al

第9章　薬物速度論 ── 生物薬剤学への招待

例題1　ある薬物300〔mg〕をヒトに静脈内投与したところ，下の片対数グラフに示す血中濃度と時間の関係が得られた．この薬物を6時間ごとに300〔mg〕をくり返し急速静脈内投与して得られる定常状態での平均血中薬物濃度〔μg/mL〕に最も近い値はどれか．

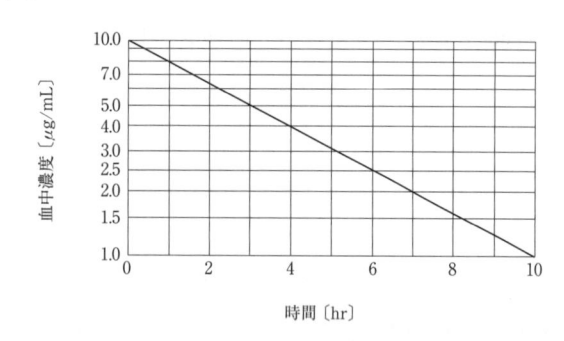

1. 1.8　　2. 3.6　　3. 7.2　　4. 14.4　　5. 28.8

薬剤師国試（91回）

〔解答〕　3

〔解説〕　200頁の式 (14) より，分布容積 V_d はグラフの切片から $C_0 = 10$〔mg/L〕なので，

$$V_d = \frac{D}{C_0} = \frac{300〔mg〕}{10〔mg/L〕} = 30〔L〕$$

となる．半減期がグラフより3〔hr〕なので，消失速度定数 k_e は197頁式 (13) から，

$$k_e = \frac{0.693}{t_{1/2}} = 0.231〔hr^{-1}〕$$

この薬物を6時間ごとに300〔mg〕を繰り返し投与して得られる定常状態での平均血中薬物濃度 $\overline{C}_{ss}$ は206頁式 (27) を変形した式 (27') を用い，F（バイオアベイラビリティ）= 100〔%〕であるので，$F = 1.0$ を代入して求める．

$$\overline{C}_{ss} = \frac{F \cdot X_0}{k_e \cdot V_d \cdot \tau} \tag{27'}$$

$$= \frac{1.0 \times 300〔mg〕}{0.231〔hr^{-1}〕\times 30〔L〕\times 6〔hr〕}$$

$$= 7.215〔mg/L〕= 7.215〔\mu g/mL〕$$

ここで，X_0 は薬物投与量，τ は投与間隔である．

例題2　ある薬物10〔mg〕を静脈内注射後，経時的に血中濃度を測定し，片対数グラフにプロットしたとき次の図を得た．1-コンパートメントモデルで解析したとき，全身クリアランス〔L/hr〕に最も近い値はどれか．ただし，必要ならば $\log 1.7 = 0.230$, $\log 3 = 0.477$, $\log 5 = 0.699$ として計算せよ．

総合演習

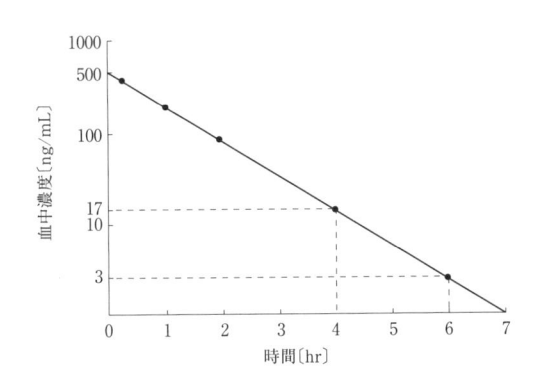

[グラフ: 縦軸 血中濃度 [ng/mL] (対数), 横軸 時間 [hr]. 切片 500, 4 hr で 17, 6 hr で 3]

1. 3.2　　2. 17　　3. 50　　4. 260　　5. 320

薬剤師国試（90回）

解答 2

解説 グラフの縦軸の切片より，$C_0 = 500$ [ng/mL]，4 [hr] 後の血中濃度 17 [ng/mL] を 196 頁式 (8) に代入すると，

$$\log C = -\frac{k_e}{2.303} t + \log C_0 \qquad (8)$$

$$\log 17 = -\frac{k_e}{2.303} \times 4 + \log 500$$

$$\therefore \quad k_e = 0.846 \, [\text{hr}^{-1}]$$

また，4 時間から 2 [hr] 後の血中濃度を式 (8) に代入すると，

$$\log 3 = -\frac{k_e}{2.303} \times 2 + \log 17$$

$$\therefore \quad k_e = 0.867 \, [\text{hr}^{-1}]$$

205 頁の式 (17) と式 (22) から

$$CL_{tot} = k_e \cdot \frac{X_0}{C_0}$$

上式に各値を代入し求める．$k_e = 0.846$ [hr^{-1}] を用いると，

$$CL_{tot} = 0.846 \times \frac{10 \, [\text{mg}]}{500 \, [\text{ng/mL}]}$$

$$= 16.9 \, [\text{L/hr}]$$

$k_e = 0.867$ [hr^{-1}] を用いると，$CL_{tot} = 17.3$ [L/hr] となる．

例題3 薬物 A は線形 1-コンパートメントモデルに従い，肝代謝と腎排泄によって体内から消失する．薬物 A をある患者に静脈内注射したところ，消失半減期は 2 時間であり，また未変化体の累積尿中排泄量は投与量の 40 [%] であった．その後この患者が代謝酵素の誘導を起こす薬物 B を服用し，薬物 A の肝クリアランスが 2 倍に増大した．

この時の薬物 A の消失速度定数 [hr^{-1}] として，最も近い数値は次のうちどれか．ただし，薬物 B を服用することによって薬物 A の腎クリアランスや分布容積は変化しないものとする．

1. 0.42　　2. 0.55　　3. 0.70　　4. 1.2　　5. 1.8

薬剤師国試（87回）

解答 2

解説 197 頁式 (13) に代入して求める．

$$k_e = \frac{0.693}{t_{1/2}} = \frac{0.693}{2} = 0.347 \, [\text{hr}^{-1}] \qquad (13)$$

$$k_e = k_m + k_u$$

$k_u = k_e \times 0.4 = 0.139 \, [\text{hr}^{-1}]$

$k_m = k_e \times 0.6 = 0.208 \, [\text{hr}^{-1}]$

薬物 B の併用で肝クリアランスが 2 倍に増大したので，患者の新たな消失速度定数 k_e' は，

$k_e' = 2\,k_m + k_u = (2 \times 0.208 + 0.139) \, [\text{hr}^{-1}]$

$\quad\; = 0.555 \, [\text{hr}^{-1}]$

例題 4 線形 1-コンパートメントモデルに従い，肝代謝と腎排泄によって体内から消失する薬物 A を，ある患者に急速静注したときの体内動態データを次に示す．

この患者の糸球体ろ過速度（GFR）を 100 [mL/min] としたとき，薬物 A の血漿タンパク非結合率に最も近い値はどれか．ただし，薬物 A は腎尿細管で分泌・再吸収を受けず，血漿タンパク非結合形のみが糸球体で自由にろ過されるものとする．

投与量 [mg]	100
血漿中濃度時間曲線下面積 [mg・hr/L]	40
未変化体の尿中総排泄量 [mg]	25
代謝物の尿中総排泄量（未変化体換算量）[mg]	75

1. 0.01　　2. 0.05　　3. 0.1
4. 0.5　　　5. 0.7　　　6. 0.9

薬剤師国試（94 回）

解 答 3

解 説 この患者における薬物 A の腎クリアランス CL_r は

$$CL_r = \frac{X_u}{AUC} \qquad (34')$$

$$= \frac{25}{40} = 0.625 \, [\text{L/hr}] = 10.4 \, [\text{mL/min}]$$

ここで，X_u は未変化体の尿中総排泄量である．血漿タンパク非結合率を f_u とすると，

$CL_r = GFR \times f_u$

$\therefore \; f_u = \dfrac{CL_r}{GFR} = \dfrac{10.4}{100} = 0.104$

となる．

例題 5 本剤（有効面積 9 [cm^2]）を皮膚に適用したところ，定常状態での血中薬物濃度が 0.3 [ng/mL] となった．皮膚適用時，本剤 1 [cm^2] あたり 24 時間に吸収される薬物量 [mg] に最も近い値はどれか．ただし，この薬物の全身クリアランスを 10 [L/min] とする．

1. 0.5　　2. 1.5　　3. 3.6　　4. 4.3　　5. 12　　6. 33

薬剤師国試（95 回）

解 答 1

解 説 204 頁の式 (16) に各値を代入すると

$$-\frac{dX}{dt} = CL_{tot} \cdot C \qquad (16)$$

$$= 10 \times 0.3$$

$$= 3\ [\mu g/min]$$

したがって，24時間の吸収量は
$$3 \times 60 \times 24 = 4320\ [\mu g]$$
$$= 4.32\ [mg]$$

これは有効面積 9〔cm²〕の量であるので，1〔cm²〕あたり24時間に吸収される薬物量は，
$$\frac{4.32}{9} = 0.48\ [cm^2] \fallingdotseq 0.5\ [mg]$$

例題 6　患者の血漿クレアチニン濃度が1.0〔mg/dL〕，24時間採取した尿の総量が1.8〔L〕，尿中クレアチニン濃度は0.60〔mg/mL〕であった．この患者のクレアチニンクリアランス〔mL/min〕に最も近い値は次のどれか．

1. 75　　2. 100　　3. 120　　4. 160　　5. 200

薬剤師国試（89回）

[解答] 1

[解説] 式(29)に各値を代入して解く．

$$CL_r = \frac{U \cdot V}{P} \quad\quad (29)$$

$$= \frac{0.6\,[mg/mL] \times 1.8\,[L/24\ hr]}{1.0\,[mg/dL]}$$

$$= \frac{0.6\,[mg/mL] \times \frac{1.8 \times 1000}{24 \times 60}\,[mL/min]}{0.01\,[mg/mL]}$$

$$= 75\ [mL/min]$$

例題 7　ある患者において，全身クリアランスが100〔mL/min〕の薬物を含む散剤（薬物100〔mg/g〕）を繰り返し経口投与して，定常状態の血漿中濃度を5〔μg/mL〕としたい．この散剤を6時間毎に投与する場合，散剤の投与量〔μg〕として正しいものはどれか．ただし，この散剤における薬物のバイオアベイラビリティは100〔%〕とし，薬物の体内動態は線形1-コンパートメントモデルに従うものとする．

1. 0.6　　2. 1.0　　3. 1.4　　4. 1.8　　5. 2.2

薬剤師国試（92回）

[解答] 4

[解説] 206頁の式(27)を変形した(27″)を D について整理すると下式になり，各値を代入し，D を求める．

$$\bar{C}_{ss} = \frac{F \cdot D}{CL_{tot} \cdot \tau} \quad\quad (27″)$$

式(27″)を変形した下式に各値を代入する．

$$D = \frac{\bar{C}_{ss} \cdot CL_{tot} \cdot \tau}{F}$$

$$= \frac{5\,[\mu g/mL] \times 100\,[mL/min] \times 6 \times 60\,[min]}{1}$$

$$= 18000\ [\mu g]$$
$$= 180\ [mg]$$

成分量として180〔mg〕，散剤は10倍散であるから，

$$\frac{180\,[mg]}{100\,[mg/g]} = 1.8\ [g]\ \text{となる．}$$

例題8 数か月間にわたって毎日ジゴキシン0.25〔mg〕錠1錠を自宅で服用していた患者（体重50〔kg〕）が，ジゴキシン中毒の疑いで入院した．入院直後のジゴキシン服薬前の最低血中濃度が4.0〔ng/mL〕を示したので，服薬を中止した．ジゴキシン血中濃度が4.0〔ng/mL〕から2.0〔ng/mL〕に低下するにはどれくらいの時間を要するか．なお，ジゴキシン錠のバイオアベイラビリティは0.7，分布容積は4.8〔L/kg〕であり，最低血中濃度は平均血中濃度とみなすことができる．

1. 27〔hr〕　　2. 38〔hr〕　　3. 1.9〔day〕
4. 2.7〔day〕　5. 3.8〔day〕

薬剤師国試（85回）

[解答] 5

[解説] 式 (27′) に各値を代入して k_e を求める．

$$\bar{C}_{ss} = \frac{F \cdot X_0}{k_e \cdot V_d \cdot \tau} \quad (27')$$

$$4.0\,[\text{ng}] = \frac{0.7 \times 0.25\,[\text{mg}]}{k_e \times 4.8\,[\text{L/kg}] \times 50\,[\text{kg}] \times 1\,[\text{day}]}$$

$$\therefore\ k_e = 0.18\,[\text{day}^{-1}]$$

次に，式 (13) より半減期を求める．

$$t_{1/2} = \frac{0.693}{k_e} \quad (13)$$

$$= \frac{0.693}{0.18\,[\text{day}^{-1}]} = 3.8\,[\text{day}]$$

例題9 体重60〔kg〕の患者にシクロスポリン注射液を1日量4〔mg/kg〕で静脈内持続点滴したときの定常状態の全血中薬物濃度が250〔ng/mL〕であった．この患者のシクロスポリン全身クリアランス〔L/hr〕として最も適当な値はどれか．

1. 0.025　2. 0.4　3. 2.5　4. 25　5. 40　6. 400

薬剤師国試（88回）

[解答] 5

[解説] 206頁の式 (27) を用いて求める．

$$\bar{C}_{ss} = \frac{D}{CL_{tot} \cdot \tau}$$

ここで，D は維持投与量，CL_{tot} は全身クリアランス，τ は投与間隔である．

式 (27) を変形して，

$$CL_{tot} = \frac{D}{\bar{C}_{ss} \cdot \tau}$$

上式に $D = 240$〔mg〕，$\bar{C}_{ss} = 0.25$〔mg/L〕，$\tau = 24$〔hr〕を代入すると，$CL_{tot} = 40$〔L/hr〕の値が得られる．

総合演習

例題 10 ある薬物を同一被験者に 100〔mg〕を急速静脈内投与,あるいは 200〔mg〕を経口投与した後の血中濃度を測定し,それぞれ表に示す結果を得た.ただし,この薬物は肝代謝のみで消失し,体内動態は線形性を示すものとする.肝血流速度を 100〔L/hr〕として,経口投与時の門脈血中へ移行する割合（消化管透過率）〔%〕に最も近い値はどれか.

	急速静脈内投与	経口投与
投与量〔mg〕	100	200
血中濃度時間曲線下面積〔mg·hr/L〕	5	4

1. 40　　2. 50　　3. 60　　4. 70　　5. 80

薬剤師国試（91 回）

解答　2

解説　205 頁の式 (17) を用いて全身クリアランス CL_{tot} を求める.

$$CL_{tot} = \frac{X_0}{AUC} \tag{17}$$

$$= \frac{100〔mg〕}{5〔mg·hr/L〕} = 20〔L/hr〕$$

問題中の記述の「この薬物は肝のみで消失」より $CL_{tot} = CL_h$ となる.

肝抽出率 (%) は式 (36) で表される.

$$E = \frac{CL_h}{Q_h} \times 100 \tag{36}$$

$$= \frac{20〔L/hr〕}{100〔L/hr〕} \times 100$$

$$= 20〔\%〕$$

経口投与におけるバイオアベイラビリティ (BA) は式 (37) で表される.

$$BA = \frac{AUC_{po}/D_{po}}{AUC_{iv}/D_{iv}} \times 100 \tag{37}$$

$$= \frac{\dfrac{4〔mg·hr/L〕}{200〔mg〕}}{\dfrac{5〔mg·hr/L〕}{100〔mg〕}} \times 100 = 40〔\%〕$$

消化管透過率〔%〕は下式で求められる.

BA (%) = 消化管透過率 (%) × (1 − E)

40 = 消化管透過率 (%) × (1 − 0.2)

∴　消化管透過率 (%) = 50〔%〕

総合演習

例題 11 同一薬物を異なる剤形で投与したところ，下記の表の測定値が得られた．この薬物に関する記述のうち，正しいものの組合せはどれか．ただし，この薬物は肝臓でのみ代謝され，代謝物は消化管から吸収されない．また，未変化体と代謝物はいずれも腎臓から排泄される．

剤形	注射剤	錠剤 A	錠剤 B
投与経路	静脈注射	経口投与	経口投与
投与量〔mg〕	100	250	250
血中濃度時間曲線下面積〔min·μg/mL〕	200	400	300
尿中未変化体総排泄量〔mg〕	40	80	60
尿中代謝物総排泄量（未変化体換算）〔mg〕	60	170	128

a. 錠剤 A の絶対的バイオアベイラビリティは，80〔%〕である．
b. 錠剤 A に対する錠剤 B の相対的バイオアベイラビリティは，75〔%〕である．
c. この薬物の腎クリアランスは，40〔mL/min〕である．
d. 錠剤 A を経口投与後の消化管壁の透過率は，80〔%〕である．

1. (a, b)　　2. (a, c)　　3. (a, d)
4. (b, c)　　5. (b, d)　　6. (c, d)

薬剤師国試（90 回）

[解答] 1

[解説] a. 正．錠剤 A の絶対的バイオアベイラビリティは式（37'）に代入して求める．

$$BA\,(\%) = \frac{AUC_{po} \times D_{iv}}{AUC_{iv} \times D_{po}} \times 100 \quad (37')$$

$$= \frac{400\,[\mu g/mL]\cdot min \times 100\,[mg]}{200\,[\mu g/mL]\cdot min \times 250\,[mg]} \times 100$$

$$= 80\,[\%]$$

b. 正．錠剤 A に対する錠剤 B の相対的バイオアベイラビリティは下式に代入して求める．

$$\frac{AUC_{po} \times (B)}{AUC_{po} \times (A)} \times 100 = \frac{300\,[\mu g/mL]\cdot min}{400\,[\mu g/mL]\cdot min} \times 100$$

$$= 75\,[\%]$$

c. 誤．式（34'）に代入して求める．

$$CL_r = \frac{X_u}{AUC} \quad (34')$$

$$= \frac{40000\,[\mu g]}{200\,[\mu g/mL]\cdot min} = 200\,[mL/min]$$

d. 誤．この場合，錠剤は肝のみで代謝し，消化管における代謝はないものとする．錠剤 A は尿中排泄量 80〔mg〕，代謝物総排泄量 170〔mg〕なので両者の合計は 250〔mg〕となり，投与量と同じで，消化管壁透過率（吸収率）は 100〔%〕となる．注射剤の比 40/60 から錠剤 A では 80/120 となり，50〔mg〕は初回通過効果で失ったことになる．錠剤 B では 250〔mg〕投与したが消化管壁透過率は（60 + 128）から 75〔%〕となる．また 60〔mg〕未変化体（40%）から代謝物総排泄量は 90〔mg〕（60%）となり，38〔mg〕が初回通過効果で失ったことになる．

例題 12 ある薬物を同一被験者に急速静脈内投与，あるいは経口投与した後の血中濃度及び尿中排泄量を測定し，それぞれ表に示す結果を得た．ただし，この薬物は肝における代謝及び腎排泄のみで消失し，体内動態は線形を示すものとする．200〔mg〕を経口投与したとき，肝初回通過効果により失われた薬物量〔mg〕に最も近い値はどれか．ただし，代謝物の総尿中排泄量に未変化体の量は含まれない．

	急速静脈内投与	経口投与
投与量〔mg〕	50	200
未変化体の血中濃度時間曲線下面積〔mg·hr/L〕	0.5	0.3
代謝物の総尿中排泄量（未変化体換算量）〔mg〕	40	144

1. 16   2. 56   3. 114   4. 120   5. 160

薬剤師国試（92回）

$$BA = \frac{\frac{AUC_{po}}{D_{po}}}{\frac{AUC_{iv}}{D_{iv}}} = \frac{\frac{0.3}{200}}{\frac{0.5}{50}} \times 100 = 15 \text{〔\%〕} \quad (37)$$

この結果，この薬物 200〔mg〕を経口投与後，消化管から吸収され循環血中に入った薬物量は，

200〔mg〕× 0.15 = 30〔mg〕

となる．
そのうち代謝された薬物量 x〔mg〕は，

$AUC_{iv} : AUC_{po} = 40$〔mg〕$: x$
$0.5 : 0.3 = 40 : x$
$x = 24$〔mg〕

ここで，経口投与後に尿中に排泄された代謝物量は144〔mg〕なので，肝初回通過効果で失った薬物量は 144 − 24 = 120〔mg〕となる．
なお，未変化体の排泄量は，

24〔mg〕× $\frac{1}{4}$ = 6〔mg〕

である．したがって，(144 + 6)〔mg〕の薬物が消化管を通過したことになり，透過率は，

$\frac{150}{200} \times 100 = 75$〔\%〕

となる．すなわち，200〔mg〕経口投与された薬物は門脈へ 150〔mg〕入り，肝初回通過効果で 120〔mg〕失い，30〔mg〕が全身循環系に入る．

[解答] 4

[解説] 式(37)により，まず絶対的バイオアベイラビリティ(%)を求める．

例題 13 下図は,ある薬物を患者に 100〔mg/hr〕の速度で定速静注したときの血漿中濃度時間曲線である.この薬物の患者における分布容積〔L〕として,最も近い値はどれか.ただし,この薬物の消失は線形 1-コンパートメントモデルに従う.

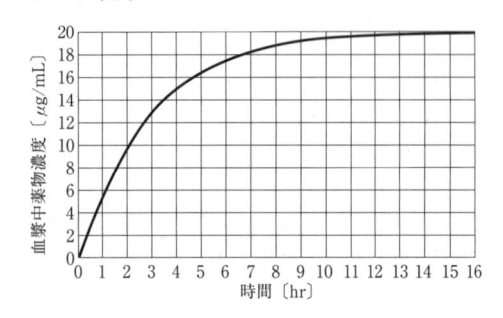

1. 5.0　　2. 7.2　　3. 10.0　　4. 14.4　　5. 20.0

薬剤師国試 (93 回)

解答 4

解説 グラフを眺めると $t_{1/2} = 2$〔hr〕,定常状態における血中濃度 $\overline{C}_{ss} = 20$〔μg/mL〕であることがわかる.218 頁の式 (28) を変形した式 (28′) を代入して分布容積 V_d を求める.

$$V_d = \frac{k_0}{k\,\overline{C}_{ss}} = \frac{100}{\dfrac{0.693}{2} \times 20} = 14.4 \text{〔L〕} \qquad (28')$$

ここで k_0 は点滴速度〔mg/hr〕,k は消失速度定数〔hr^{-1}〕である.

例題 14 ある患者について,次の臨床検査値及び薬物投与時の定常状態におけるデータが得られている.

糸球体ろ過速度	$GFR = 20$〔mL/min〕
血漿中薬物濃度	$P = 10$〔μg/mL〕
尿中薬物濃度	$U = 200$〔μg/mL〕
毎分の尿量	$V = 2.0$〔mL/min〕
尿細管での薬物の再吸収率	$R = 20$〔%〕

この薬物の尿細管における毎分の分泌量〔μg/min〕として最も近い値はどれか.ただし,この薬物は血漿タンパク質には結合しないものとする.

1. 100　　2. 150　　3. 200　　4. 250　　5. 300

薬剤師国試 (93 回)

解答 5

解説　糸球体ろ過量 $= GFR \times P = 200$〔μg/min〕
尿中排泄量 $= UV = 400$〔μg/min〕
尿中排泄量 $=$ (1−再吸収率)×(糸球体ろ過量＋尿細管分泌量)
　400 $=$ (1−0.2)×(200＋尿細管分泌量)
　∴　尿細管分泌量 $= 300$〔μg/min〕

例題 15 メトプロロールは，肝臓における代謝及び尿中への排泄の両過程により体内から消失する．全身クリアランスは 1 〔L/min〕であり，静脈内投与後の尿中未変化体排泄率は投与量の 10 〔%〕である．メトプロロールを経口投与した際，肝初回通過効果により消失する割合〔%〕として最も近いものはどれか．ただし，経口投与したメトプロロールは消化管粘膜を 100 〔%〕透過し，消化管粘膜における代謝はなく，肝血流量は 1.5 〔L/min〕とする．
1. 40　2. 50　3. 60　4. 70　5. 80　6. 90

薬剤師国試（93 回）

[解答] 3

[解説] 210 頁の解説から全身クリアランス CL_{tot} は肝クリアランス CL_h と腎クリアランス CL_r からなる．

$$CL_{tot} = CL_h + CL_r \quad (35)$$

そのうち CL_h が 90 〔%〕，CL_r が 10 〔%〕を占める．したがって CL_h は

$$CL_h = 1 \text{〔L/min〕} \times \frac{90}{100} = 0.9 \text{〔L/min〕}$$

肝初回通過効果は肝抽出比 E_h に等しいので，

$$E_h = \frac{CL_h}{Q_h} \times 100 \quad (36)$$

$$= \frac{0.9 \text{〔L/min〕}}{1.5 \text{〔L/min〕}} \times 100$$

$$= 60 \text{〔%〕}$$

ここで Q_h は肝血流量である．

例題 16 60 歳，男性，体重 60 〔kg〕，クレアチニンクリアランス（CL_{cr}）45 〔mL/min〕のうっ血性心不全患者で，定常状態におけるジゴキシンの平均血中濃度を 1 〔ng/mL〕に保つためのジゴキシンの維持投与量〔mg/day〕として，最も適切なものはどれか．

ただし，ジゴキシンは錠剤として投与し，生物学的利用率は 70 〔%〕とする．また，うっ血性心不全時のジゴキシンの全身クリアランス（CL_{tot}）は以下の式で表されるものとする．

$$CL_{tot} = 0.33 \text{〔mL·min}^{-1}\text{·kg}^{-1}\text{〕} \times 体重\text{〔kg〕} + 0.9 \times CL_{cr} \text{〔mL·min}^{-1}\text{〕}$$

1. 0.062　2. 0.085　3. 0.12　4. 0.25　5. 0.30

薬剤師国試（93 回）

[解答] 3

[解説] 与えられた式に各値を代入して，CL_{tot} を求める．

$$CL_{tot} = 0.33 \times 60 + 0.9 \times 45 = 60.3 \text{〔mL/min〕}$$

単位を〔L/day〕に変換すると

$$60.3 \times 60 \times 24 \fallingdotseq 87 \text{〔L/day〕}$$

式（27′）で経口投与なので $X_0 = FD$ で示すと

$$\bar{C}_{ss} = \frac{FD}{CL_{tot}\tau} \quad (27')$$

$$\frac{D}{\tau} = \frac{\bar{C}_{ss} \times CL_{tot}}{F} = \frac{0.001 \text{〔mg/L〕} \times 87 \text{〔L/day〕}}{0.7}$$

$$= 0.124 \text{〔mg/day〕}$$

F は生物学的利用率，D/τ は維持投与量である．

例題17 シクロスポリン注射液を体重60〔kg〕の患者に1日量4〔mg/kg〕で静脈内持続点滴したときの定常状態の全血中濃度が250〔ng/mL〕であった。この患者のシクロスポリン全身クリアランス〔L/hr〕として最も近い値はどれか。

1. 0.025 2. 0.40 3. 0.96
4. 25   5. 40   6. 960

薬剤師国試（94回）

[解答] 5

[解説] 206頁の解説から定常状態において投与速度＝消失速度の関係が成立する。

定常状態における平均血中濃度 $\overline{C}_{ss}$ は

$$\overline{C}_{ss} = \frac{X_0}{CL_{tot} \cdot \tau} \quad (27)$$

で与えられる。ここで X_0：維持用量（投与量），CL_{tot}：全身クリアランス，τ：投与間隔である。

$$CL_{tot} = \frac{X_0}{\overline{C}_{ss} \cdot \tau} = \frac{4\,\text{〔mg/kg〕} \times 60\,\text{〔kg〕}}{0.25\,\text{〔mg/L〕} \times 24\,\text{〔hr〕}} = 40\,\text{〔L/hr〕}$$

例題18 消失半減期が10〔hr〕の薬物を定常状態に達するまで，消失半減期ごとに繰り返し静脈内投与するとき，2回目の投与直前の血中濃度を測定したところ14〔μg/mL〕であった。定常状態での最低血中濃度〔μg/mL〕は次のどれか。ただし，定常状態での最低血中濃度（$C_{ss,\,min}$）は次の式で表される。

$$C_{ss,\,min} = \frac{D}{V_d}\left(\frac{e^{-k_e\tau}}{1-e^{-k_e\tau}}\right)$$

D は投与量，V_d は分布容積，k_e は消失速度定数，τ は投与間隔である。

1. 21 2. 28 3. 32 4. 35 5. 40

薬剤師国試（94回）

[解答] 2

[解説] 消失半減期ごとに繰り返し投与すると，2回目の投与直前の血中濃度 $0.5 \times \dfrac{D}{V_d} = 14\,\text{〔μg/mL〕}$ なので，初回投与直後の血中濃度は $\dfrac{D}{V_d} = 28\,\text{〔μg/mL〕}$ となる。したがって，定常状態の最低血中濃度（$C_{ss,\,min}$）は28〔μg/mL〕となる。

例題 19 薬物 2.5 〔mg〕を急速静脈内投与した際，その血中濃度時間線下面積（AUC）は 250 〔μg・hr/L〕, area under the first moment curve（$AUMC$）は 1250 〔μg・hr^2/L〕であった．この薬物を静脈内投与した際と同じ投与量で経口投与した場合の平均滞留時間（MRT）は 8.0 〔hr〕であった．この薬物の平均吸収時間（MAT）〔hr〕は次のどれか．ただし，この薬物は消化管から完全に吸収されるものとする．

1. 2.0　2. 3.0　3. 5.0　4. 8.0　5. 11.0

薬剤師国試（94 回）

[解答] 2

[解説] 経口投与後の平均滞留時間 MRT_{po} は次式で表すことができる．

$$MRT_{po} = MAT + MRT_{iv}$$

ここで，MRT_{iv} は急速静脈内投与後の平均滞留時間で，以下の式で表される．

$$MRT_{iv} = \frac{AUMC}{AUC}$$

$$= \frac{1250 \,〔\mu g \cdot hr^2/L〕}{250 \,〔\mu g \cdot hr/L〕}$$

$$= 5.0 \,〔hr〕$$

上式に $MRT_{iv} = 5.0$〔hr〕，$MRT_{po} = 8.0$〔hr〕を代入して求める．

$8.0 = MAT + 5.0$

$MAT = 3.0$〔hr〕

となる．

日本語索引

ア 行

亜硝酸アミル 168
アスコルビン酸 159
アスピリンアルミニウム 269
アッベ屈折計 61
アトロピン硫酸塩水和物 59
アボガドロ数 2
アボガドロ定数 2
アレニウス式 250, 253
アンモニア水 93
Arrhenius 式 22

イオタラム酸 166
イオン活量係数 124
イオン強度 124, 266
イソニアジド 165
1 グラム当量 157
一次反応 11, 14, 16

エチレンジアミン四酢酸 二ナトリウム液 192
塩酸リモナーデ 94
n 次反応 12
$n \to \pi^*$ 遷移 49

オキソニウムイオン 90
オストワルドの希釈律 92

カ 行

カイザー 49, 56
解離定数 265
過塩素酸 162
加水分解 122
加水分解定数 122
加水分解度 122
活量 266
活量係数 124
過マンガン酸カリウム 182
緩衝作用 119
緩衝式 121
緩衝溶液 119

擬一次反応 12, 19
基底状態 48
吸光度 49
吸光度測定法 49
吸収 197
吸着指示薬 166
凝固点降下 69
凝固点降下度 70
強酸と弱塩基の塩 123

キ (続)

共役塩基 90
共役酸 90
キレート滴定 169
屈折率測定法 61
グラフ法 20
クリスタルバイオレット試薬 162
クレアチニンクリアランス 279
クロロブタノール 268

血漿 201
血漿クレアチニン濃度 273
血清 201
血中消失速度定数 17
血中消失速度論 195
血中濃度-時間曲線下面積 205, 281

高張液 69
コンパートメント 194
コンパートメントモデル 194, 195

サ 行

最高被占軌道 48

最低空軌道 48
三塩基酸 264
酸塩基滴定法 151
酸化還元滴定法 157
酸素・塩基の定義 90
酸の電離定数 92

ジアゾ滴定 171
糸球体ろ過速度 210
シクロスポリン 274
シクロスポリン注射液 280
ジゴキシン 274
指数 1
次数 11
質量10億分率 5
質量対容量百分率濃度 4, 5, 50
質量パーセント濃度 3, 50
質量百万分率 5
質量モル濃度 4, 50
ジブカイン塩酸塩 165
ジメチルホルムアミド 162
ジメルカプロール 176
弱塩基性医薬品 114
溶解度 117
Henderson- Hasselbalch 式 114

pH 114
弱酸性医薬品 112
解離定数 111
溶解度 116
Henderson- Hasselbalch 式 112
pH 111
弱酸と強塩基の塩 122
臭化カリウム 190
重量分析法 161
硝酸銀 166
消失 197
静注 197
常用対数 2
初回通過効果 212
食塩価法 73
食塩当量法 73
初濃度 13
腎クリアランス 210
深色シフト 49
浸透 68
浸透圧 69
調節 69
Cu-PAN 試液 269

水酸化アルミニウムゲル 170
水酸化カリウム 172
水素イオン指数 91
水素イオン濃度 91, 92

281

日本語索引

緩衝溶液　119
スルファメチゾール　192

青色シフト　49
生物学的半減期　17, 196
生理食塩液　166
赤外吸収スペクトル測定法　56
赤色シフト　49
絶対吸収法　53
絶対的バイオアベイラビリティ　205
0 次反応　11, 12
遷移　48
線形コンパートメントモデル　195
線形 1-コンパートメントモデル　271
旋光度測定法　58
浅色シフト　49
全身クリアランス　204, 273, 275

相対的バイオアベイラビリティ　205
束一性　124
速度式　11
D-ソルビトール　178

タ 行

代謝　197
対数　2
代入法　20
タングステンランプ　54
チオシアン酸アンモニウム　167
0.1 mol/L チオシアン酸アンモニウム液　188
0.1 mol/L チオ硫酸ナトリウム液　174
中和滴定　151
直接法　20
沈殿滴定　166

低張液　69
定量法　267
電離説　90
電離度　91

透過度　49
等張液　69
等張化計算法　72
等張食塩当量　73
等張容積法　73
L-トリプトファン　186

ナ 行

ナトリウムスペクトルのD線　61
ナトリウムメトキシド　162
0.1 mol/L ナトリウムメトキシド液　188

二次反応　11, 19

濃度　3
Noyes-Whitney の式　21, 31, 248

ハ 行

排泄　197
波数　49, 56
波長　56
ハロゲンタングステンランプ　54
半減期　12, 13
半透膜　68
反応次数　11
　決定法　20
反応速度　10
　温度依存性　22
反応速度定数　11
半プロトン性溶媒　163

$\pi \to \pi^*$ 遷移　49

比吸光度　50, 51, 53
非水滴定　162
　定量　163
比旋光度　58
ヒドロコルチゾン酢酸エステル　57
ヒドロコルチゾン酪酸エステル　53
非プロトン性溶媒　163
微分型速度式　14
氷酢酸　162
標準液　156
氷点降下度法　72
頻度因子　23
pH 分配説　110

ファントホッフの浸透圧の法則　71
フェニレフリン塩酸塩　184
フェノバルビタール　117
フェノール　267
フタル酸水素カリウム　162
物質量　2, 4
ブドウ糖　60
フルオレセインナトリウム試液　166
プロカイン塩酸塩　171
プロトン性溶媒　163

分光光度計　54
分配係数　139, 195
分配の法則　138, 139
分配率　139
分布容積　200
Fajans 法　166

平均血中濃度　206
平均滞留時間　281
平衡定数　111
Henderson-Hasselbalch 式　121

Volhard 法　167

マ 行

水のイオン積　91
ミリグラム当量　95

無水カフェイン　164

メチルプレドニゾロン　256
メトプロロール　279
モル　2
モル吸光係数　50, 51
モル凝固点降下　70
モル濃度　3, 50

ヤ 行

薬物速度論　194
薬物動力学　17, 194

有機反応速度論　10
有効数字　1
輸血用クエン酸ナトリウム注射液　164
油/水 分配係数　138
　薬物の吸収　143

溶液　69
　凝固点　69
　浸透圧　71
溶液の束一性　69
溶解速度　21
ヨウ化カリウム　180

ラ 行

ランベルト-ベール
　Lambert-Beer の法則
　49, 255

容積価法　73
容量分析　156
容量分析用標準液　267

L-リジン塩酸塩　186
硫酸亜鉛水和物　169
硫酸カリウム　161
硫酸第二鉄アンモニウム　167
硫酸鉄水和物　157

励起状態　48

ワ 行

1-コンパートメントモデル　17, 195, 199

283

外国語索引

A

absolute bioavailability 205
absorbance 49
absorption 197
activity coefficient 124
aprotic solvent 163
area under curve 205
area under the first moment curve 281
AUC 205, 281
AUMC 281

B

bathochromic shift 49
bioavailability 205
blood plasma 201
blood serum 201
blue shift 49
buffer equation 121
buffer solution 119

C

comparative bioavailability 205
compartment 194
1-compartment model 17

D

distribution coefficient 139
distribution law 139
distribution volume 200
DMF 162

E

EDTA-2Na 269
elimination 197
excited state 48
excretion 197

F

first order reaction 11
first-pass effect 212

G

GFR 210
glomerular filtration rate 210
ground state 48

H

half-life 12
highest occupied molecular orbital 48
HOMO 48
hydrolysis 122
hypertonic solution 69
hypotonic solution 69
hypso-chromic shift 49

I

intravenous 197
isotonic solution 69

L

Lactated Ringer's Solution 261
linear compartment model 195
lowest unoccupied molecular orbital 48
LUMO 48

M

metabolism 197
micrometer 56
milliequivalent 95
MRT 281

N

non-aqueous titration 162

O

one-compartmet model 195
order of reaction 11
osmosis 68
osmotic pressure 69

P

partition coefficient 139, 195
pH 91
pharmacokinetics 17, 194
pH-partition theory 110
ppb 5
ppm 5
protic solvent 163
pseudo first order reaction 12

R

rate equation 11
reaction rate 10
reaction rate constant 11
red sift 49
renal clearance 210

S

second order reaction 11
semipermeable membrane 68
semiprotic solvent 163
standard solution 156

T

transition 48
transmission coefficient 49
transmittance 49

V

volumetric analysis 156

Z

zero order reaction 11

── 著者略歴 ──

坂本正徳（さかもと　まさのり）
  1937年　神奈川県生
  1962年　明治薬科大学製薬学科卒業
  1964年　大阪大学大学院薬学研究科修士課程修了
  1967年　明治薬科大学講師
  1972年　明治薬科大学助教授薬学博士（大阪大学）
  1976～77年　米国ジョージア工科大学留学
  1980年　明治薬科大学教授
  2000年　明治薬科大学学長
  2004～12年　九州保健福祉大学教授
  現在　明治薬科大学名誉教授

主な著書
  医薬品化学（共著，廣川書店）
  創薬をめざす医薬品化学（共著，廣川書店）
  大学院をめざす現代有機化学（廣川書店）
  薬品製造学（共著，南江堂）
  生体成分の化学（共著，南江堂）
  薬学生のための立体化学（共著，学文社）
  ポイント化学計算（廣川書店）
  ポイント基礎薬学計算（廣川書店）
  ポイント new 薬学計算（廣川書店）

ポイント薬学計算──考え方から解き方まで──〔第3版〕

著者 坂本 正徳	昭和61年9月25日　初版発行 ©
	平成4年4月1日　第2版発行
	平成23年7月15日　第3版発行
	平成29年1月30日　第3版2刷発行

発行所　株式会社　廣川書店

〒113-0033　東京都文京区本郷3丁目27番14号
電話　03(3815)3651　FAX 03(3815)3650